口腔科操作技术与疾病处置

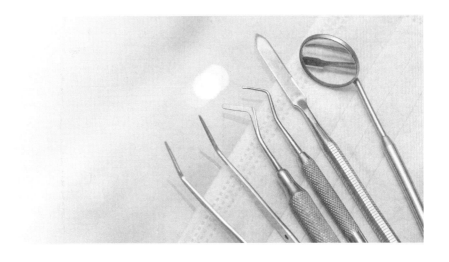

李春茹　主编

中国纺织出版社有限公司

图书在版编目（CIP）数据

口腔科操作技术与疾病处置 / 李春茹主编. -- 北京：
中国纺织出版社有限公司, 2022.11
ISBN 978-7-5180-9951-1

Ⅰ.①口⋯　Ⅱ.①李⋯　Ⅲ.①口腔疾病—诊疗　Ⅳ.
①R78

中国版本图书馆CIP数据核字（2022）第192391号

责任编辑：樊雅莉　　责任校对：高　涵　　责任印制：王艳丽

中国纺织出版社有限公司出版发行
地址：北京市朝阳区百子湾东里A407号楼　邮政编码：100124
销售电话：010—67004422　传真：010—87155801
http://www.c-textilep.com
中国纺织出版社天猫旗舰店
官方微博 http://weibo.com/2119887771
三河市宏盛印务有限公司印刷　各地新华书店经销
2022年11月第1版第1次印刷
开本：787×1092　1/16　印张：13
字数：306千字　定价：88.00元

凡购本书，如有缺页、倒页、脱页，由本社图书营销中心调换

编 委 会

主　编　李春茹　米　娜　闫嘉群　程　雪　王振林

副主编　陈　彬　郭晓倩　罗礼文　张　涛
　　　　何志伟　王　子　崔丽娟　宁红亮

编　委　(按姓氏笔画排序)
　　　　于　洁　中国人民解放军联勤保障部队第九七〇医院
　　　　王　子　赤峰学院附属医院
　　　　王振林　烟台毓璜顶医院
　　　　宁红亮　保定市第一中心医院
　　　　闫嘉群　哈尔滨医科大学附属肿瘤医院
　　　　米　娜　哈尔滨医科大学附属第一医院
　　　　李春茹　佳木斯大学
　　　　何志伟　东莞市第五人民医院
　　　　张　涛　东莞市第三人民医院
　　　　陈　彬　徐州市中心医院
　　　　罗礼文　赣州市人民医院
　　　　赵　华　佳木斯大学
　　　　徐宏宇　中国人民解放军93558部队门诊部
　　　　郭晓倩　宁夏医科大学总医院
　　　　崔丽娟　赤峰学院附属医院
　　　　程　雪　南方医科大学深圳口腔医院

前　言

　　口腔医学作为医学的一个重要分支，是以维护、促进口腔健康以及防治口腔器官和口颌系统疾病为主要内容的一门专科医学。近年来，随着经济的发展、现代科技的进步，各种新理念、新技术和新材料层出不穷，在很大程度上促进了口腔医学的发展。为适应口腔医学的快速发展，满足口腔临床工作者的实际需求，我们组织长期从事临床一线的医务工作者，参阅国内外文献，并结合丰富的临床经验，着手撰写了本书。

　　本书首先简单介绍口腔解剖生理；然后用较大的篇幅详细论述龋病、乳牙龋病牙髓病与根尖周病、口腔黏膜病、牙慢性损伤、口腔颌面部损伤、颞下颌关节疾病、口腔颌面部神经疾病及口腔颌面部肿瘤等，其中针对这些疾病从病因、诊断、治疗方法等方面进行介绍，论述详尽，内容新颖，科学性与实用性强，可供各基层医院口腔科的住院医生、主治医生及医学院校本科生、研究生参考。

　　由于本书参编人员较多，编写风格不尽一致，再加上编者水平所限，书中难免会有不足之处，诚恳希望广大读者不吝指正。

编　者

2022 年 9 月

目　录

第一章

口腔解剖生理

第一节　概述

一、口腔及颌面部的区域划分

口腔颌面部即口腔与颌面部的统称，位于颜面部的下 2/3。颜面部即俗称的脸部、面部，为上从发际、下至下颌骨下缘或颏下点、两侧至下颌支后缘或颞骨乳突之间的区域（图 1-1）。临床上，常将颜面部划分为面上、面中、面下 3 部分。其划分以两眉弓中间连线为第一横线，以口裂水平线为第二横线。额部发际与第一横线间的区域，称为面上部；第一和第二横线间的区域，称为面中部；第二横线与舌骨水平线间的区域，称为面下部（图 1-2）。其中，面中部较长，与后面述及的面部三等分的划分有所不同。

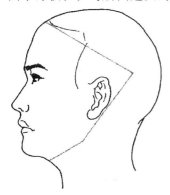

图 1-1　颜面部的范围

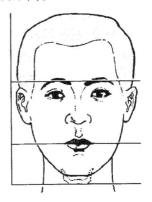

图 1-2　面上、面中、面下 3 部分

颜面部的上 1/3 区域称为颅面部，是以颅骨（额骨）为主要骨性支撑所在的表面区域。而颌面部是以颌骨为主要骨性支撑所在的区域。现代口腔医学，尤其是口腔颌面外科学涉及的领域已扩展到上至颅底，下至颈部的区域，与眼科、耳鼻喉科、神经外科、整形外科等多学科有交叉。

颌面部的解剖区域可分为额区、眼眶区、眶下区、颧区、鼻区、口唇区、颏区、颊区、腮腺咬肌区、耳区、颞区、颏下区、下颌下区（图 1-3）。

口腔位于颌面部区域内，是指由牙、颌骨及唇、颊、腭、舌、口底、唾液腺等组织器官组成的功能性器官。口腔是一个腔道，闭口时被舌体充满。前界为上、下唇，向后以会厌为界与口咽腔相连接，上为腭部，呈穹窿状与下鼻道相隔，下为肌性口底，轻度凹陷，口底中央大部被舌体占据，两侧为面颊部。口腔的解剖区域可分为口腔前庭部、牙及牙槽骨部、舌部、腭部及口底部等。

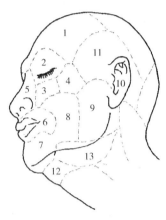

图 1-3 颌面部的解剖分区

1. 额区；2. 眼眶区；3. 眶下区；4. 颧区；5. 鼻区；6. 口唇区；7. 颏区；8. 颊区；9. 腮腺咬肌区；10. 耳区；11. 颞区；12. 颏下区；13. 下颌下区

二、口腔颌面部的主要生理功能

口腔颌面部的组织器官具有摄食、咀嚼、感受味觉、吞咽、表情及辅助语言和呼吸等功能。

口腔为上消化道的起端，其中牙的主要功能为咀嚼食物，唇的主要功能为吮吸，舌的主要功能为运送食物及辅助食物吞咽，唾液腺的功能则通过分泌唾液，润滑口腔黏膜，唾液在口腔内与食物混合，便于吞咽，并通过其中的淀粉酶对食物进行初步消化。进食时，舌、颊、唇协调运动，先将食物与唾液充分拌匀，并送入上下牙间供牙咀嚼，把食物研细后吞咽。

舌体上有多种感受器，其中味觉感受器用于辨别食物的味，可感受酸、甜、苦、辣、咸等味觉，并通过味觉反馈机制，调节唾液的分泌。舌体上的其他感受器还可分辨冷热、机械刺激等。

口腔是人类消化系统的重要组成部分，是重要的咀嚼器官，承担对食物粗加工的任务，主要由口腔内的牙齿协同作用来完成。不同形状的牙齿其功能也各不相同，具有刀刃状的切牙将食物切断，由圆锥形的尖牙将食物撕碎，由前磨牙（双尖牙）以及磨牙将食物进一步磨细。同时，在口腔中央的舌体和口周的唇颊肌肉协调运动下，进行食物调拌，并将食物运送到需要的牙位，研磨后再向后运送到口咽部，经吞咽反射运动进入食管和胃部，通过上述机械研磨和化学反应，为食物消化打下良好的基础。另外，在咀嚼过程中，通过大脑神经反射，促进口周三大唾液腺分泌含多种消化酶的唾液。如果牙齿缺失或松动，咀嚼效率降低，粗大的食物不易吞咽，将加重胃肠消化的负担，容易导致消化不良及胃肠疾病。

口腔也是重要的发音器官，声带发出的声音在口腔产生共鸣，口腔在大脑中枢的调控下，舌体位置前后高低变化使口腔的共鸣腔体积和形状发生变化，同时唇部和颊部、软腭等肌肉协调运动，牙齿也参与其中，共同调节呼吸气流的大小、快慢，产生不同共鸣和气流，从而发出不同的声音。口腔虽不属于呼吸系统，但它具有呼吸功能，尤其在呼吸系统的起始部位——鼻腔不通畅，或者是在身体剧烈运动、需要增加通气量时，张口呼吸为机体提供更多的空气，是呼吸系统起始段主要的候补器官。舌根的前后位置也直接影响喉咽腔的前后径，如果口底肿胀等原因使舌根后移，使咽腔缩小、严重时，可封闭咽腔，导致上呼吸道梗阻，危及患者生命。因此，口腔科医师应时刻关注呼吸道，始终维持呼吸道通畅，确保患者的生命安全。

口腔黏膜除了痛、温、触、压等普通感觉功能外，还有独特的味觉功能。密布在舌背黏膜上的微小颗粒，在放大镜下状如花蕾，即口腔特有的味觉感受器——味蕾，它将酸、甜、苦、辣、咸的敏锐感觉传达到大脑中枢，决定对食物的取舍，并通过复杂的神经反射，调控三大唾液腺和密布于口腔黏膜下的黏液腺分泌，调节唾液的不同成分和分泌量，直接参加食物的消化。

上颌骨和下颌骨是构成口腔的主要框架，也是形成面部轮廓的最主要骨性结构。颌骨形态以及附丽其上的唇、颊软组织，构成千差万别的面部特征。面中 1/3 处于人类视觉中心和社会交际的视觉焦点，唇鼻畸形以及颌骨畸形将严重影响人的容貌。先天性的唇腭裂畸形、颌骨的发育性畸形以及因创伤、肿瘤等造成的颌面部软硬组织的缺损畸形，给患者造成的心理压力可能远远大于该组织结构的功能丧失。人们对颌面部容貌畸形的关注常超过对咀嚼语言的关注，因此，对颌面部手术方案的制订和实施过程中必须遵循形态与功能并重的原则，遵循基本的美学原则。

三、口腔颌面部的解剖生理特点及其临床意义

口腔颌面部的部位特殊性及解剖特点赋予其特别的临床意义。

1. 位置显露

口腔颌面部位置外露，容易遭受外伤，但罹患疾病后，容易早期发现，获得及时治疗。

2. 血供丰富

口腔颌面部血管丰富，使其组织器官具有较强的抗感染能力，外伤或手术后伤口愈合也较快，但是因其血供丰富、组织疏松，受伤后出血较多，局部组织肿胀较明显。

3. 解剖结构复杂

口腔颌面部解剖结构复杂，有面神经、三叉神经、唾液腺及其导管等组织器官，这些组织器官损伤则可能导致面瘫、麻木及涎腺瘘等并发症。

4. 自然的皮肤皮纹

颜面部皮肤向不同方向形成自然的皮肤皱纹，简称皮纹（图 1-4）。皮纹的方向随年龄增加而有所变化。颌面部手术切口设计应沿皮纹方向，并选择较隐蔽的区域作切口，如此伤口愈合后瘢痕相对不明显。

5. 颌面部疾患影响形态及功能

口腔颌面部常因先天性或后天性的疾患，如唇腭裂或烧伤后瘢痕，导致颌面部形态异常，乃至颜面畸形和功能障碍。

6. 疾患易波及毗邻部位

口腔颌面部与颅脑及咽喉毗邻，当发生炎症、外伤、肿瘤等疾患时，容易波及颅内和咽喉部。

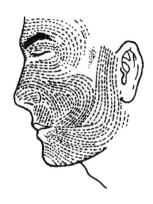

图 1-4　颜面部皮纹

（李春茹）

第二节　口腔解剖

一、口腔的分区及其表面形态

在口腔内，以牙列为分界线，将口腔分为牙列内的固有口腔和牙列外围的口腔前庭。口腔前庭由牙列、牙槽骨及牙龈与其外侧的唇、颊等组织器官构成，因此，唇、颊器官的表面形态即为口腔前庭的表面形态。固有口腔由牙列、牙槽骨及牙龈与其内侧的口腔内部组织器官舌、腭、口底等构成，因此，牙及牙列、牙槽骨及牙龈、舌、腭、口底等组织器官的表面形态即为固有口腔的表面形态（图 1-5）。

（一）口腔前庭及其外表形态

1. 口腔前庭的范围

口腔前庭为牙列的外围间隙，位于唇、颊与牙列、牙龈及牙槽黏膜之间，因唇、颊软组织与牙列通常处于贴合状态而呈一潜在腔隙，与牙列的形态一致，呈马蹄形。当殆处于息止颌位时，口腔前庭经殆间隙与内侧的固有口腔交通；而在正中殆位时，口腔前庭主要在其后部经翼下颌皱襞及最后磨牙远中面之间的空隙与固有口腔相通。

2. 口腔前庭的外表形态

口腔前庭区域具有临床意义的体表解剖学标志有前庭沟、唇系带、颊系带、腮腺导管口等。

（1）前庭沟：前庭沟又称唇颊龈沟，呈马蹄形，为口腔前庭的上、下界，为唇、颊黏膜移行于牙槽黏膜的沟槽。前庭沟黏膜下组织松软，是口腔局部麻醉常用的穿刺及手术切口部位。

（2）上、下唇系带：上、下唇系带为前庭沟正中线上的黏膜小皱襞。上唇系带一般较下唇系带明显。制作义齿时，基托边缘应避开该结构。儿童的上唇系带较为宽大，并可能与切牙乳头直接相连。随着儿童年龄的增长，唇系带也逐渐退缩，如果持续存在，则上颌中切牙间隙不能自行消失，影响上颌恒中切牙的排列而需要手术松解。

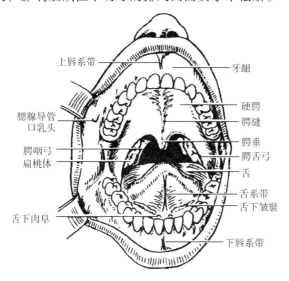

上唇系带
牙龈
腮腺导管口乳头
硬腭
腭缝
腭咽弓
扁桃体
腭垂
腭舌弓
舌
舌系带
舌下皱襞
舌下肉阜
下唇系带

图 1-5 口腔组织器官

（3）颊系带：颊系带为口腔前庭沟相当于上、下尖牙或前磨牙区的黏膜皱襞。一般上颊系带较明显，义齿基托边缘应注意避开该结构。

（4）腮腺导管开口：腮腺导管开口于平对上颌第二磨牙牙冠的颊黏膜上，呈乳头状突起。挤压腮腺区可见唾液经此口流入口腔内。行腮腺造影或腮腺导管内注射治疗时，需要经此口注入造影剂或药液。

（5）磨牙后区：由磨牙后三角及磨牙后垫组成。其中，磨牙后三角位于下颌第三磨牙的后方。磨牙后垫为覆盖于磨牙后三角表面的软组织，下颌第三磨牙冠周炎时，磨牙后垫常显红肿。

（6）翼下颌皱襞：为伸延于上颌结节后内方与磨牙后垫后方之间的黏膜皱襞，其深面为翼下颌韧带。该皱襞是下牙槽神经阻滞麻醉的重要参考标志，也是翼下颌间隙及咽旁间隙口内切口的标志。

（7）颊脂垫尖：大张口时，平对上、下颌后牙𬌗面的颊黏膜上有一三角形隆起的脂肪组织，称颊脂垫。其尖称颊脂垫尖，为下牙槽神经阻滞麻醉进针点的重要标志。颊脂垫的位置有时不恒定，该尖可偏上或偏下，甚或远离翼下颌皱襞，此时的麻醉穿刺点应作相应的调整。

（二）固有口腔及其外表形态

1. 固有口腔的范围

固有口腔是口腔的主要部分，其范围上为硬腭和软腭，下为舌和口底，前界和两侧界为上、下牙弓，后界为咽门。

2. 固有口腔的外表形态

主要为牙冠、腭、舌及口底的外形。

（1）牙冠、牙列或牙弓：在固有口腔内只能见到牙的牙冠。不同部位及不同功能的牙有不同的牙冠外形，根据部位可分为前牙、后牙；根据功能及形态可分为切牙、尖牙、前磨牙和磨牙。上、下颌牙分别在上、下颌牙槽骨上排列成连续的弓形，构成上、下牙弓或牙列。牙冠的外表形态除构成牙冠的五面外，还有沟、窝、点隙等标志。

1）唇面或颊面：前牙靠近唇黏膜的一面称唇面，后牙靠近颊黏膜的一面称颊面。

2）舌面或腭面：下前牙或后牙靠近舌侧的一面均称舌面，上颌牙的舌面接近腭，故也称腭面。

3）近中面与远中面：面向中线的牙面称近中面，背向中线的称远中面，每个牙均有一个近中面和一个远中面。近、远中面统称为邻接面。

4）𬌗面：上下颌牙相对而发生咀嚼作用的一面称为𬌗面。前牙无𬌗面，但有较狭窄的嵴，称为切嵴。

5）牙尖：牙冠上突出成尖的部分称牙尖。

6）切端结节：初萌切牙切缘上圆形的隆突称切端结节，随着牙的切磨逐渐消失。

7）舌面隆突：前牙舌面近颈缘部的半月形隆起，称舌面隆突，是前牙的解剖特征之一。

8）嵴：牙冠上细长形的釉质隆起，称为嵴。根据嵴的位置、形状和方向，可分为轴嵴、边缘嵴、三角嵴、横嵴、斜嵴和颈嵴。

9）沟：牙面上细长的线形凹陷称为沟，是牙体发育时生长叶与生长叶交界的部位，如颊沟、舌沟。发育沟处的釉质因钙化不全而不能密合者称裂沟。

10）点隙：为发育沟的汇合处或沟的末端处的凹陷。该处釉质若钙化不全，则成为点隙裂。裂沟和点隙裂均是龋的好发部位。

11）窝：牙冠面上不规则的凹陷称为窝。如前牙舌面的舌窝，后牙𬌗面的中央窝和三角窝。

（2）牙槽突、龈沟与龈乳头。

1）牙槽突：颌骨上与牙齿相连接的骨性突起部分。上颌牙牙槽突向下、下颌牙牙槽突向上。牙根位于牙槽突内，拔除牙根后所见到的窝，即原有牙根所占据的部位称为牙槽窝。牙槽突骨质疏松，承接牙的咀嚼𬌗力，改建活跃。失牙后因失去生理性咀嚼力刺激而呈进行性萎缩，牙槽突变低甚至消失，不利于活动义齿固位。

2）龈沟：是牙龈的游离龈部分与牙根颈部间的沟状空隙。正常的龈沟深度不超过2 mm。

3）龈乳头：位于两邻牙颈部之间的间隙内，呈乳头状突起的牙龈，是龈炎最容易出血的部位。长期的牙结石沉积将导致龈乳头退缩，退缩的龈乳头将不再生长，邻牙间隙暴露，常出现水平性食物嵌塞。

（3）硬腭与软腭：硬腭位于口腔顶部，呈穹隆状，将口腔与鼻腔分隔。软腭为硬腭向后的延续部分，末端为向下悬垂的腭垂。腭裂将导致患者鼻漏气和过高鼻音，语音含混，呈"腭裂语音"，严重影响患者的语言交流。腭部的解剖标志如下。

1）切牙乳头或腭乳头：为一黏膜隆起，位于腭中缝前端，左右上颌中切牙间的腭侧，其深面为切牙孔，鼻腭神经、血管经此孔穿出向两侧分布于硬腭前 1/3。因此，切牙乳头是鼻腭神经局部麻醉的表面标志。切牙乳头组织致密、神经丰富，鼻腭神经阻滞麻醉时，应从切牙乳头之侧缘刺入黏膜。

2）腭皱襞：为腭中缝前部向两侧略呈波纹状的黏膜皱襞。

3）腭大孔：位于硬腭后缘前方约 0.5 cm 处，上颌第三磨牙腭侧，约相当于腭中缝至龈缘连线的中、外 1/3 交界处。肉眼观察此处黏膜稍显凹陷，其深面为腭大孔，腭前神经及腭大血管经此孔向前分布于硬腭后 2/3，该黏膜凹陷为腭大孔麻醉的表面标志。

4）腭小凹：软腭前端中线两侧的黏膜，左右各有一对称的凹陷，称腭小凹，可作为全口义齿基托后缘的参考标志。

5）舌腭弓、咽腭弓：软腭后部向两侧外下形成前后两条弓形皱襞，前方者向下移行于舌，形成舌腭弓；后方者移行于咽侧壁，形成咽腭弓。两弓之间的三角形凹陷称扁桃体窝，容纳腭扁桃体。软腭后缘、舌腭弓和舌根共同围成咽门。

（4）口底。

1）舌系带：舌腹部黏膜返折与舌下区的黏膜相延续在中线形成的带状结构。

新生儿出生时，常见舌系带附着于舌膜前部，常误诊为舌系带过短，因担心影响儿童的吮吸、咀嚼及言语功能而行舌系带矫正术。现已不主张新生儿即行舌系带矫正。

经过大量的病例和多年观察发现，新生儿时附着靠前的舌系带，不会影响儿童的吮吸、咀嚼及言语功能。而且，随着儿童舌体的生长，舌系带附着相对后移，真性的舌系带过短很少。很多家长把儿童在牙牙学语时的发音不准，误认为是舌系带过短所致，担心延误孩子的语言学习，强烈要求行舌系带矫正手术。实际上，其中的绝大多数儿童均不必手术。儿童的语言发育要等到 5 岁左右才发育完善，在这之前有部分发音不准属正常现象，5 岁以后发音不准需积极诊治。儿童早期发音不准，大多数都不是舌系带过短所致。只有当儿童发音时，"2" 这个音（卷舌音）发不准，其他的非卷舌音都能准确发音，查体见卷舌时舌尖不能触及腭部，舌前伸不能伸出下唇，舌前伸后舌尖被紧张的舌系带拉出一深沟，只有符合这些情况时，才能确诊为真性的舌系带过短。只有影响卷舌音，才需行舌系带矫正手术。

2）舌下肉阜：为舌系带移行为口底黏膜两侧的一对丘形隆起。其顶部有下颌下腺导管和舌下腺大管的共同开口，可经此管行下颌下腺造影术。

二、唇

唇分上唇和下唇。上、下唇联合处形成口角，上、下唇之间称口裂，上唇上面与鼻底相连，两侧以鼻唇沟为界。

唇部组织分皮肤、肌肉和黏膜 3 层，故外伤或手术时应分层缝合，恢复其正常解剖结构（图 1-6），才不致影响患者外貌和功能。唇表面为皮肤，上唇中央有一浅凹称为人中。唇部皮肤有丰富的汗腺、皮脂腺和毛囊，为疖痈好发部位；唇的口腔面为黏膜，在黏膜下有许多小黏液腺，当其导管受到外伤而引起阻塞时，容易形成黏液腺囊肿；唇部皮肤与黏膜之间为口轮匝肌。唇部皮肤向黏膜的移行部称为唇红缘，常呈弓背形，外伤缝合或唇裂修复手术时，应注意唇红缘对合整齐，以免造成畸形。唇黏膜显露于外面的部分称为唇红，在内侧黏膜下有唇动脉，进行唇部手术时，压迫此血管可以止血。唇红正中稍厚呈珠状略突向前下的部分称为唇珠。

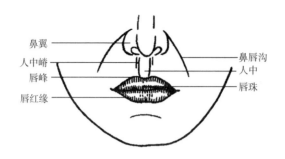

图 1-6　唇鼻表面形态

三、颊

颊位于面部两侧，形成口腔前庭外侧壁，上界为颧骨颧弓，下达下颌骨下缘，前达鼻唇沟、口角，后以咬肌前缘为界。主要由皮肤、浅层表情肌、颊脂垫体、颊肌和黏膜所构成。颊脂体与颞后及颞下脂体连为一体，当感染时，可通过相连的蜂窝组织互相扩散。

颊黏膜偏后区域，有时可见黏膜下有颗粒状黄白色斑点，称为皮脂腺迷路，有时也可见于唇红部，无临床意义。

四、牙

牙又称牙体，由牙冠、牙根和牙颈 3 部分组成。由釉质覆盖，显露于口腔的部分为牙冠；由牙骨质所覆盖，埋于牙槽窝内的部分为牙根；牙冠和牙根交界为牙颈部（图 1-7）。

牙体内有一与牙体外形大致相似、内含牙髓的腔，称牙髓腔。冠部的称髓室，根部的称根管，根管末端的开口称根尖孔。

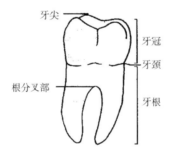

图 1-7　牙体结构

（一）牙冠的形态

每个牙行使的功能不同，其牙冠的形态也各异。临床上将牙冠分为唇（颊）面、舌（腭）面、近中面、远中面及咬合面（又称𬌗面）5 个面。以两中切牙之间为中线，靠近中线侧为近中面，远离中线侧为远中面。前牙的咬合面由唇、舌面相交形成切缘，主要用以切割食物；后牙咬合面有尖、窝等结构，主要用以研磨食物；尖牙有尖锐的牙尖，用以撕裂食物。

（二）牙根的数目和形态

牙因咀嚼力的大小和功能不同，牙根数目和大小也不相同。上、下前牙和第一、第二前磨牙为单根牙，但上颌第一前磨牙多为双根，其余磨牙均为多根牙。上颌第一、第二磨牙为三根，即近中颊侧根、远中颊侧根及腭侧根；下颌第一、第二磨牙为双根，即近中根和远中根；有时下颌第一磨牙为三根，即远中根再分为颊、舌根。上、下第三磨牙的牙根变异较多，常呈融合根。

所有牙根近根尖部多弯向远中面。有的牙根呈圆锥形，如上颌切牙和尖牙；有的牙根呈扁平形，如下颌切牙和前磨牙；有的多根牙分叉大，如第一磨牙和乳磨牙；有的分叉小，如第二磨牙。了解牙根的数目和形态，对牙髓病的治疗和拔牙手术有很重要的临床意义。

（三）牙的组织结构

牙体组织由釉质、牙本质、牙骨质 3 种钙化的硬组织和牙髓腔内的牙髓软组织组成。

1. 釉质

位于牙冠表面，呈乳白色，有光泽，当釉质有严重磨耗时，则透出牙本质呈淡黄色。釉质是一种半透明的钙化组织，其中含无机盐 96%，主要为磷酸钙及碳酸钙，水分及有机物约占 4%，为人体中最硬的组织。

2. 牙本质

构成牙的主体，色淡黄而有光泽，含无机盐 70%，有机物含量比釉质多，约占 30%，硬度比釉质低。在牙本质中有成牙本质细胞胞质突起，是痛觉感受器，受到刺激时有酸痛感。

3. 牙骨质

是覆盖于牙根表面的一层钙化结缔组织，色淡黄，含无机盐 55%，构成和硬度与骨相似，但无哈弗斯管。牙骨质借牙周膜将牙体固定于牙槽窝内。当牙根表面受到损伤时，牙骨质可新生而有修复功能。

4. 牙髓

是位于髓腔内的疏松结缔组织，其四周为钙化的牙本质。牙髓中有血管、淋巴管、神经、成纤维细胞和成牙本质细胞，其主要功能为营养牙体组织，并形成继发牙本质。牙髓神经为无髓鞘纤维，对外界刺激异常敏感，稍受刺激即可引起剧烈疼痛，而无定位能力。牙髓的血管由狭窄的根尖孔进出，一旦发炎，髓腔内的压力增高，容易造成血液循环障碍，牙髓逐渐坏死，牙本质和釉质则得不到营养，因而牙变色失去光泽，牙体变脆，受力稍大较易崩裂。

（四）牙周组织

牙周组织包括牙槽骨、牙周膜及牙龈，是牙的支持组织。

1. 牙槽骨

是颌骨包围牙根的部分，骨质较疏松，且富于弹性，是支持牙的重要组织。牙根位于牙槽骨内，牙根和牙根之间的骨板，称为牙槽中隔。两牙之间的牙槽骨称为牙槽间隔。牙槽骨的游离缘称为牙槽嵴。当牙脱落后，牙槽骨即逐渐萎缩。

2. 牙周膜

是连接牙根与牙槽骨之间的结缔组织。其纤维一端埋于牙骨质，另一端埋于牙槽骨和牙颈部之牙龈内，将牙固定于牙槽窝内，牙周膜还可以调节牙所承受的咀嚼压力。牙周膜内有纤维结缔组织、神经、血管和淋巴，牙周膜在感受咬合力、缓冲咬合力，以及将咬合力调控为生理性压力、维持牙的稳定性方面，起着极其重要的作用。

3. 牙龈

是口腔黏膜覆盖于牙颈部及牙槽骨的部分，呈粉红色，坚韧而有弹性。牙龈与牙颈部紧密相连，未附着的部分称为游离龈。游离龈与牙之间的空隙为龈沟，正常的龈沟深度不超过 2 mm，龈沟过深则为病理现象。两牙之间突起的牙龈，称为龈乳头，在炎症或食物阻塞时，龈乳头肿胀或萎缩。

（五）咬合关系、𬌗与牙弓关系

咀嚼时，下颌骨做不同方向的运动，上、下颌牙发生各种不同方向的接触，这种互相接触的关系称为咬合关系。临床上，常以正中𬌗作为判断咬合关系是否正常的基准。在正中𬌗时，上下切牙间中线应位于同一矢状面上；上颌牙超出下颌牙的外侧，即上前牙覆盖于下前牙的唇侧，覆盖度不超过 3 mm，上后牙的颊尖覆盖于下后牙的颊侧。嘱患者做吞咽运动，边吞咽边咬合，即能求得牙的正中𬌗。

牙弓关系异常可表现为𬌗关系的异常，如反𬌗（俗称地包天）。反𬌗可分前牙反𬌗、后牙反𬌗，即在正中𬌗位时，下前牙或下后牙覆盖在上前牙或上后牙的唇侧或颊侧。此种反𬌗的咬合关系在乳牙列或恒牙列均可出现，应尽早矫治。开𬌗指在正中𬌗位及非正中𬌗位时，上下牙弓的部分牙不能咬合接触。通常以前牙开𬌗多见。颌骨发生骨折时，常可见多数牙开𬌗。深覆𬌗是指上前牙牙冠盖过下前牙牙冠长度 1/3 以上者，因其程度不同分为 3 度。其中，Ⅰ度指上前牙牙冠盖过下前牙牙冠长度 1/3 ~ 1/2；Ⅱ度为盖过 1/2 ~ 2/3；Ⅲ度为上前牙牙冠完全盖过下前牙牙冠，甚至咬及下前牙唇侧龈组织。锁𬌗是指后牙咬合关系异常，常见为正锁𬌗，即上颌后牙的舌面与下颌后牙的颊面相接触，而𬌗面无咬合关系；反锁𬌗是指上颌后牙的颊面与下颌后牙的舌面相接触而𬌗面无接触，较少见。

颌骨的病变，如发育异常、肿瘤、骨折等，常使牙排列紊乱，破坏正常的咬合关系，影响咀嚼功能。临床上常以牙列和咬合关系的变化作为颌骨疾病诊断和治疗的参考，特别对颌骨骨折的诊断、复位和固定，咬合关系是最重要的依据。

五、舌

舌具有味觉功能，能协助相关的组织器官完成语言、咀嚼、吞咽等生理功能。舌前 2/3 为舌体部，活动度大，其前端为舌尖，上面为舌背，下面为舌腹，两侧为舌缘。舌后 1/3 为舌根部，活动度小。舌体部和舌根部以人字沟为界，其形态呈倒 V 形，尖端向后有一凹陷处为甲状舌管残迹，称为舌盲孔（图 1-8）。

舌是由横纹肌组成的肌性器官。肌纤维呈纵横、上下等方向排列，因此，舌能灵活进行前伸、后缩、卷曲等多方向活动。

舌的感觉神经，在舌前 2/3 为舌神经分布（第 5 对脑神经之分支）；舌后 1/3 为舌咽神经（第 9 对脑神经）及迷走神经分布（第 10 对脑神经）。舌的运动由舌下神经（第 12 对脑神经）所支配。舌的味觉为面神经（第 7 对脑神经）的鼓索支支配。鼓索支加入到舌神经内分布于舌黏膜。舌尖部对甜、辣、咸味敏感，舌缘对酸味敏感，舌根部对苦味敏感。

舌背黏膜有许多乳头状突起，当 B 族维生素缺乏或严重贫血时可见乳头萎缩，舌面光滑。舌乳头可分以下 4 种（图 1-8）。

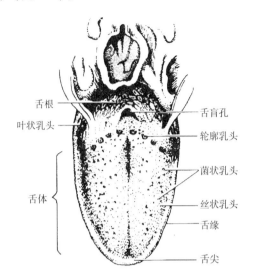

图 1-8　舌的分区及 4 种舌乳头分布

1. 丝状乳头

为刺状细小突起，上皮有角化故呈白色，数量较多，遍布于整个舌体背面。

2. 菌状乳头

呈蕈状，色红，大而圆，散布于丝状乳头间，数量比丝状乳头少，含有味觉神经末梢。

3. 轮廓乳头

有 8 ~ 12 个，较大，呈轮状，沿人字沟排列。乳头周围有深沟环绕，含有味蕾以司味觉。

4. 叶状乳头

位于舌根部两侧缘，为数条平行皱襞。正常时不明显，炎症时充血发红，突起而疼痛，有时易误诊为癌。

舌根部黏膜有许多卵圆形淋巴滤泡突起，其间有浅沟分隔，整个淋巴滤泡称为舌扁桃体。

舌腹面黏膜平滑而薄，返折与口底黏膜相连，在中线形成舌系带。若系带上份附着靠近舌尖，或其下份附于下颌舌侧的牙槽嵴上，即产生舌系带过短（绊舌）。初生婴儿舌系带发育不全，难以判断是否过短。

若婴儿下中切牙萌出过早，可因频繁咳嗽，舌前后活动增多，或吮乳时舌系带及其两侧软组织与切牙经常摩擦，而发生溃疡，长期不愈，称为压疮性溃疡或里加—费德病（Riga-Fede disease）。有时这种溃疡呈慢性增生性改变，形成肉芽组织或纤维性肉芽组织，容易被误诊为肿瘤。

六、腭

腭构成口腔的上界，且将口腔与鼻腔、鼻咽部分隔开。前面硬腭的骨质部分由两侧上颌骨的腭突和腭骨水平板组成，口腔面覆盖以致密的黏骨膜组织；后面软腭为可以活动的肌性部分。

硬腭前份正中线有突起的纵行皱襞，其两旁有许多横行突出皱襞伸向两侧，称为腭嵴。两中切牙间后面腭部有黏膜突起，称为切牙乳头，其下方有一骨孔，称为切牙孔或腭前孔。鼻腭神经、血管通过此孔，向两侧分布于硬腭前 1/3 的黏骨膜与腭侧牙龈，是切牙孔神经阻滞麻醉进针的标志之一。在硬腭后缘前 0.5 cm，从腭中缝至第二磨牙侧缘连线的外、中 1/3 交界处，左右各有一骨孔，称为腭大孔或腭后孔，腭前神经、血管通过此孔，向前分布于尖牙后的黏骨膜及腭侧牙龈。

软腭呈垂幔状，前与硬腭相连续，后为游离缘，其中份有一小舌样物体，称为腭垂。软腭两侧向下外方形成两个弓形黏膜皱襞，在前外方者为腭舌弓（咽前柱），在稍后内方者为咽腭弓（咽后柱），两弓之间容纳扁桃体。软腭较厚，主要由腭帆提肌、腭帆张肌、腭舌肌、咽腭肌、悬雍垂肌和腭腱膜所构成，表面覆盖以黏膜组织，在口腔面黏膜下含有大量黏液腺（腭腺），伴有脂肪和淋巴组织，一直延伸至硬腭前磨牙区。正常情况下通过软腭和咽部肌肉的彼此协调运动，共同完成腭咽闭合，行使正常的语言功能。

七、口底

口底又称舌下部，为位于舌体和口底黏膜之下，下颌舌骨肌和颏舌骨肌之上，下颌骨体内侧面与舌根之间的部分。在舌腹正中可见舌系带，舌系带两旁有呈乳头状突起的舌下肉阜，其中有一小孔为下颌下腺导管的开口。舌下肉阜向后延伸部分为颌舌沟，表面凸起的黏膜皱嵴为舌下皱襞，有许多舌下腺导管直接开口于此。颌舌沟前份黏膜下有舌下腺，后份黏膜下有下颌下腺口内延长部分。口底黏膜下有下颌下腺导管和舌神经走行其间。在做口底手术时，注意勿损伤导管和神经（图 1-9）。由于口底组织比较疏松，因此在口底外伤或感染时，可形成较大的血肿、脓肿，将舌推挤向后上，造成呼吸困难甚至窒息，应特别警惕。

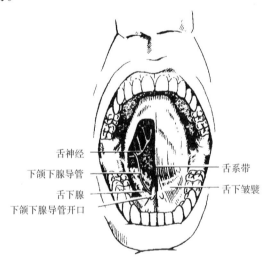

图 1-9　口底结构

八、乳牙与恒牙

人一生中有两副天然牙，据萌出时间和形态可分为乳牙与恒牙。

（一）乳牙

1. 乳牙的数目、名称、萌出时间和次序

正常乳牙有 20 个，左、右侧各 10 个。其名称从中线起向两旁，分别为乳中切牙、乳侧切牙、乳尖牙、第一乳磨牙、第二乳磨牙，分别用 Ⅰ 、Ⅱ 、Ⅲ 、Ⅳ 、Ⅴ 表示。

乳牙萌出时间和次序见表 1-1。一般从出生后 6~8 个月开始萌出乳中切牙，然后乳侧切牙、第一乳磨牙、乳尖牙和第二乳磨牙依次萌出，2 岁左右乳牙全部萌出。

表 1-1　乳牙萌出时间与次序

牙名称与次序	萌出时间（月）
乳中切牙	6~8
乳侧切牙	8~10
第一乳磨牙	12~16
乳尖牙	16~20
第二乳磨牙	24~30

乳牙可能出现过早或延迟萌出，常见于下中切牙部位。在婴儿出生时或出生后不久即可出现。由于过早萌出而没有牙根，常较松动，过于松动者应拔除，以免脱落误入食管或气管发生危险。有的新生儿口内牙槽嵴黏膜上，出现一些乳白色米粒状物或球状物，数目多少不等，俗称"马牙"或"板牙"。它不是实际意义上的牙，而是牙板上皮残余增生形成被称为角化上皮珠的角化物，一般可自行脱落。

2. 乳牙的标识与书写

为便于病历记录，常用罗马数字书写表示乳牙。乳牙的位置标识，采取面对患者，用"+"将全口牙分为上、下、左、右四区，横线上代表上颌，横线下代表下颌，纵线左代表患者右侧，纵线右代表患者左侧，或者以"+"将牙列分为 4 个象限，分别以 A、B、C、D 代表四区。

（二）恒牙

1. 恒牙的数目、名称、萌出时间和次序

恒牙共 28~32 个，上下颌的左右侧各 7~8 个，其名称从中线起向两旁，分别为中切牙、侧切牙、尖牙、第一前磨牙（旧称第一双尖牙）、第二前磨牙（旧称第二双尖牙）、第一磨牙、第二磨牙、第三磨牙。切牙和尖牙位于牙弓前部，统称为前牙；前磨牙和磨牙位于牙弓后部，统称为后牙。

牙列中恒牙的数目并非恒定。少数人还有畸形的多余牙，常位于上颌中切牙间。也可因先天牙胚缺失而少牙。常见第三磨牙缺失，较多见的是，恒牙的萌出发生困难或阻生；常见第三磨牙阻生，因此牙的数目有所增减。

恒牙的萌出时间和次序见表 1-2。恒牙萌出早者可于 5 岁、晚者可于 7 岁，一般从 6 岁左右开始，在第二乳磨牙后方萌出第一恒磨牙（俗称六龄牙），同时恒中切牙萌出，乳中切牙开始脱落，随后侧切牙、尖牙、第一前磨牙、第二前磨牙、第二磨牙及第三磨牙依次萌出。有时第一前磨牙较尖牙更早萌出。

一般左右同名牙多同期萌出，上下同名牙则下颌牙较早萌出。

表1-2　恒牙萌出时间及次序

牙名称与顺序	萌出时间（岁）	
	上颌	下颌
第一磨牙	5～7	5～7
中切牙	7～8	6～7
侧切牙	8～10	7～8
尖牙	11～13	10～12
第一前磨牙	10～12	10～12
第二前磨牙	11～13	11～13
第二磨牙	12～14	11～14
第三磨牙	17～26	17～26

2. 恒牙的标识与书写

常用阿拉伯数字表示，标识方法同乳牙。

（三）乳牙与恒牙的替换

从萌出时间和次序来看，一般于6～12岁，口腔内乳牙逐渐脱落，恒牙相继萌出，恒牙和乳牙发生交替，此时口腔内既有乳牙，又有恒牙，这种乳、恒牙混合排列于牙弓上的时期称为混合牙列期。有时乳牙尚未脱落，而恒牙已萌出，因缺乏位置，该恒牙即错位萌出。错位萌出的恒牙大多位于乳牙舌侧，形成乳牙与恒牙重叠。此时应拔除乳牙，便于恒牙在正常位置萌出。切勿将刚萌出的恒牙误为错位牙或乳牙而拔除。应注意鉴别乳牙和恒牙，乳牙牙冠较小，颜色较白，牙颈部和咬合面较恒牙缩窄。

（李春茹）

第三节　颌面部解剖

一、表面形态标志与协调关系

（一）表面形态标志

1. 睑部区域的表面形态标志

（1）睑裂：为上睑和下睑之间的裂隙，常用作面部垂直比例的标志。正常睑裂的宽度和高度分别约为3.5 cm和1.0～1.2 cm。

（2）睑内侧联合和睑外侧联合：分别为上、下睑在内侧和外侧的结合处。

（3）内眦和外眦：分别为睑内侧联合和睑外侧联合处上、下睑缘线交叉所构成的角。内眦钝圆形，外眦锐角形，外眦较内眦高3～4 mm。

2. 鼻部区域的表面形态标志

（1）鼻根、鼻尖和鼻背：外鼻上端连于额部者称为鼻根；前下端隆起处称为鼻尖；鼻根与鼻尖之间称为鼻背。

（2）鼻底和鼻前孔：锥形外鼻之底称为鼻底；鼻底上有左、右卵圆形孔，称为鼻前孔。

（3）鼻小柱和鼻翼：两侧鼻前孔之间的隆嵴称鼻小柱；鼻前孔外侧的隆起称鼻翼。

（4）鼻面沟：为鼻外侧之长形凹陷。沿鼻面沟做手术切口，愈合后瘢痕不明显。

（5）鼻唇沟：鼻面沟与唇面沟合称为鼻唇沟。

3. 口唇区域的表面形态标志

（1）唇面沟：为上唇与颊部之斜行凹陷。沿唇面沟做手术切口，愈合后瘢痕不明显。在矫治修复时，唇面沟常用以作为判断面容恢复情况的指征。

（2）口裂：为上唇与下唇之间的横形裂隙。

（3）口角：口裂两端为口角，其正常位置约相当于尖牙与第一前磨牙之间，施行口角开大或缩小术时，应注意此关系。

（4）唇红：为上、下唇的游离缘，是皮肤与黏膜的移行区。

（5）唇红缘（唇缘）：为唇红与皮肤之交界处。

（6）唇弓和人中点（人中切迹）：上唇的全部唇红缘呈弓背状，称唇弓；唇弓在正中线微向前突，此处称为人中点（人中切迹）。

（7）唇峰和唇珠：人中点两侧的唇弓最高点，称为唇峰（唇弓峰）；上唇正中唇红呈珠状向前下方突出，称为唇珠（上唇结节）。

（8）人中：上唇皮肤表面正中，由鼻小柱（鼻中柱）向下至唇红缘的纵行浅沟称为人中凹。

（9）人中嵴：人中的两侧各有一条与其并行的皮肤嵴，自鼻孔底伸延唇峰，称为人中嵴。

4. 下颌及颏部区域的表面形态标志

（1）颏唇沟：为下唇与颏部之间的横形凹陷。

（2）颏下点：为颏部最低点，常用作测量面部距离的标志。

（3）颏孔：有颏神经穿出。位于下颌体外侧面，成人多位于第二前磨牙或第一、第二前磨牙之间的下方，下颌体上、下缘中点稍上方，距正中线 2~3 cm。颏孔为颏神经阻滞麻醉的进针部位。

5. 其他区域的表面形态标志

（1）耳屏：为外耳道前方之结节状突起，临床上常在其前方、颧弓根部之下，检查下颌骨髁突的活动情况。在耳屏前方约 1 cm 可触及颞浅动脉的搏动。

（2）眶下孔：位于眶下缘中点下约 0.5 cm，其体表投影为自鼻尖至眼外眦连线的中点。眶下孔是眶下神经阻滞麻醉的进针部位。

（3）腮腺导管的体表投影：为鼻翼脚与口角连线的中点至耳垂连线的中 1/3 段。颊部手术时了解腮腺导管的体表投影，将有助于避免腮腺导管的损伤。

（二）表面形态的协调关系

颌面部表面形态结构的协调关系是指颌面部组织器官表面形态结构彼此之间的关系，和谐协调的颌面部关系是正常颌面形态的基础。颌面部鼻唇颏之间、唇颏之间、颌面宽度与高度之间存在的明显的相关关系等，决定颌面部的美学形态。

1. 颌面部的水平比例关系

指颌面部长度的比例关系。沿眉间点、鼻下点作横线，可将面部分成水平三等份。此处面部三等份的分界点与开篇时描述的面部分区的分界点有所不同。发际至眉间点为面上 1/3，眉间点至鼻下点为面中 1/3，鼻下点至颏下点为面下 1/3。眼、鼻位于面中 1/3，口腔位于面下 1/3。面上 1/3 及面中 1/3 水平比例失调则可导致颌面部畸形；面中 1/3 及面下 1/3 水平比例异常则可表现为牙颌面畸形。

2. 颌面部的垂直比例关系

指颌面部正面宽度的比例关系。沿两眼内外眦作垂线，可将面部在睑裂水平分为五等份，每一等份的宽度与一个睑裂的宽度相等，即两眼内眦间距、两睑裂宽度和左右外眦至耳轮间距相等。正常睑裂宽度平均为 3.5 cm。

另外，还有一些合理的比例关系，如鼻翼的宽度与两眼内眦之间的距离相等；鼻的长度和宽度比例约为 1 ∶ 0.7；闭口时口裂的宽度与眼平视时角膜内缘之间的距离相等。

3. 鼻、眼、眉关系

通过内眦作垂线，可见鼻翼的外侧缘、内眦和眉头的内侧缘在同一直线上；通过鼻翼与眉梢的连线，外眦在此连线上；通过眉头与眉梢的连线，该线通常呈一水平线，与上述两线相交成直角三角形，该直角三角形的顶点位于眉头下方，此为正常的鼻、眼、眉关系。

4. 鼻、唇、颏关系

连接鼻尖与颏前点构成 Ricketts 审美平面，通过评估上下唇是否位于该平面上，可判断容貌状态，若超前或后退，则容貌均欠美，但这存在种族差异。有学者通过对中国美貌人群的测量分析发现，中国人的上下唇并不在审美平面上，而且，男、女的上下唇距审美平面的距离不等。

5. 左右对称关系

以面部中线为轴的左右对称关系是颜面美的重要标志之一，也常作为颌面外科和整形外科手术前诊断和手术后评价的标准。美貌人群眼、鼻、口裂等颜面主要结构具有高度对称性。鼻尖点，鼻下点，上、下唇突点，颏唇沟点，颏前点 6 个标志点均高度接近中线，与中线的左右位置偏移均在 ±0.5 mm 以内。通常鼻根点最接近中线，越靠近面下部，非对称率越有增加趋势。颏前点偏移较大。男性面部的非对称率大于女性。颜面结构具有高度的对称性，但完全对称者很少。

二、上颌骨

（一）解剖特点

上颌骨为面中份最大的骨骼。由左右两侧形态结构对称但不规则的两块骨构成，并于腭中缝处连接成一体。上颌骨由一体、四突构成，其中一体即上颌骨体，四突为额突、颧突、牙槽突和腭突。上颌骨与鼻骨、额骨、筛骨、泪骨、犁骨、下鼻甲、颧骨、腭骨、蝶骨等邻近骨相接，构成眶底、鼻底和口腔顶部。

1. 上颌骨体

分为四壁一腔，为前、后、上、内四壁和上颌窦腔构成的形态不规则骨体。

（1）前壁：又称脸面，上方以眶下缘与上壁（眼眶下壁）相接，在眶下缘中份下方

0.6～1 cm 处有眶下孔，眶下神经、血管从此孔通过。在眶下孔下方，有尖牙根向外形成的骨突，称尖牙嵴。嵴的内侧，切牙的上方有一骨凹，称切牙凹；嵴的外侧，眶下孔下方，有一深凹称尖牙凹，此处骨质菲薄，常经此凿骨进入上颌窦内施行手术。

（2）后壁：又称颞下面，常以颧牙槽嵴作为前壁与后壁的分界线，其后方骨质微凸呈结节状，称上颌结节。上颌结节上方有 2～3 个小骨孔，为上牙槽后神经、血管所通过。颧牙槽嵴和上颌结节是上牙槽后神经阻滞麻醉的重要标志。

（3）上壁：又称眶面，呈三角形，构成眼眶下壁，其中份有由后方眶下裂向前行之眶下沟，并形成眶下管，开口于眶下孔。上牙槽前、中神经由眶下管内分出，经上颌窦前壁分布到前牙和前磨牙。

（4）内壁：又称鼻面，构成鼻腔外侧壁，在中鼻道后部半月板裂孔有上颌窦开口通向鼻腔。施行上颌窦根治术和上颌骨囊肿摘除时，可在鼻道开窗引流。

（5）上颌窦：呈锥形空腔，底向内、尖向外伸入颧突，上颌窦开口于鼻腔。上颌窦壁即骨体的四壁，各壁骨质皆薄，内面衬以上颌窦黏膜。上颌窦底与上颌后牙根尖紧密相连，有时仅隔以上颌窦黏膜，故当上颌前磨牙及磨牙根尖感染时，易于穿破上颌窦黏膜，导致牙源性上颌窦炎；在拔除上颌前磨牙和磨牙断根时，应注意勿将根推入上颌窦内。

2. 上颌骨突

包含额突、颧突、牙槽突和腭突。

（1）额突：位于上颌骨体的内上方，与额骨、鼻骨、泪骨相连。

（2）颧突：位于上颌骨体的外上方，与颧骨相连，向下至第一磨牙形成颧牙槽嵴。

（3）牙槽突：位于上颌骨体的下方，与上颌窦前、后壁连续，左右两侧在正中线相连形成弓形。每侧牙槽突上有 7～8 个牙槽窝容纳牙根。前牙及前磨牙区牙槽突的唇、颊侧骨板薄而多孔，此结构有利于麻醉药液渗入骨松质内，达到局部浸润麻醉目的。由于唇颊侧骨质疏松，拔牙时向唇颊侧方向用力则阻力较小。

（4）腭突：指在牙槽突内侧伸出的水平骨板，后份接腭骨的水平板，两侧在正中线相连组成硬腭，将鼻腔与口腔隔开，硬腭前份有切牙孔（腭前孔），有鼻腭神经、血管通过。后份有腭大孔（腭后孔），有腭前神经、血管通过。腭大孔后方还有 1～2 个腭小孔，腭中、后神经由此通过。

（二）上颌骨的解剖特点及其临床意义

上颌骨与多数邻骨相连，且骨体中央为一空腔，因而形成支柱式结构。当遭受外力打击时，力量可通过多数邻骨传导分散，不致发生骨折；若打击力量过重，则上颌骨和邻骨结合部最易发生骨折；当打击力量过大，传导至相邻的头颅骨骼时，常常并发颅底骨折并导致颅脑损伤。由于上颌骨无强大肌肉附着，骨折后较少受到肌肉的牵引而移位，故骨折段的移位常常与所受外力的大小、方向一致。上颌骨骨质疏松，血运丰富，骨折后愈合较快，一旦骨折应及早复位，以免发生错位愈合。发生化脓感染时，疏松的骨质有利于脓液穿破骨质而达到引流的目的，因此，上颌骨较少发生颌骨骨髓炎。上颌骨的主要薄弱环节表现为以下 3 条薄弱线。

1. 第一薄弱线

从梨状孔下部平行牙槽突底经上颌结节至蝶骨翼突，当骨折沿此薄弱线发生时，称上颌骨 Le Fort Ⅰ 型骨折，骨折线称为上颌骨 Le Fort Ⅰ 型骨折线。

2. 第二薄弱线

通过鼻骨、泪骨，向外经眶底，向外下经颧颌缝从颧骨下方至蝶骨翼突，当骨折沿此薄弱线发生时称上颌骨 Le Fort Ⅱ 型骨折，骨折线称为上颌骨 Le Fort Ⅱ 型骨折线。面中份骨折段不含颧骨。

3. 第三薄弱线

通过鼻骨、泪骨，向外经眶底、向外上经颧额缝从颧骨上方至蝶骨翼突，当骨折沿此薄弱线发生时称上颌骨 Le Fort Ⅲ 型骨折，骨折线称为上颌骨 Le Fort Ⅲ 型骨折线。面中份骨折段含颧骨，常常形象地称为"颅面分离"。

三、下颌骨

下颌骨是颌面部唯一可以活动而且最坚实的骨骼。在正中线处两侧下颌骨联合呈马蹄形。分为下颌体与下颌支两部分。

1. 下颌体

分为上、下缘和内、外面，在两侧下颌体的正中联合处，外有颏结节，内有颏棘。下颌体上缘为牙槽骨，有牙槽窝容纳牙根。前牙区牙槽骨板较后牙区疏松，而后牙区颊侧牙槽骨板较舌侧厚。下颌体下缘骨质致密而厚，正中两旁稍内方有二腹肌凹，为二腹肌前腹起端附着处。下颌体外面，相当于前磨牙根尖区下方，有颏孔开口，颏神经在下颌骨内经此穿出。自颏孔区向后上方，与下颌支前缘相连续的线形突起称外斜线，有颊肌附着；下颌体内面从颏棘斜向上方，有线形突起称下颌舌骨线，为下颌舌骨肌起端附着处，而颏棘上有颏舌肌和颏舌骨肌附着；在下颌舌骨线前上份有舌下腺凹，为舌下腺所在处；后下份有下颌下腺凹，为下颌下腺所在处。

2. 下颌支

为左右垂直部分，上方有 2 个骨突，前者称冠突，呈三角形，扁平，有颞肌附着；后者称髁突，与颞骨关节窝构成颞下颌关节。髁突下方缩窄处称髁突颈。两骨突之间的凹陷切迹，称下颌切迹或下颌乙状切迹，为经颧下途径行圆孔和卵圆孔麻醉的重要标志。

下颌支外侧面中下份较粗糙，有咬肌附着；内侧面中央有一呈漏斗状的骨孔，称下颌孔，为下牙槽神经、血管进入下颌管的入口；孔前内侧有一小的尖形骨突，称下颌小舌，为蝶下颌韧带附着之处。内侧面下份近下颌角区骨面粗糙，有翼内肌附着。

下颌角是下颌支后缘与下缘相交的部分，有茎突下颌韧带附着。

3. 下颌骨的解剖特点及其临床意义

（1）解剖薄弱部位：下颌骨的正中联合、颏孔区、下颌角、髁突颈等为下颌骨的骨质薄弱部位，当遭遇外力时，这些部位常易发生骨折。

（2）血供较差且骨皮质致密：下颌骨的血供较上颌骨少，下颌骨骨折愈合时间较上颌骨骨折愈合慢。下颌骨的周围有强大致密的肌肉和筋膜包绕，当炎症化脓时不易得到引流，所以骨髓炎的发生率较上颌骨高。

（3）下颌骨有强大的咀嚼肌群，下颌骨骨折时，骨折段不稳定，在张闭口时易受咀嚼肌收缩时的牵拉，发生骨折错位。

四、肌群

因功能的不同，口腔颌面部的肌群分为咀嚼肌群和表情肌群，咀嚼肌群较粗大，主要附丽于下颌骨、颧骨周围，位置也较深；而表情肌群则较细小，主要附丽于上颌骨，分布于口腔、鼻、睑裂周围及面部表浅的皮肤下面，与皮肤相连，当肌纤维收缩时，牵引额部、眼睑、口唇和颊部皮肤活动，显露各种表情。

（一）咀嚼肌群

主要附着于下颌骨上，司开口、闭口和下颌骨的前伸与侧方运动，可分为闭口和开口两组肌群，此外，还有翼外肌，与前伸及侧方运动有关。其神经支配均来自三叉神经的下颌神经，主管运动。

1. 闭口肌群

又称升颌肌群，主要附着于下颌支上，有咬肌、颞肌、翼内肌。该组肌发达，收缩力强，其牵引力以向上为主，伴有向前和向内的力量（图1-10）。

（1）咬肌：起自颧骨和颧弓下缘，止于下颌角和下颌支外侧面，为一块短而厚的肌肉，作用为牵下颌向上前方。

（2）颞肌：起自颞骨鳞部的颞凹，经颧弓深面止于下颌支喙突。颞肌是一块扇形而强有力的肌肉，其作用是牵引下颌骨向上，微向后方。

（3）翼内肌：起自蝶骨翼突外板内面和上颌结节，止于下颌角的内侧面，是一块方形而肥厚的肌块，作用为使下颌骨向上，司闭口，并协助翼外肌使下颌前伸和侧方运动。

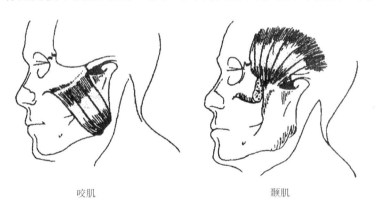

咬肌　　　　　　　　　　　　　颞肌

图1-10　咬肌、颞肌

（4）翼外肌：起端有上、下两头，上头起于蝶骨大翼之颞下嵴及其下方之骨面；下头起自翼外板之外面，两头分别止于下颌关节盘前缘和髁突前缘。在开口运动时，可牵引下颌骨前伸和侧向运动。

2. 开口肌群

又称降颌肌群，主要起于下颌体，止于舌骨，是构成口底的主要肌。有二腹肌、下颌舌骨肌和颏舌骨肌。其总的牵引方向是使下颌骨向下后方。

（1）二腹肌：前腹起自下颌骨二腹肌窝，后腹起自颞骨乳突切迹，前后腹在舌骨处形成圆腱，止于舌骨及舌骨大角。作用是提舌骨向上或牵下颌骨向下。前腹由下颌舌骨肌神经支配，后腹由面神经支配。

（2）下颌舌骨肌：起自下颌体内侧下颌舌骨线，止于舌骨体。呈扁平三角形，两侧在正中线融合，共同构成肌性口底。作用是提舌骨和口底向上，或牵引下颌骨向下。支配神经为下颌舌骨肌神经。

（3）颏舌骨肌：起自下颌骨颏下棘，止于舌骨体。作用是提舌骨向前，使下颌骨下降。支配神经为下颌舌骨肌神经。

（二）表情肌群

面部表情肌多薄而短小，收缩力弱，起自骨壁或筋膜浅面，止于皮肤。肌纤维多围绕面部孔裂，如眼、鼻和口腔，排列成环形或放射状。主要有眼轮匝肌、口轮匝肌、上唇方肌、额肌、笑肌、三角肌和颊肌等。由于表情肌与皮肤紧密相连，故当外伤或手术切开皮肤和表情肌后，创口常裂开较大，应予逐层缝合，以免形成内陷瘢痕。面部表情肌均由面神经支配其运动，若面神经受到损伤，则引起表情肌瘫痪，造成面部畸形。

1. 额肌

位于额部（颅顶前部），起自帽状腱膜，止于眉部皮肤。肌层薄但宽阔，呈四边形。主要表情作用通过提眉、皱额来体现。

2. 眼轮匝肌

位于眼眶周围，由眶部、睑部、泪囊部 3 部分肌纤维组成。眶部肌纤维呈圆弧形，起自上颌骨额突及睑内侧韧带，为眼轮匝肌最外层部分，其作用是牵引眉及额部皮肤。睑部位于睑部皮下，起自睑内侧韧带及邻近骨面，上下睑的肌纤维于外眦部会合，其作用是使眼睑闭合。泪囊部则位于泪囊的深面，起自泪后嵴，经泪囊后方与睑部肌纤维结合，作用是使泪囊扩张。

3. 皱眉肌

起自额骨鼻部，止于眉内侧半的皮肤，表情作用为通过牵引眉肌达到皱眉作用。

4. 鼻肌

分鼻背和鼻翼两部分。鼻背部肌纤维起于上颌切牙窝之上，向上内成腱膜，至鼻正中与对侧肌相续。鼻翼部肌纤维起于鼻翼软骨，止于鼻尖皮肤。

5. 口轮匝肌

位于口裂周围，由环绕口裂的呈扁环形的浅、中、深 3 层肌纤维组成。浅层为口轮匝肌的固有纤维，肌纤维从唇的一侧行至另一侧，构成口轮匝肌的浅层；中层由来自颧肌、上唇方肌、尖牙肌、三角肌及下唇方肌的部分肌纤维构成；深层由来自颊肌唇部的部分肌纤维构成。口轮匝肌的主要作用为闭唇，同时协助发音、咀嚼。

6. 上唇方肌

有 3 个起始头，即颧头、眶下头、内眦头。其中，颧头位于眼轮匝肌下方或深面，起于颧骨外侧面颧颌缝后方，止于口角内侧的上唇皮肤；眶下头在眶下孔上方起自眶下缘，被眼轮匝肌覆盖，走行向下内与口轮匝肌交织，止于上唇外半侧的皮肤，其深面与尖牙肌之间有眶下神经、血管由眶下孔穿出；内眦头起于上颌骨额突上部，斜向下外，分为内、外两片，内侧片止于鼻大翼软骨和皮肤，外侧片斜行向下，与眶下头和口轮匝肌交织，其作用为颧头牵引口角向外上。眶下头和内眦头分别牵引上唇及鼻翼向上。

7. 颧肌

起于颧颞缝之前，斜向下前内，止于口角，与口轮匝肌相连。

8. 尖牙肌

位于上唇方肌的深面。起自上颌骨的尖牙凹，部分肌纤维向下止于口角皮肤。部分肌纤维参与口轮匝肌的构成，其作用为上提口角。

9. 下唇方肌

呈方形，位于颏孔与颏联合之间，起自下颌骨的外斜线，向上内行，与对侧同名肌汇合，止于下唇皮肤和黏膜。起点处与颈阔肌相连。其作用为降下唇及降口角。

10. 笑肌

起自腮腺咬肌筋膜，向前、向下越过咬肌止于口角部皮肤。

11. 三角肌

呈三角形，起于下颌骨体的外侧面，止于口角皮肤，部分纤维参与口轮匝肌的组成。三角肌后缘与颈阔肌上部连续，作用为降口角。

12. 颊肌

呈四边形薄肌，位于颊部，占据上颌、下颌之间的间隙，构成颊部。起自上、下颌第三磨牙牙槽突的外面及后方的翼突下颌缝（翼突下颌韧带）的前缘。颊肌纤维向口角汇聚，在口角处中份肌纤维彼此交叉，下份肌纤维向上内与上唇的口轮匝肌连续，上份肌纤维向下内与下唇的口轮匝肌连续，其最上和最下肌纤维不交叉，向前内分别进入上、下唇。其作用为牵引口角向后，协助咀嚼和吸吮，并作口腔的鼓气和排气。

13. 颏肌

呈圆锥形，位于下唇方肌深面，起自下颌骨侧切牙根平面，下行止于颏部皮肤。其作用为降口角与下唇，并使下唇靠近牙龈和前伸下唇。

五、血管

（一）动脉

颌面部血液供应特别丰富，主要来自颈外动脉的分支，有舌动脉、面动脉、上颌动脉和颞浅动脉等。各分支间和两侧动脉间，均通过末梢血管网而彼此吻合，故伤后出血较多。压迫止血时，还必须压迫供应动脉的近心端，才能起到暂时止血的效果。

1. 舌动脉

自颈外动脉平舌骨大角水平分出，向内上走行，分布于舌、口底和牙龈。

2. 面动脉

又称颌外动脉，为面部软组织的主要动脉。在舌动脉稍上方，自颈外动脉分出，向内上方走行，绕下颌下腺体及下颌下缘，由咬肌前缘向内前方走行，分布于唇、颏、颊和内眦等部。面颊部软组织出血时，可于咬肌前缘下颌骨下缘压迫此血管止血。

3. 上颌动脉

又称颌内动脉，位置较深。自颈外动脉分出，向内前方走行，经下颌骨髁突颈部内侧至颞下窝，分布于上、下颌骨和咀嚼肌。行颞下颌关节区手术时易伤及该动脉，应特别小心。

4. 颞浅动脉

为颈外动脉的终末支，在腮腺组织内分出面横动脉，分布于耳前部、颞部和颊部。颞浅动脉分布于额、颞部头皮，在颧弓上方皮下可扪得此动脉搏动，可在此压迫动脉止血。颌面部恶性肿瘤进行动脉内灌注化疗药物时，可经此动脉逆行插管进行治疗。

（二）静脉

颌面部静脉系统较复杂且有变异，常分为深、浅两个静脉网。浅静脉网由面前静脉和面后静脉组成；深静脉网主要为翼静脉丛。面部静脉的特点是静脉瓣较少，当受肌收缩或挤压时，易使血液反流。鼻根至两侧口角的三角区称为"危险三角区"，颌面部的感染，特别是"危险三角区"的感染，若处理不当，易逆行传入颅内，引起海绵窦血栓性静脉炎等严重颅内并发症。

1. 面前静脉

起于额静脉和眶上静脉汇成的内眦静脉，沿鼻旁口角外到咬肌前下角，在颊部有面深静脉与翼静脉丛相通；由咬肌前下角向下穿颈深筋膜，越过下颌下腺浅面，在下颌角附近与面后静脉前支汇成面总静脉，横过颈外动脉浅面，最后汇入颈内静脉。因此，面前静脉可经内眦静脉和翼静脉丛两个途径，通向颅内海绵窦。

2. 面后静脉

由颞浅静脉和上颌静脉汇合而成，沿颈外动脉外侧方，向下走行至下颌角平面，分为前、后两支。前支与面前静脉汇成面总静脉；后支与耳后静脉汇成颈外静脉。颈外静脉在胸锁乳突肌浅面下行，在锁骨上凹处穿入深面，汇入锁骨下静脉。

3. 翼静脉丛

位于颞下窝，大部分在翼外肌的浅面，少部分在颞肌和翼内、外肌之间。在行上颌结节麻醉时，有时可穿破形成血肿。它收纳颌骨、咀嚼肌、鼻内和腭腺等处的静脉血液，经上颌静脉汇入面后静脉。翼静脉丛可通过卵圆孔和破裂孔等与颅内海绵窦相通。

六、淋巴组织

颌面部的淋巴组织分布极其丰富，淋巴管呈网状结构，收纳淋巴液，汇入淋巴结，构成颌面部的重要防御系统。正常情况下，淋巴结小而柔软，不易扪及，当炎症或肿瘤转移时，相应淋巴结就会肿大，可扪及，故有重要的临床意义。

颌面部常见而较重要的淋巴结有腮腺淋巴结、下颌上淋巴结、下颌下淋巴结、颏下淋巴结和位于颈部的颈浅和颈深淋巴结。

1. 腮腺淋巴结

分为浅淋巴结和深淋巴结两组。浅淋巴结位于耳前和腮腺浅面，收纳来自鼻根、眼睑、额颞部、外耳道、耳郭等区域的淋巴液，引流至颈深上淋巴结。深淋巴结位于腮腺深面，收纳软腭、鼻咽部等区域的淋巴液，引流至颈深上淋巴结。

2. 下颌上淋巴结

位于咬肌前、下颌下缘外上方，收纳来自鼻、颊部皮肤和黏膜的淋巴液，引流至下颌下淋巴结。

3. 下颌下淋巴结

位于下颌下三角、下颌下腺浅面及下颌下缘之间，在面动脉和面前静脉周围。淋巴结数目较多，收纳来自颊、鼻侧、上唇、下唇外侧、牙龈、舌前部、上颌骨和下颌骨的淋巴液，同时还收纳颏下淋巴结输出的淋巴液，引流至颈深上淋巴结。

4. 颏下淋巴结

位于颏下三角，收纳来自下唇中部、下切牙、舌尖和口底等处的淋巴液，引流至下颌下淋巴结及颈深上淋巴结。

5. 颈淋巴结

分为颈浅淋巴结、颈深上和颈深下淋巴结。

（1）颈浅淋巴结：位于胸锁乳突肌浅面，沿颈外静脉排列，收纳来自腮腺和耳郭下份的淋巴液，引流至颈深淋巴结。

（2）颈深上淋巴结：位于胸锁乳突肌深面，沿颈内静脉排列，上自颅底，下至颈总动脉分叉处，主要收纳来自头颈部的淋巴液及甲状腺、鼻咽部、扁桃体等的淋巴液，引流至颈深下淋巴结和颈淋巴干。

（3）颈深下淋巴结：位于锁骨上三角，胸锁乳突肌深面。自颈总动脉分叉以下，沿颈内静脉至静脉角，收纳来自颈深上淋巴结、枕部、颈后及胸部等的淋巴液，引流至颈淋巴干再到淋巴导管（右侧）和胸导管（左侧）。

七、神经

口腔颌面部的感觉神经主要是三叉神经，运动神经主要是面神经。

（一）三叉神经

三叉神经是第5对脑神经，为脑神经中最大者，起于脑桥嵴，主管颌面部的感觉和咀嚼肌的运动。其感觉神经根较大，自颅内三叉神经半月节分3支出颅，即眼支、上颌支和下颌支；运动神经根较小，在感觉根的下方横过神经节与下颌神经混合，故下颌神经属混合神经。

1. 眼神经

由眶上裂出颅，分布于眼球和额部。

2. 上颌神经

由圆孔出颅，向前越过翼腭窝达眶下裂，再经眶下沟入眶下管，最后出眶下孔分为睑、鼻、唇3个末支，分布于下睑、鼻侧和上唇的皮肤和黏膜。其与口腔颌面部麻醉密切相关的分支如下。

（1）蝶腭神经及蝶腭神经节：上颌神经在翼腭窝内分出小支进入蝶腭神经节，再由此节发出4个分支。

1）鼻腭神经：穿过蝶腭孔进入鼻腔，沿鼻中隔向前下方，入切牙管，自口内切牙孔穿出，分布于两侧上颌切牙、尖牙腭侧的黏骨膜和牙龈，并与腭前神经在尖牙腭侧交叉。

2）腭前神经：为最大的一个分支，经翼腭管下降出腭大孔，在腭部往前分布于磨牙、前磨牙区的黏骨膜和牙龈，并与鼻腭神经在尖牙区交叉。

3）腭中神经和腭后神经：经翼腭管下降出腭小孔，分布于软腭、腭垂和腭扁桃体。

（2）上牙槽神经：为上颌神经的分支，根据其走行及部位分为上牙槽前、中、后神经。

1）上牙槽后神经：上颌神经由翼腭窝前行，在近上颌结节后壁处发出数小支，有的分布于上颌磨牙颊侧黏膜及牙龈；有的进入上颌结节牙槽孔，在上颌骨体内，沿上颌窦后壁下行，分布于上颌窦黏膜、上颌第三磨牙，并在上颌第一磨牙颊侧近中根与上牙槽中神经交叉。

2）上牙槽中神经：在上颌神经刚入眶下管处发出，沿上颌窦外侧壁下行，分布于上颌前磨牙、第一磨牙颊侧近中根及牙槽骨，颊侧牙龈和上颌窦黏膜，并与上牙槽前、后神经交叉。

3）上牙槽前神经：由眶下神经出眶下孔之前发出，沿上颌窦前壁进入牙槽骨，分布于上颌切牙、尖牙、牙槽骨和唇侧牙龈，并与上牙槽中神经和对侧上牙槽前神经交叉。

3. 下颌神经

为颅内三叉神经半月节发出的最大分支，属混合神经，含有感觉和运动神经纤维。下颌神经自卵圆孔出颅后，在颞下窝分为前、后两股。前股较小，除颊神经为感觉神经外，其余均为支配咀嚼肌运动的神经；后股较大，主要为感觉神经，有耳颞神经、下牙槽神经和舌神经。与口腔颌面部麻醉密切相关的分支如下。

（1）下牙槽神经：自下颌神经后股发出，居翼外肌深面，沿蝶下颌韧带与下颌支之间下行，由下颌孔进入下颌管，发出细小分支至同侧下颌全部牙和牙槽骨，并在中线与对侧下牙槽神经相交叉。下牙槽神经在下颌管内，相当于前磨牙区发出分支，出颏孔后称为颏神经，分布于第二前磨牙前面的牙龈、下唇、颊黏膜和皮肤，在下唇和颏部正中与对侧颏神经分支相交叉。

（2）舌神经：自下颌神经后股发出，在翼内肌与下颌支之间，沿下牙槽神经的前内方下行，在下颌第三磨牙骨板的舌侧，进入口底。进入口底向前分布于舌前2/3、下颌舌侧牙龈和口底黏膜。

（3）颊神经：为下颌神经前股分支中唯一的感觉神经，经翼外肌两头之间，沿下颌支前缘顺颞肌腱纤维向下，平下颌第三磨牙𬌗面穿出颞肌鞘，分布于下颌磨牙颊侧牙龈、颊部后份黏膜和皮肤。

以上神经分支在翼下颌间隙内，颊神经位于前外侧，舌神经居中，下牙槽神经居后，了解这种关系，对下颌阻滞麻醉有一定临床意义。

（二）面神经

为第7对脑神经，主要是运动神经，伴有味觉和分泌神经纤维。面神经出茎乳孔后，立即进入腮腺，在腮腺内向前下方行走1~1.5 cm后先分为2支，然后再分为5支，即颞支、颧支、颊支、下颌缘支和颈支，这些分支支配面部表情肌的活动。面神经损伤可能导致眼睑闭合不全、口角偏斜等面部畸形。

面神经总干进入腮腺实质内，分支前的神经总干长度仅1~1.5 cm，距皮肤2~3 cm，先分为面颞干和面颈干，然后面颞干微向上前方走行，分出颞支、颧支和上颊支；面颈干下行，分出下颊支、下颌缘支和颈支，各分支之间还形成网状交叉。各分支由腮腺边缘穿出后，紧贴咬肌筋膜的表面，呈扇形分布于面部表情肌。

1. 颞支

有1~2支，出腮腺上缘，在关节之前越过颧弓向上，主要分布于额肌。当其受损伤后，额纹消失。

2. 颧支

有1~4支，由腮腺前上缘穿出后，最大支靠前沿颧骨向前上行走，分布于眼轮匝肌下部和上唇肌肉；另2~3支越过颧弓中点附近，主要分布于眼轮匝肌上部和额肌。当其受损伤后，可出现眼睑不能闭合。

3. 颊支

有 2~6 支，自腮腺前缘、腮腺导管上下穿出，主要有上、下颊支，分布于颊肌、上唇方肌、笑肌和口轮匝肌等。当其受到损伤后，鼻唇沟消失，鼓腮时漏气。

4. 下颌缘支

有 2~4 支，由腮腺前下方穿出，向下前行于颈阔肌深面。向上前行，越过面动脉和面前静脉向前上方，分布于下唇诸肌。大约 80% 位于下颌下缘之上，在下颌角处位置较低，仅约 20% 的下颌缘支在下颌下缘下 1 cm 以内的区域。在下颌下区进行手术时，切口在下颌下缘下 1.5~2 cm，可避免损伤该神经，否则可出现该侧下唇瘫痪，表现为口角偏斜。

5. 颈支

由腮腺下缘穿出，分布于颈阔肌。该支损伤对功能影响较小。

八、唾液腺

口腔颌面部的唾液腺组织由左右对称的三对大唾液腺，即腮腺、下颌下腺和舌下腺，以及遍布于唇、颊、腭、舌等处黏膜下的小黏液腺构成，各有导管开口于口腔。

唾液腺分泌的涎液为无色而黏稠的液体，进入口腔内则称为唾液，有润湿口腔，软化食物的作用。唾液内还含有淀粉酶和溶菌酶，具有消化食物和抑制致病菌活动的作用。

（一）腮腺

腮腺是最大的一对唾液腺，其分泌液主要为浆液。位于两侧耳垂前下方和下颌后窝内，其外形不规则，约呈锥体形，浅面为皮肤及皮下脂肪覆盖；深面与咬肌、下颌支及咽侧壁相邻；后面紧贴胸锁乳突肌、茎突和二腹肌后腹；上极达颧弓，居外耳道和颞下颌关节之间；下极达下颌角下缘。

腮腺实质内有面神经分支穿过，在神经浅面的腮腺组织称腮腺浅叶，位于耳前下方咬肌浅面；在神经深面者称腮腺深叶，经下颌后窝突向咽旁间隙。

腮腺被致密的腮腺咬肌筋膜包裹，并被来自颈深筋膜浅层所形成的腮腺鞘分成多数小叶，筋膜鞘在上方和深面咽旁区多不完整，时有缺如。由于这些解剖特点，故当腮腺感染化脓时，脓肿多分隔，且疼痛较剧，切开引流时注意将分隔的脓肿贯通，才能保证引流通畅。脓肿扩散多向筋膜薄弱区——外耳道和咽旁区扩散。

腮腺导管在颧弓下一横指处，从腮腺浅叶前缘穿出，贴咬肌前行至咬肌前缘，绕前缘垂直转向内，穿过颊肌，开口于正对上颌第二磨牙的颊侧黏膜上。此导管粗大，在面部投影标志为耳垂到鼻翼和口角中点连线的中 1/3 段上，在面颊部手术时，注意不要损伤此导管。在行面神经解剖时可先找到此导管，以此为参照，容易找到邻近与之平行的上、下颊支。

（二）下颌下腺

位于下颌下三角内，形似核桃，分泌液主要为浆液，含有少量黏液。下颌下腺深层延长部经下颌舌骨肌后缘进入口内，其导管起自深面，自下后方向前上方走行，开口于舌系带两旁的舌下肉阜。此导管长且平缓，常有唾液腺结石堵塞而导致下颌下腺炎症。

（三）舌下腺

位于口底舌下，为最小的一对大唾液腺。分泌液主要为黏液，含有少量浆液。其小导管甚多，有的直接开口于口底，有的与下颌下腺导管相通。分泌液黏稠，易堵塞，形成无上皮衬里的"潴留性囊肿"。需要摘除舌下腺方可治疗囊肿。

九、颞下颌关节

颞下颌关节为全身唯一的联动关节，具有转动和滑动两种功能，其活动与咀嚼、语言、表情等功能密切相关。颞下颌关节上由颞骨关节窝、关节结节，下由下颌骨髁突以及位于两者间的关节盘、关节囊和周围的韧带所构成，其解剖结构如图 1-11 所示。

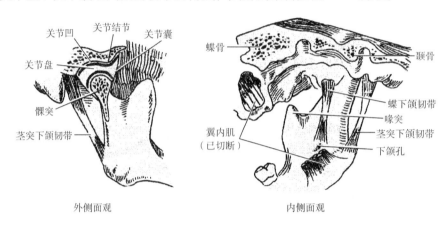

图 1-11　颞下颌关节的结构

（米　娜）

第二章

龋病

第一节　龋病的病因与发病机制

一、龋病的定义

龋病是在以细菌为主的多种因素影响下，发生在牙体硬组织的一种慢性进行性破坏性疾病。引起龋病的因素主要包括牙菌斑生物膜、食物以及牙所处的微生态环境等。龋病是人类常见、多发的口腔疾病，在各种口腔疾病的发病率中，龋病位居前列。由于龋病病程长、进展缓慢，一般情况下不危及患者生命，因此不易受到人们重视。实际上龋病的危害甚大，特别是病变向牙体深部发展后，可引起牙髓病、根尖周病、颌骨炎症等一系列并发症，以致严重影响全身健康。随着牙体硬组织的不断破坏，可逐渐造成牙冠缺损，成为残根，终至牙丧失，破坏咀嚼器官的完整性。这样不仅影响消化功能，而且在童年时期可影响牙颌系统的生长发育，使人体健康素质下降。此外，龋病及其继发病作为牙源性病灶，与全身健康有着密切的关系，其引起远隔脏器疾病的案例也时有报道。

（一）龋病的特征

患龋病时，牙体硬组织的病理改变涉及牙釉质、牙本质和牙骨质，基本过程是口腔微生物在牙面黏附形成牙菌斑生物膜，细菌在生物膜微生态环境中代谢碳水化合物产酸，造成牙脱矿致龋。

龋病的临床特征是牙体硬组织色、形、质发生变化。初期时牙龋坏部位的硬组织发生脱矿，微晶结构改变，牙透明度下降，牙釉质出现白垩色改变。继之病变部位有色素沉着，局部可呈黄褐色或棕褐色。随着无机成分脱矿、有机成分破坏的不断进行，牙齿脱矿，牙体缺损，形成龋洞。一旦形成龋洞，牙齿不能自身修复。

（二）龋病学的研究内容

由于龋病是一种多因素所致的疾病，龋病学研究的内容也涉及与龋病发生相关的多种因素，主要有：口腔微生态、口腔微生物及其所处的微环境——牙菌斑生物膜；宿主的抵抗力，包括牙结构、牙所处的环境、唾液等；细菌代谢的底物，主要是蔗糖的摄入量和频率；口腔卫生情况等。

随着分子生物学、蛋白质组学、代谢组学、基因组学、宏基因组学等新技术和新手段不断被引入龋病的研究之中，学者们对口腔微生态变化特征、口腔正常菌群、细菌代谢谱、细菌黏附的分子机制、脱矿与再矿化、唾液生化变化及其对牙面的影响开展了系统研究，并运用分子生物学理论和技术对致龋菌重组，改变其遗传性状，以免疫学方法及遗传工程技术制备防龋疫苗等。

二、龋病的流行病学

龋病是发病率最高的口腔疾病，流行情况代表着牙病防治的水平。牙齿一旦萌出，在口腔微生态环境里，都有可能发生龋病。了解和掌握龋病的流行情况，对指导龋病的防治具有重要意义。

（一）龋病的好发部位

1. 好发牙位

流行病学调查资料表明，恒牙列中下颌第一磨牙的患龋频率最高，其次是下颌第二磨牙、上颌第一磨牙、上颌第二磨牙、前磨牙、第三磨牙、上颌前牙。下颌前牙患龋率最低（图2-1）。乳牙列中，患龋率最高的是下颌第二乳磨牙，其次是上颌第二乳磨牙、第一乳磨牙、上颌乳前牙、下颌乳前牙（图2-2）。

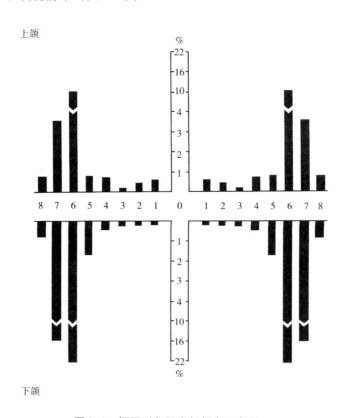

图2-1 恒牙列各牙患龋频率示意图

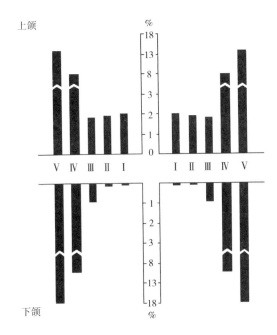

图 2-2　乳牙列各牙患龋频率示意图

2. 好发牙面

咬合面是龋病好发部位，其次是邻面和颊面。随着人口老龄化以及牙周炎患病率的增长，牙龈萎缩导致暴露的牙齿根面也成为根面龋的好发部位。

（二）龋病的流行情况

龋病的流行史可追溯至百万年前。古代人的患龋情况并不严重。据考古发现，从巴勒斯坦发掘出来的旧石器时代的 55 个头颅上，仅发现 1 颗龋损牙。

龋病发病率随着人类进化及经济的发展，特别是食物摄入的种类改变而升高。在铁器时代（距今 2 000 ~ 3 000 年）前，龋病发病率不超过 2% ~ 4%，并有着地理差异。狩猎时期（公元前 8 000—公元前 7 000 年）人群龋齿发病率为 1.3%。混合经济时期（公元前 4 000—公元前 3 000 年）龋病发病率为 4.84%，农业经济时期（17—19 世纪）上升至 10.43%。随着社会经济的发展，以碳水化合物为代表的精细食物消耗量增加，龋病发病率不断升高。到了近代，17—18 世纪欧洲人的患龋率普遍上升到 70% ~ 80%，或者更高。20 世纪 60 年代时欧洲人和北美人的患龋率高达 90%。

随着公共口腔健康措施的实施，生活水平的改善，个人保健意识的提高，许多发达国家龋病流行情况出现下降趋势，发展中国家龋病发病率开始出现上升趋势。美国预防医学会认为氟化水源在龋病防控方面起了关键作用，龋病呈下降趋势。一些发展中国家由于糖消耗的增加和防龋措施的不完善，龋病呈缓慢上升趋势。2016 年 Lancet 公布的全球疾病负担研究数据显示，全球恒牙龋病患病率居所有疾病首位，发病率居第 2 位，仅次于上呼吸道感染；乳牙龋病发病率位居第 5 位。龋病全球防治工作任重道远。

2017 年公布的第四次全国口腔健康流行病学调查结果显示，我国 5 岁儿童乳牙患龋率为70.9%，较第3次全国口腔健康流行病学调查时上升了5.8%；12岁儿童恒牙患龋率为34.5%，较10年前上升了7.8%，龋病患病率农村高于城市（表2-1）。儿童患龋情况呈现上升态势，但仍处于世界很低水平，12岁儿童平均龋齿数为0.86颗，低于世界卫生组织公布的全球12岁儿童平均龋齿数（1.86颗）。5岁儿童龋齿经过充填治疗的牙齿比例为4.1%，12岁为16.5%，充填率较10年前上升了约50%，说明儿童家长对口腔卫生服务的利用水平在不断提升，但与发达国家相比仍存在显著差距。此外，由于中老年人牙周健康率不到13%，65～74岁人群根面龋的患病率仍处于较高水平（39.4%），为中老年口腔慢性病防控提出了挑战。随着深化医药卫生体制改革的持续推进，城乡居民对口腔卫生服务需求不断增长，口腔公共卫生和医疗水平不断提升，龋病的防治状况将得到不断改善。

表2-1 我国龋病流行情况

时间	调查地区数	总调查人数	牙列/地区/年龄			平均患龋率
第三次全国口腔健康流行病学调查（2005年）	30	93 826	恒牙	12岁	城	28.9%
					乡	28.9%
				35～44岁	城	89.1%
					乡	87.1%
				65～74岁	城	98.2%
					乡	98.7%
			乳牙	5岁	城	62.0%
					乡	70.2%
第四次全国口腔健康流行病学调查（2015年）	31	172 000	恒牙	12岁		34.5%
				65～74岁（根面龋）		39.4%
			乳牙	5岁		70.9%

三、龋病发生的微生物学因素

现代微生物学的建立始于显微镜的发明和人类口腔微生物的发现。300多年前荷兰人列文·虎克使用自制的显微镜，取牙齿表面软垢，第一次观察到人体微小的生命体，被称为微生物学的起源。刚出生的新生儿口腔一般是无菌的。通过与外环境的接触，口腔细菌数量和种类随着年龄增长、牙列更替等发生着动态演替。人类口腔中定植了超过700余种微生物，包括细菌、病毒、真菌、支原体及衣原体等。口腔微生物群落以牙菌斑生物膜的形式定植于牙齿及口腔黏膜表面。牙菌斑生物膜内的微生物之间、微生物与宿主之间存在着紧密的动态交互作用，构成了人体复杂的口腔微生态。微生态平衡与龋病的发生发展密切相关。

（一）口腔微生物

口腔是消化道的起始部分，前借口裂与外界环境相通，后经咽峡与咽、呼吸系统及消化系统接续，是人体内部与外界环境物质传递与交换的重要场所，也是病原菌及毒性物质侵入人体的第一道门户。口腔各部位的微生物群体差异很大，牙面沟裂、牙邻面、龈沟、口腔黏膜表面有不同的菌群分布，在口腔疾病发生发展过程中分别起不同作用。

1. 微生物与龋病

人类口腔是一个复杂的微生态环境，包括口腔、牙齿、唾液和微生物，多种口腔细菌与龋病发生有关系，龋病不是由某一种细菌所致，只有当微生态环境改变，细菌才可能成为优势菌，或条件致病菌。1954 年 Orland 等首次通过无菌动物试验证实，喂食高糖食物的无菌鼠不发生龋病；同样饲养条件下，饲料中加入产酸的口腔细菌，无菌鼠则发生龋损。引起龋病的微生物均能利用蔗糖代谢产酸，但不是所有产酸的微生物都会引起龋病。1960 年，Keyes 试验证实微生物可以在动物间传播。将抗龋动物与龋活跃动物置于同一环境中饲养，让抗龋动物有机会摄入龋活跃动物的排泄物，造成微生物在动物间的传播，出现龋病。

利用碳水化合物代谢产酸是微生物引起龋病的重要生物学特征。随着牙菌斑生物膜内酸的堆积，牙菌斑生物膜与牙齿界面 pH 下降，达到临界 pH，即菌斑酸浓度达到使牙釉质脱矿的 pH（5.4 ~ 5.5）。牙菌斑生物膜内的一些细菌在酸性环境中可以生存并持续产酸，如变异链球菌和乳杆菌等，牙菌斑生物膜的产酸活性与龋病发病密切相关。

合成细胞外多糖是微生物引起龋病的另一个重要生物学特征。当环境中碳水化合物丰富时，牙菌斑生物膜细菌可以利用其合成细胞外多糖，其中 α-1，3 链不溶性葡聚糖在龋病发病过程中意义最大。龋活跃患者牙菌斑生物膜中分离出的不溶性葡聚糖较无龋患者显著增多。变异链球菌、轻链球菌、黏性放线菌、内氏放线菌等均能合成不溶性葡聚糖。细菌还合成细胞内多糖，当外源性糖供缺乏时，细胞内多糖分解代谢，维持牙菌斑生物膜细菌的生存并继续产酸。

龈上菌斑中大多为革兰阳性兼性厌氧菌，主要为链球菌属。在链球菌中最常见的是血链球菌、轻链球菌、变异链球菌、罗氏龋齿菌、消化链球菌、表皮葡萄球菌，以及黏性放线菌、内氏放线菌和衣氏放线菌等。革兰阴性菌包括产碱韦荣菌和口腔类杆菌。韦荣菌能利用其他细菌产生的有机酸，代谢成为丙酸或其他弱酸，减少有机酸对牙面的持续脱矿。

2. 致龋微生物

牙菌斑生物膜微生物与龋病发生密切相关，随着龋病的发生，牙菌斑生物膜内细菌比例可不断变化，某些菌种数量增加时，另一些细菌数量可能减少。

龋病是多种微生物在特殊的微生态环境下共同作用的结果，细菌要致龋，或被定义为致龋菌，必须符合以下基本条件：①具有强的表面黏附力；②产酸力强；③耐酸力强，在酸性环境中能够生存和代谢；④能合成细胞内外多糖。目前认为致龋菌主要有链球菌属、乳杆菌属、放线菌属等。

（1）链球菌属：口腔中所有部位均能分离出链球菌，链球菌为革兰阳性兼性厌氧菌，在口腔常驻菌群中所占比例较大。口腔中各部位所分离的链球菌比例不同，牙菌斑生物膜占28%，龈沟占29%，舌面占45%，唾液占46%。

（2）乳杆菌属：是革兰阳性兼性厌氧，或专性厌氧杆菌。乳杆菌分为两类：一类为同源发酵菌种，以干酪乳杆菌和嗜酸乳杆菌为代表，利用碳水化合物主要产生乳酸，与龋病密切相关；另一类为异源发酵菌种，以发酵乳杆菌为代表。利用碳水化合物产生乳酸、乙酸、乙醇和 CO_2。牙菌斑生物膜中最常见发酵乳杆菌，唾液中最常分离到的是嗜酸乳杆菌。

龋活跃者口腔中的乳杆菌数量很大，且能在血液中产生针对乳杆菌的抗体，随着龋病严重程度加重，乳杆菌数量也随之增加，因此，多年来乳杆菌一直被认为是主要致龋菌。乳杆菌对牙面黏附力低，在牙菌斑生物膜中所占比例小，常低于培养总数的 0.01% ~1%。虽然乳杆菌能产酸耐酸，但其总量甚微，难以造成大范围脱矿破坏。当食物中蔗糖含量增高，口腔中有蔗糖滞留部位或有龋洞存在的部位，乳杆菌数量会增加。当龋洞经过修复处理，滞留乳杆菌的部位消除后，其数量下降。动物实验发现乳杆菌具有致龋性，以窝沟龋为主，更多涉及牙本质龋，在龋病发展过程中作用较大。有学者认为，乳杆菌的增加不是导致龋病开始的原因，而是龋病进展的结果。

（3）放线菌属：是革兰阳性、不具动力、无芽孢形成的微生物，呈杆状或丝状，其长度有显著变化。丝状菌通常较长、较细并可能出现分枝。口腔中常发现的放线菌有两类：一类为兼性放线菌，包括内氏放线菌和黏性放线菌；另一类为厌氧放线菌，包括衣氏放线菌、迈氏放线菌和溶牙放线菌。龈上菌斑、龈下菌斑和根面龋菌斑中常分离到放线菌。内氏放线菌主要分布在舌背、唾液和少儿的菌斑中。青年人和成年人菌斑中黏性放线菌的比例较高。成人牙面彻底清洁后，黏性放线菌是在牙面龈上早期定植的细菌之一。黏性放线菌可分为2种血清型，内氏放线菌可分为4种血清型。

放线菌能代谢葡萄糖产酸，产生乳酸，少量乙酸、琥珀酸以及痕量甲酸。黏性放线菌和内氏放线菌，可造成根面龋、窝沟龋和牙周组织破坏。黏性放线菌形成胞外果聚糖和杂多糖，其主要成分为己糖胺和己糖。这些多糖仅具低度致龋性。

（4）龋病进程中微生物组成的变化及影响：清洁的牙面最初定植细菌是对牙面高度选择性的口腔微生物，主要有血链球菌、口腔链球菌和轻链球菌，还有其他细菌，如放线菌。变异链球菌在最初定植的链球菌中仅占2%或更少。血链球菌、放线菌和其他的草绿色链球菌常被称为"非变异链球菌性链球菌"，与变异链球菌相区别。随着牙菌斑生物膜老化，细菌的组成从以链球菌为主转变为以放线菌为主。光滑表面成熟菌斑内的定植主要是放线菌和链球菌，其中大部分是非变异链球菌，变异链球菌所占比例很小。

微生物在牙菌斑生物膜形成和成熟过程中不断发生变化，龋损表面微生物种类多样，牙釉质出现白垩色病损时，变异链球菌比例高于正常牙面。口腔早期定植微生物，如血链球菌、唾液链球菌、颊纤毛菌等也可以引起脱矿。

（二）口腔微生态

口腔是人体的重要器官，其主要生物学功能是食物的咀嚼、吞咽、消化以及语言和美观等。口腔微生态由两部分组成：一部分是口腔组织器官本身，包括形态、功能各异的牙齿，牙周组织，舌，口腔黏膜以及唾液等；另一部分是存在于口腔中的各种微生物群落，包括细菌、真菌、螺旋体、原虫和支原体。口腔解剖结构复杂多样，微生物种类多、变化大，微生态境不一。

口腔微生态是机体生态系统中重要的空间层次之一，由唇、舌、颊、腭、牙龈、牙槽骨、牙齿、唾液、义齿等组成，不同部分视为不同的微生态境。这些微生态区可按其结构特点及所处位置划分为生境、生态点和生态位。以牙齿为例，牙冠和牙根是不同的生境，牙冠又包括牙面和窝沟，而牙面又可分为唇（颊）面、舌（腭）面和邻面。各个牙面和窝沟又可分为多个生态点和生态位。各种口腔微生物在口腔不同的生态位点共栖、竞争和拮抗，在种群及数量甚或功能上保持一个动态平衡的自身稳态，构成了人类最复杂的口腔微生态系，其稳态维持与宿主口腔的健康和疾病有着极为密切的关系。

（三）牙菌斑生物膜

牙菌斑生物膜是口腔微生物定植在牙面的口腔微生态，细菌在其中生长、发育、繁殖与衰亡，并在其中进行复杂的代谢活动，引起龋病、牙周病、种植体周病等。根据所在部位牙菌斑生物膜可以分为龈上菌斑和龈下菌斑。龈上菌斑位于龈缘上方，以革兰阳性菌为主；龈下菌斑位于龈缘下方，以革兰阴性菌为主。

1. 牙菌斑生物膜的结构

以龈上菌斑为例，牙菌斑生物膜的基本结构包括基底层、中间层和表层。

（1）基底层：一般情况下，清洁的牙面一经接触唾液，唾液糖蛋白很快选择性地吸附在牙面，形成均质性薄膜，称为获得性膜，HE 染色呈红色。基底层是连接微生物与牙面的重要载体。获得性膜可以是完整的一层，有一定的厚度和连续性，细菌黏附在获得性膜表面，有些口腔细菌直接黏附在牙釉质、牙骨质表面。

（2）中间层：中间层是牙菌斑生物膜的主要结构。获得性膜一旦形成，口腔微生物很快定植在其表面，从菌落结构到膜状结构。最早在获得性膜上定植的细菌是链球菌，接着是杆状菌、丝状菌等。为了扩大细菌的黏附面积，保持牙菌斑生物膜内微生物的营养和氧的供给，中间层的细菌逐渐排列成栅栏状。栅栏状结构是以丝状菌或杆菌为中心，球菌和短杆菌黏附在其表面，栅栏状结构垂直于牙面，是牙菌斑生物膜成熟的特征性结构。

（3）表层：牙菌斑生物膜表层靠近口腔，表层结构疏松，细胞间隙较宽，细菌相互附着形成谷穗样结构。栅栏状结构和谷穗样结构是成熟牙菌斑生物膜的重要标志。牙菌斑生物膜表层含有大量的脱落上皮细胞和食物残渣等。咀嚼限制牙菌斑生物膜生长高度，但对邻面或龈区菌斑的影响不大。

窝沟特殊的解剖结构是细菌定植的最佳场所，窝沟菌斑微生物类型更为有限。在均质性基质中以革兰阳性球菌和短杆菌为主，可见酵母菌和食物残渣，一些区域仅见细胞躯壳，在细菌细胞内及其周围可能发生矿化。

2. 牙菌斑生物膜的组成

牙菌斑生物膜组成包括80%水和20%固体物质。固体物质主要有蛋白质、碳水化合物、脂肪和钙、磷、氟等无机成分。蛋白质占菌斑干重的40%～50%，碳水化合物占13%～18%，脂肪占10%～14%。菌斑抽提物中所含蛋白质的量相当于主要菌斑细菌混合物中蛋白质量的4倍。菌斑脂肪多来自微生物。菌斑碳水化合物和蛋白质含量的变化与食物有关。

（1）蛋白质：牙菌斑生物膜中蛋白质来源于细菌、唾液、龈沟液，已鉴定出一些唾液蛋白质如淀粉酶、溶菌酶、IgM、IgA、IgG和清蛋白等，IgG、IgA和IgM来源于龈沟液。细菌酶包括葡糖基转移酶、葡聚糖水解酶、透明质酸酶、磷酸酶和蛋白酶。

（2）碳水化合物：葡萄糖是牙菌斑生物膜的主要碳水化合物，其次为阿拉伯糖、核糖、半乳糖和岩藻糖。碳水化合物以胞外聚合物形式存在，如葡聚糖、果聚糖和杂多糖，多糖由牙菌斑生物膜微生物合成。

葡聚糖包括水溶性葡聚糖和非水溶性葡聚糖，前者主要为α-1，6链，后者多数为α-1，3链，又称变聚糖。牙菌斑生物膜中还包含不同类型的果聚糖，如（2，6键）的左聚糖和（1，2键）的右旋糖。葡聚糖和果聚糖均用作牙菌斑生物膜代谢的碳水化合物贮库，葡聚糖还具有促进细菌附着至牙面及细菌间选择性黏附的功能。杂多糖由N-乙酰葡糖胺、半乳糖、葡萄糖和糖醛酸构成。牙菌斑生物膜碳水化合物也以细胞壁肽聚糖和细胞内糖原形式存在。当外源性碳水化合物缺乏时，微生物通过降解其胞内多糖产酸。

（3）无机成分：牙菌斑生物膜中含有钙、磷酸盐和高浓度的氟，氟浓度为14～20 ppm

（1 ppm = 1 mg/L），高于唾液氟浓度（0.01～0.05 ppm）和饮水氟浓度（0～1 ppm）。大多数氟化物与无机成分或细菌结合。细菌发酵碳水化合物时，菌斑 pH 下降，释放出氟离子，阻止 pH 下降和（或）形成氟磷灰石，提高牙齿抗酸能力。

3. 牙菌斑生物膜的形成和发育

牙菌斑生物膜形成可分为获得性膜形成、细菌黏附、菌斑成熟 3 个阶段，每个阶段连续发生，很难截然分开。

（1）获得性膜形成：唾液糖蛋白选择性吸附在牙齿表面形成的均质性膜称为获得性膜。清洁的牙面，20 分钟内即可形成获得性膜，厚度为 5～20 μm。之后细菌开始在其表面黏附。1 小时后，细菌菌落数量增加，互相融合；24 小时内细菌菌落完全融合，覆盖牙面。

羟基磷灰石表面形成的获得性膜有 3 种形态，分别为球状、毛状和颗粒状。羟基磷灰石表面结构与牙釉质表面相同，固体表面性质对蛋白吸附类型有重要影响，各种形态学类型与此有关。牙面获得性膜分为表面膜和表面下膜。表面下膜由树枝状突起构成，扩散至牙釉质晶体间隙，进入牙釉质深度为 1～3 μm。

获得性膜由蛋白质、碳水化合物和脂肪组成。甘氨酸、丝氨酸和谷氨酸含量高，占氨基酸总量的 42%，其次为天冬氨酸、脯氨酸、丙氨酸、亮氨酸。含硫氨基酸和芳香族氨基酸含量较低。胞壁酸和二氨基庚二酸含量更低，在新形成的获得性膜中无法检测。碳水化合物主要有葡萄糖、半乳糖、葡糖胺、半乳糖胺、甘露糖和岩藻糖。获得性膜的脂肪含量约为 20%，其中主要是糖脂（15%），中性脂肪和磷脂共占 5%。

获得性膜的功能具有双向性。获得性膜具有修复或保护牙釉质表面的作用，获得性膜改变了吸附部位牙面的物理和化学性质，包括牙釉质溶解性、化学反应性和通透性等，为细菌在牙面的定植提供条件，成为牙菌斑生物膜形成的初期阶段。获得性膜组成成分为牙菌斑生物膜中的微生物提供了丰富的底物和营养等，促进细菌对牙面的定植和代谢，有利于牙菌斑生物膜的形成。

（2）细菌黏附：获得性膜形成后，很快细菌在其表面黏附，血链球菌是最早黏附的细菌。不同的菌种以不同的速率黏附至获得性膜上。细菌选择性黏附的原因与细菌表面含有与获得性膜互补的受体有关。

蔗糖可以促进变异链球菌的黏附聚集。变异链球菌的表面黏附包括两个过程，黏附初期是细菌细胞壁蛋白与获得性膜的唾液糖蛋白之间产生微弱的黏附。此后，由葡聚糖与细胞表面受体以配位体形式的黏附结合。口腔链球菌的选择性附着开始是非特异性、低亲和力、迅速的结合反应；之后是特异性、高亲和力、缓慢的，而对获得性膜强有力的黏附。在蔗糖诱导牙菌斑生物膜形成过程中葡糖基转移酶（GTF）起到关键作用。葡糖基转移酶能吸附至获得性膜上，也可存在于变异链球菌表面。葡糖基转移酶产生的葡聚糖链在细菌表面和牙面之间相互作用并形成强有力的结合。

唾液黏蛋白在细菌附着于牙面的过程中也发挥重要作用。唾液中有两种不同类型的黏蛋白，分别为 MG1 和 MG2。MG1 构成获得性膜的主要成分。MG1 黏蛋白可作为获得性膜的主体形式接受细菌的选择性黏附，同时作为营养底物供细菌生长和代谢。MG2 黏蛋白能够结合至细菌表面的黏附素，促进细菌凝聚形成细菌团块，使细菌从口腔中清除。

（3）菌斑成熟：已在获得性膜上牢固黏附的细菌自身繁殖，加之细菌附着力的影响，细菌在局部聚集为若干层。葡聚糖能促进变异链球菌细胞间附着和黏性放线菌聚集。约 2 天后牙菌斑生物膜开始成形，早期以链球菌为主，继之有较多更为厌氧的细菌和丝状菌丛，特别是放线菌数量增加。丝状菌与牙面垂直排列，形成栅栏状结构，扩大细菌附着面积，构成营养通道，在靠近牙面的部位氧气密度降低，适宜兼性厌氧菌繁殖。早期牙菌斑生物膜中主要微生物包括链球菌、放线菌、梭状杆菌、韦永菌、奈瑟菌等，至第9天时链球菌仍然是主体，其次是放线菌，各种革兰阴性菌如类杆菌、梭状杆菌和密螺旋体等。牙菌斑生物膜成熟的标志是形成栅栏状结构和谷穗样结构。

发育中的牙菌斑生物膜和定居的微生物群体不断改变微生态环境，一些菌种被另外一些对环境更适应的菌种所取代。培养不同细菌时，氧化还原电势（Eh）也发生改变。菌斑Eh下降可通过氧化—还原指示剂如亚甲蓝或氯化三苯基四氮唑显示，也可通过电位计直接测定。不同的菌斑微生物降低Eh的能力也不相同。

4. 牙菌斑生物膜的物质代谢

牙菌斑生物膜的物质代谢包括糖代谢、蛋白质代谢和无机物代谢。这些代谢活动与龋病有着密切的关系，其中糖代谢最为重要。

口腔及牙菌斑生物膜是口腔细菌生长代谢的外环境，食物中的碳水化合物是其能量代谢的底物。细菌通过代谢酶的作用，如α-淀粉酶、糖苷酶等，切断多糖链上各单糖之间的糖苷键，将多糖转变为单糖。多糖降解成单糖或双糖被细菌利用。胞外蔗糖酶，又称转化酶，可将胞外的蔗糖直接转化为葡萄糖和果糖，为细菌提供能源。

口腔细菌主要通过糖酵解途径代谢摄入胞浆的糖，为细菌提供能量和合成细胞内物质的前体。嗜酸乳杆菌仅有糖酵解途径，乳酸是其代谢的唯一产物。口腔链球菌细胞内糖代谢途径包括有氧氧化和无氧酵解，两种途径有一共同过程是产生丙酮酸。在有氧的条件下，丙酮酸完全氧化生成 CO_2 和 H_2O，并产生大量能量。在无氧条件下，丙酮酸则通过酵解方式最终生成有机酸。牙菌斑生物膜生成的有机酸主要有乳酸、乙酸、甲酸、丙酸等，细菌种类不同，发酵的最终产物也不同。

5. 牙菌斑生物膜的致龋性

牙菌斑生物膜的致龋作用可以概括为细菌代谢碳水化合物产酸，由于菌斑基质的屏障作用，酸不易扩散，局部pH下降，造成脱矿，形成龋齿。

（1）牙釉质脱矿过程：细菌产生的酸在牙菌斑生物膜内形成一种浓度梯度，酸通过牙釉质内的釉柱连接处、柱鞘等通道到达牙釉质表面，造成脱矿。细菌产生的酸是一些弱酸，以非离子化形式存在，与其各自的阴离子乳酸根（L^-）或乙酸根（A^-）和氢离子平衡。

$$HL \rightleftharpoons H^+ + L^- \qquad HA \rightleftharpoons H^+ + A^-$$

在各种pH条件下，单独或合并使用乙酸或乳酸作用于牙釉质，其损害形成程度均取决于酸扩散时的解离程度，而未解离的酸则具有缓冲作用，是氢离子的贮库。酸的解离程度由各种酸的解离常数（Ka）决定，乳酸是一种较强的酸，在特定pH条件下，乳酸分解成 H^+ 和 L^-，扩散进入牙釉质。氢离子和少量乳酸根、乙酸根离子（L^- 和 A^-）扩散进入羟基磷灰石晶体周围，攻击晶体的矿化薄弱部位，溶解牙釉质的碳酸盐—磷灰石结构。牙釉质在弱酸中的溶解率与晶体中的碳酸盐直接相关。早期牙釉质龋的碳酸盐和镁最易丧失，是酸攻击的重要目标。

酸的持续作用造成牙釉质中 CO_3^{2-}、Mg^{2+}、Ca^{2+}、OH^-、PO_4^{3-}、F^-、Na^+ 由晶格中移出，并扩散至晶体间的液相环境中。这些离子及其复合物，如乳酸钙、磷酸钙、磷酸二氢钙等将按其浓度梯度，通过牙釉质内新扩大的孔隙扩散，使钙和磷酸盐等矿物质丧失至外环境中。牙菌斑生物膜的细菌不断产酸并扩散至晶体周围，脱矿过程持续进行。

早期龋的主要化学反应过程：①酸的进入，碳酸盐和镁的丧失；②矿物质中钙的移出，Ca/P 降低，矿物质密度降低；③牙釉质表层氟离子浓度的增加；④羟基磷灰石（HAP）溶解，脱矿形成龋损。

（2）细菌的作用：细菌在龋病发生的作用有两种学说解释，即非特异性菌斑学说和特异性菌斑学说。非特异性菌斑学说认为龋病不是由某些特异性细菌引起，而是由所有细菌产生的毒性物质所致的。特异性菌斑学说认为龋病是由特异性的细菌引起，变异链球菌主要引起点隙沟裂龋、平滑面龋和根面龋；放线菌主要引起根面龋；血链球菌、唾液链球菌、乳杆菌、肠球菌等也可引起点隙沟裂龋。特异性菌斑学说无法解释的是无龋者口腔中也能分离出这些细菌，它们是口腔的常驻菌。

四、龋病发生的宿主因素

影响龋病发生的宿主因素主要包括牙和唾液。发育良好的牙，即使其他致龋因素很强也不会发病。唾液对维持口腔正常 pH，保持牙面完整性，促进已脱矿牙的再矿化等方面具有重要影响。唾液腺因各种因素遭到破坏后，很容易发生龋病。

（一）牙齿

牙齿和牙弓形态在龋病发生过程中有重要影响，没有缺陷或缺陷很少的牙一般不发生龋病。动物犬牙形态呈圆锥形，缺少窝沟，牙间隙较宽，易清洁，不易发生龋病。后牙深窝沟对龋病高度敏感，窝沟菌斑不易清除，食物碎片和微生物也容易在窝沟内滞留（图2-3）。牙对龋病的敏感性与窝沟深度呈正相关。

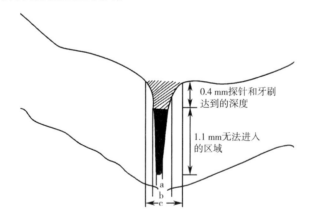

图 2-3　探针及牙刷均难达到窝沟底部

a. 0.1 mm；b. 0.2 mm；c. 0.5 mm

牙齿的各表面对龋的易感性不同，一些牙面易患龋，一些牙面很少波及，凡有滞留区形成的牙面易形成龋病。牙排列不整齐、拥挤和牙重叠也利于龋病发生。

下颌第一磨牙各表面龋易感的顺序依次为𬌗面、颊面、近中面、远中面和舌面；上颌第一磨牙依次为𬌗面、近中面，腭面、颊面和远中面。上颌侧切牙的舌面较唇面更易患龋。

下颌磨牙颊沟、上颌磨牙腭沟、上颌切牙舌窝等部位形成的滞留区易于患龋。下颌第一恒磨牙远中面在萌出后 4 ~ 5 年内受到唾液清洗，直至 10 岁左右才萌出第二磨牙，近中面龋易感较高。

牙齿的理化性质、钙化程度、微量元素含量等因素也影响龋病的发生发展。矿化良好的牙不易患龋。牙釉质中氟、锌含量较高时，患龋率较低。

牙釉质表层较表面下层更具抗龋能力。初期龋损部位的显微放射照片经常发现牙釉质表层下已显著脱矿，而其表层仅轻度受累。龋病发病过程中内层牙釉质脱矿的矿物质被转运至表层，继而扩散至菌斑液和唾液，一旦菌斑液中的酸被唾液中的碱性缓冲体系所中和，表层所处的液相环境中 pH 上升，钙和磷酸盐达到饱和状态后，矿物质就会在原已脱矿的表层沉积下来发生再矿化，故而表层显得相对完整。表层牙釉质具有更多矿物质和有机物，水含量相对少，一些元素包括氟、氯、锌、铅和铁也多聚集在牙釉质表面，碳、镁则相对稀少，这些因素也增强了牙釉质表层的抗龋能力。随年龄增长，牙釉质密度和渗透性降低，氮和氟含量增加。这些变化是牙萌出后的"成熟"过程。随着年龄增长或时间推移，牙齿对龋病抵抗力随之增加，成年后龋病发病可处于相对稳定状态。饮用氟化水使牙釉质表层的氟浓度增加，牙釉质抗酸能力也随之增强。

（二）唾液

唾液是人体最重要的体液之一，是由口腔附近各类大小唾液腺分泌液、龈沟液以及混悬其中的食物碎片、微生物和口腔上皮脱落细胞等构成的混合性液体。唾液本身的理化性质以及成分在不同个体间存在差异，同一个体不同腺体的分泌液在质和量方面均有很大差别。在维持口腔正常生理方面，唾液质和量的改变、缓冲能力的大小以及抗菌系统的变化都与龋病发生过程有着密切关系。

1. 唾液流速

唾液抗龋作用最重要的是清洁和缓冲作用，用唾液清除率或口腔清除率来表示，唾液流速越大，缓冲能力越强，清除效力越高。唾液流量减少可引起口腔防御能力下降，导致龋病和口腔黏膜感染。唾液量过少的患者，如口腔干燥综合征患者、头颈部肿瘤接受放射治疗后唾液腺受到破坏者，常易发生龋病。

唾液的流速和缓冲能力与龋敏感性呈负相关。增龄性改变使唾液腺细胞萎缩，唾液流量减少，缓冲能力下降，老年人对龋的敏感性增加。

2. 唾液缓冲系统

唾液中 3 个主要缓冲系统使唾液 pH 处于中性，包括重碳酸盐、磷酸盐和蛋白缓冲系统，这 3 个系统对 pH 变化有不同的缓冲能力。重碳酸盐缓冲系统和磷酸缓冲系统的 pH 分别为 6.1 ~ 6.3 和 6.8 ~ 7.0。在咀嚼和进食时唾液的缓冲能力主要依靠重碳酸盐缓冲系统，其缓冲能力占唾液缓冲能力的 64% ~ 90%。在非刺激状态，唾液中重碳酸盐的浓度很低，唾液的缓冲力弱。若刺激唾液分泌，重碳酸盐的含量增多，唾液 pH 上升，当唾液流速增加到 1 mL/min 时，重碳酸盐的浓度上升到 30 ~ 60 mmol/L，发挥缓冲作用。重碳酸盐还可扩散入牙菌斑生物膜，中和细菌产生的酸。

唾液缓冲能力与性别、健康状况、激素水平以及新陈代谢有关。男性唾液的缓冲能力强于女性。妊娠期妇女唾液缓冲力下降，生产后又逐渐恢复，其变化与唾液的流速、流量无关。更年期妇女应用激素替代疗法或口服小剂量避孕药可增加唾液的缓冲能力。

3. 碳酸酐酶

碳酸酐酶（CA）通过催化可逆的二氧化碳水合反应参与维持人体各种组织液和体液 pH 的稳定。哺乳类动物的消化道已鉴定出 11 种 CA 同工酶，其中至少两种参与了唾液的生理活动。CAVI 的浓度与 DMFT 值呈负相关，与唾液的流速、流量呈正相关。无龋儿童唾液中的 CA 活性明显高于龋活跃儿童，CAVI 对唾液 pH 及缓冲力无调节作用，CAVI 浓度与唾液变异链球菌和乳杆菌的水平无关。

4. 唾液有机成分

唾液主要成分是水，占 99% ~ 99.5%，固体成分不足 0.7%，其中有机物为 0.3% ~ 0.5%。唾液有机成分包括蛋白质、脂肪和痕量碳水化合物，唾液蛋白质与龋病发病有密切关系。

不同龋易感性人群唾液蛋白的种类和数量存在差异，不同个体甚至同一个体口腔的不同部位唾液蛋白也存在质和量的差异。唾液蛋白质在口腔中可以合成、降解和相互结合，其功能状态决定口腔细菌的定植，影响龋病的发生发展。唾液中各种抗菌因子和（或）蛋白浓度较低，单独作用可能不足以对口腔致龋菌系造成很大影响，但它们之间构成一个有机的整体，当相互协同作用时，能有效抑制或杀灭致龋菌，进而阻止龋病的发生和发展。

5. 唾液无机成分

唾液无机成分仅占 0.2%，主要是钾、钠、钙、氯化物、重碳酸盐和无机磷酸盐。唾液无机成分维持牙体组织的完整性，促进萌出后牙釉质成熟，富含钙和磷酸盐的环境也促进早期龋损和脱矿牙釉质的再矿化。

（三）机体的免疫功能

口腔是人体消化道的起始端，常常受到外来抗原侵扰。在人类进化过程中，逐渐形成保护自身的免疫体系，不仅有效地保护口腔，减少疾病，同时对预防全身感染有重要意义。

口腔免疫可分为特异性免疫和非特异性免疫两类。非特异性免疫指机体与生俱来的防御功能，作用无选择性，受遗传控制，有很大的个体差异，但相对稳定。特异性免疫则是指个体与抗原物质接触后所产生的针对相应抗原的免疫。这类免疫反应的特异性能包括体液免疫和细胞免疫，不能遗传。口腔非特异性免疫主要包括口腔黏膜的屏障作用以及唾液的抗菌蛋白。

目前认为，变异链球菌是龋病的主要致病菌，与人类龋病相关的细菌还有黏性放线菌和乳杆菌。由于致病菌明确，免疫防龋已成为可能。人类自身的免疫状态，以及人工主动免疫和被动免疫都将影响龋病的发生和发展。

1. 变异链球菌抗原

已鉴定出变异链球菌的抗原，包括细胞壁表面抗原和一些蛋白质，如葡糖基转移酶等。以变异链球菌各种抗原成分作为疫苗主动免疫防龋。已进行了大量研究，经历了全菌疫苗、亚单位疫苗，如变异链球菌主要表面蛋白抗原（Ag I / II 或 PAc、SpaA 等）以及葡糖基转移酶等，进一步发展为多肽疫苗、基因重组疫苗以及核酸疫苗。为了避免疫苗可能产生的不良反应，被动免疫也具有防龋效果。

2. 人体抗龋免疫反应

人体自身免疫状态对龋病有一定的影响。通过人工免疫方法增强机体免疫防御能力，也可影响龋病。高龋者全唾液中 IgA 浓度显著低于低龋或无龋者。低龋者唾液抗变异链球菌

IgA 抗体水平并非稳定地升高，而是随龋损数量的增加而升高。因此，SIgA 水平可以反映患龋经历。

以编码 GTF 和 PAC 基因构建的 DNA 疫苗经鼻腔或全身途径免疫使实验动物唾液特异性 SIgA 抗体水平升高，达到预防龋病的效果。与变异链球菌细胞、细胞壁、抗原 Ⅰ/Ⅱ 和 GTF 相关的血清抗体为 IgG、IgM 和 IgA。无龋者或经过治疗的患龋者的血清抗体水平与龋病指数呈负相关，患龋者为正相关。龋病发生时，血清 IgG 和 IgM 有轻度但显著性增加。

3. 细胞免疫反应

细胞免疫反应与龋病关系的研究不多，但变异链球菌可以刺激人类淋巴细胞增殖并释放细胞因子，如巨噬细胞移动抑制因子，说明细胞免疫在龋病过程中具有一定作用。唾液中变异链球菌经吞咽进入消化道，通过肠道相关淋巴组织诱导免疫反应，致敏的淋巴细胞可停留在唾液腺，产生 IgA 抗体进入唾液，唾液中抗体水平随龋病指数增加而上升。因此，唾液抗体水平上升并不能反映对龋病的保护性评价指标关系，只能作为变异链球菌感染频率和聚集增加的间接指标。

五、龋病发生的食物因素

食物对龋病的影响一直受到关注。但是食物的种类繁多、结构复杂，不同人群、不同进食方式下的观察可以得出完全相反的结论。食物为口腔微生物致病提供重要的物质基础，成为龋病发生的重要因素。

（一）碳水化合物

碳水化合物是多羟基醛或多羟基酮及其缩聚物和某些衍生物的总称。由于大部分碳水化合物都能为人体提供可以直接使用的热量，人们每天摄入的 50%~60% 热量来自碳水化合物。碳水化合物即我们通常所说的糖类，与龋病发生有着密切关系。

1. 碳水化合物种类

根据分子组成的复杂程度，碳水化合物分为单糖、寡糖、多糖和糖衍生物。碳水化合物有多种组成，其生物性状和在口腔内被细菌所利用的能力不同，对龋病的影响也不同。

蔗糖是寡糖中最简单的双糖，也称二糖，即由一分子葡萄糖和一分子果糖缩合而成。红糖（黑糖）、绵白糖、白砂糖、冰糖的主要成分都是蔗糖，纯度依次升高。早在 50 年前，人们就发现在诸如爱斯基摩人和非洲班图人等农业群体中，食物中几乎不含蔗糖，龋病发病率极低。然而，当他们的食谱中含有越来越多的外来食品时，饮食中蔗糖含量增加，龋齿的发生率开始上升。

食糖消耗与龋病流行呈正相关。高糖消耗组具有很高的龋病流行率，无龋人群的比例很低。与此相反，食糖消耗量低，龋病流行率也低，无龋人群比例增加。

蔗糖作为细菌代谢的底物，在代谢过程中，为细菌提供营养，其终末产物又可造成牙的破坏。变异链球菌通过 3 条途径代谢蔗糖：①将蔗糖转变为细胞外多糖；②经糖酵解途径产生乳酸，并为细菌活动提供能量；③合成糖原作为细胞内多糖贮藏。GTF 对蔗糖具有高度特异性。变异链球菌对蔗糖的代谢活动产生乳酸，其终末 pH 可达到 4.5 以下，这种低 pH 的酸性环境，变异链球菌和乳杆菌可以耐受和生存。

其他糖类，如果糖、葡萄糖、麦芽糖和乳糖，能渗入牙菌斑生物膜，被细菌直接利用产酸，合成细胞壁多糖、荚膜多糖，但合成能力低于蔗糖。

糖醇类特别是木糖醇致龋力最弱。木糖醇具有抑制致龋菌生长、产酸、积聚和抑制牙菌斑生物膜生长的作用。变异链球菌不能利用木糖醇供其生长需要，细菌摄取木糖醇可转化为磷酸木糖醇，后者可抑制细菌的生长。山梨醇甜度低，可以被变异链球菌利用。赤藓糖醇可以限制变异链球菌生长，是一种可以减少龋病的食用糖醇。

食物中的多糖不易被细菌利用，致龋力更低。常见多糖有淀粉和膳食纤维。淀粉是D-葡萄糖单体组成的同聚物，包括直链淀粉和支链淀粉两种类型，是植物中糖类的主要贮存形式。只有烹饪加热，链状结构破坏，淀粉才能被唾液和细菌淀粉酶代谢，水解为麦芽糖、麦芽三糖和低分子量糊精。膳食纤维主要来自植物的细胞壁，包括纤维素、半纤维素、树脂、果胶及木质素等，不被人体消化吸收，在咀嚼过程加强牙的自洁作用，清除牙间隙的食物残渣。膳食纤维也可以刺激唾液分泌，减少患龋的机会。

2. 碳水化合物的摄入量和摄入频率

碳水化合物的种类、生物性状、摄入量和摄取频率对龋病的发病有重要作用。限制糖的摄取可以减少龋病的发生。进食频率能够促进龋病的活跃性。高进食频率可为口腔微生物持续提供营养，并维持低 pH 环境，使牙长时间处于脱矿状态。

（二）蛋白质

蛋白质对牙的影响主要体现在牙萌出前的生长发育期。在此期间缺乏蛋白质直接影响牙的形态和萌出模式，增加对龋病的敏感性。动物实验发现，给大鼠用胃管喂缺乏蛋白质的食物，其子代牙的牙釉质基质缺陷，萌出模式发生改变，抗龋力下降。这些改变一旦形成，即使以后再饲以富含蛋白质的食物也不可逆转。牙发育期蛋白质的缺乏也可造成唾液腺发育异常，失去唾液的保护更易患龋。

奶制品中，角蛋白提取物——酪磷肽（CPP）是运输钙离子、氟离子和磷酸根到牙面的最佳载体，限制钙流失，提供再矿化钙源。食用奶酪，菌斑 pH 变化很小，是一种不致龋的食物。人工奶酪有抑制细菌产酸，防止脱矿和促进再矿化的作用。

（三）脂类

食物中补充脂肪可以减少龋病。中链脂肪酸及其盐类在低 pH 条件下具有抗龋性质。月桂酸、亚油酸与油酸能抑制牙面生物膜的形成，亚油酸和棕桐油酸能抑制变异链球菌产酸。在饲料中加入甘油月桂酸酯可明显抑制动物鼠龋的形成。

（四）维生素

维生素 D 与体内钙化组织和器官的发育、代谢密切相关。缺乏维生素 D 会使牙齿钙化发生障碍。缺乏维生素 A 会影响发育中牙釉质角蛋白样物质的代谢，缺乏维生素 A 的田鼠患龋率比不缺乏维生素 A 者高 3 倍多。当维生素 A 缺乏时，田鼠唾液腺有萎缩性变化。缺乏维生素 C 则会影响牙本质的胶原代谢。所有这些都会降低萌出后牙的抗龋力，这些物质的缺乏所造成的影响只见于牙发育时期。

（五）无机盐

1. 钙、磷

对骨和牙发育最重要的矿物质是磷与钙，是钙化组织的重要组成部分。在牙齿发育过程中给予足够的钙与磷，可以增强牙的抗龋力。磷酸盐可以缓冲菌斑 pH，增强牙的抗龋力，促进再矿化。

2. 氟

氟是重要的防龋微量元素。在美国及世界的很多城市，饮用含氟水（每升中 1 mg 氟）使患龋率明显下降，氟使牙齿羟基磷灰石转化为氟磷灰石，增强牙齿的抗酸力。牙齿萌出后，局部用氟可以减少细菌对牙齿表面的黏附、增加牙齿的抗酸力、抑制龋病。

3. 其他无机物

硒、锂、钡、钒、硼、铁、锶、铝等元素也与龋病发生有关，它们能降低机体对龋病的易感性。锰、镁、铜、镉、钠等元素则可增加机体对龋病的易感性。

六、影响龋病发生和发展的其他因素

其他一些因素，如年龄、性别、种族、家族遗传、地理分布等与龋病的发生发展也有一定的关系。

（一）年龄因素

龋病在儿童中甚为流行，牙萌出后很快可能患龋。发育过程中胎儿经胎盘可自母体获得抗链球菌抗体 IgG，新生儿自出生后即有抗体，但抗体半衰期有限，出生后 3 ~ 6 个月内抗体即被清除。研究发现，若母体淋巴细胞被变异链球菌致敏，则新生儿的淋巴细胞也会被致敏。尚不清楚这些淋巴细胞能在多长时间内保持致敏状态。

由于婴儿与母体密切接触，婴儿变异链球菌感染的最可能来源是母亲。婴儿通过母体唾液接触大量变异链球菌，可能导致细胞消化吸收并产生抗体。唾液中抗链球菌 IgA 抗体仍可通过两条途径诱导：①直接途径，抗原直接进入小唾液腺在黏膜下传播；②间接途径，吞咽入肠道的链球菌，刺激肠道相关淋巴组织产生免疫反应。由于新生儿肠道上皮对外源性蛋白具有良好渗透性，而此时幼儿的抗原排除机制尚未发挥作用，进入的抗原立即被封闭，血清中很容易产生抗链球菌抗体。这些抗体可阻止链球菌聚集在新萌出的乳牙上。唾液 IgA 可能直接干预链球菌附着，血清 IgM 或 IgG 也可能经牙萌出造成的创伤部位进入牙龈或龈沟液起作用。

婴幼儿的免疫保护期不会很长，一些因素可能导致变异链球菌在牙面聚集，聚集的时间越早，引起龋病发生的危险性越大。虽然在婴幼儿和儿童时期均可通过不同途径产生免疫保护，但保护力度甚微，因此儿童时期患龋率一直很高。

新萌出的牙齿殆面窝沟较深，矿化程度低，患龋的概率很高。随着年龄增长，牙龈逐渐退缩，牙根面外露，细菌易于聚集，老年人根面龋发病率高。

（二）性别因素

一般认为，女性患龋率略高于男性。女性牙萌出时间早于男性，由于牙萌出较早，牙与口腔环境接触时间相对延长，患龋的概率随之增加。

（三）家族与遗传因素

同一家族龋病以相类似的模式流行，很难区分是遗传因素还是生活习惯，或对口腔保健持有相同的态度所致。

对相同年龄组的同卵和双卵双胞胎的龋病流行情况调查表明，遗传因素对龋病的发生和发展只产生一定程度的影响，而环境因素更为重要。龋病独特的家庭模式可在三代人中连续存在，尚不能确定是遗传因素或母亲对儿童的细菌传播，还是行为模式的影响所致。

（四）地理因素

流行病学研究已经证实，不同国家，同一国家的不同地区，龋病流行情况有很大差异。世界范围内龋病流行率主要随社会经济发展、文化程度、对卫生的重视程度而变化，而不是单纯依靠地理环境而改变。

七、龋病病因学说

不同时期考古研究为了解人类进化、牙颌面发育、龋病提供了科学证据和充实内容，人类最早有关龋病和牙痛的记载约在公元前 5 000 年。古老的东方医学中，"虫牙学说"也一直占主导地位。中国和日本的古代医学书籍中均有类似的记录。印度和埃及的早期历史书籍中也有关于蠕虫是牙痛病因的记载。

（一）Miller 化学细菌学说

1889 年巴斯德发现微生物使蔗糖转换为乳酸的过程，成为 W. D. Miller 提出龋病化学细菌学说的重要基础。Miller 将牙齿、唾液与碳水化合物一起培养，唾液中的细菌利用碳水化合物产生酸，引起牙齿龋样损害，证实龋病是由细菌引起的。该学说第一次将牙齿—细菌—碳水化合物与龋病联系起来，口腔细菌代谢碳水化合物，产生有机酸使牙釉质脱矿。酸也可以沿牙本质小管进入，造成牙本质脱矿，细菌产生的蛋白溶解酶溶解牙本质有机质，使牙本质崩溃，形成龋洞，即 Miller 化学细菌学说。

Miller 化学细菌学说提出龋病的发生是细菌产酸和牙体硬组织脱矿过程，成为现代龋病病因学的重要基础。该学说的局限性在于：①未提出牙菌斑生物膜，口腔中游离的细菌是无法致龋的，细菌只有在牙菌斑生物膜特定的微生态环境中才能致病；②龋病由多种细菌所致，是否有特异性细菌未予明确；③未解释龋病发生的部位差异性；④不能解释为什么人口腔都有细菌，但不是所有的人都患龋病等现象。

（二）四联因素学说

龋病是一种多因素引起的口腔细菌性疾病，从唾液糖蛋白选择性吸附在牙齿表面形成获得性膜、细菌黏附定植、形成牙菌斑生物膜，到发生临床可见的龋损，都需要时间。因此，易感的宿主、口腔细菌、产酸的食物和足够的时间是龋病的 4 个重要因素，相互作用，缺一不可，即龋病病因的四联因素学说（图 2-4）。只有 4 种因素同时存在，龋病才会发生。

1. 宿主因素

宿主因素是指个体对龋病的易感程度，包括全身状况、牙的形态、牙列结构、唾液成分和流速流量等。

全身状况与龋病发病有一定关系，全身状况又受到营养、内分泌、遗传、机体免疫状态和环境等因素的影响。只有在牙结构、形态存在某种缺陷或不足，牙对龋病的敏感性增高的前提下，龋病才会发生。

牙齿形态结构、牙的排列、牙矿化程度、蛋白质和微量元素等受遗传、环境、食物等的影响，这些均影响牙的抗龋能力。

唾液是一种复杂的体液，在龋病发病方面能起到重要作用。一些唾液蛋白又参与牙菌斑生物膜形成；唾液的缓冲系统能中和细菌产生的酸；唾液 SIgA 等抗菌物质有对抗致龋菌的作用；唾液无机盐通过离子交换途径可使牙釉质中某些脱矿区域再矿化。唾液的缓冲系统和机械冲洗作用，使细菌利用产生的有机酸很难达到造成牙釉质脱矿的浓度。唾液腺疾病、头颈肿瘤放疗等导致唾液分泌减少，患龋率明显增加。

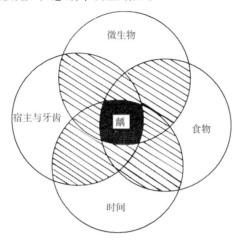

图 2-4 龋病四联因素学说

2. 细菌因素

细菌是龋病发生的主要因素，没有细菌不发生龋病。未萌出的牙齿不发生龋病，只有当牙暴露到口腔微生态环境中才发生龋病。离体牙体外试验证实口腔细菌能造成脱矿，产生龋样损害。抗生素能降低龋病发生。从龋损部位分离出来的微生物，接种于动物，可使动物发生龋病。

牙菌斑生物膜是细菌致龋的重要微生态境，游离在口腔的细菌容易被排除，无法引起龋病。细菌只有在牙菌斑生物膜特定微生态环境中才能引起龋病，成为龋病的始动因子，没有菌斑就不发生龋病。电镜下牙菌斑生物膜下方的牙釉质表面出现脱矿的凹痕，这就是龋病的开始。有效控制菌斑，即能有效控制龋病。

3. 食物因素

随着人类进化，食物逐渐精细，碳水化合物的摄入量增加，也增加了龋病的发生机会。粗制食物不易黏附在牙面，良好的清洁作用，有一定的抗龋力。

碳水化合物类食物，尤其是蔗糖在龋病发病中具有重要地位，糖的致龋作用与其种类、摄入量和摄入频率有关。糖的种类、食糖生物性状不同，致龋力也不相同，单糖和双糖易被细菌利用产酸，多糖则不易被细菌所利用；黏度大的糖比糖溶液致龋力强。进食糖类的频率和方式等也影响龋病发病。糖的致龋作用只有通过牙菌斑生物膜微生态环境才能实现。牙菌斑生物膜的深层质地致密，氧气稀少，不易被唾液缓冲，有利于酸的堆积，使菌斑深层持续保持低 pH 环境，造成牙齿脱矿。

蔗糖是重要的致龋食物，蔗糖消耗水平与龋病发病呈正相关，蔗糖消耗量大的国家龋病发病状况较为严重。葡萄糖扩散进入菌斑和产酸力与蔗糖相似，但细菌利用蔗糖合成细胞外多糖的速度较葡萄糖和果糖混合物要快，其原因是细菌的葡糖基转移酶能断裂双糖链，并利用其释放的能量合成细胞外多糖。菌斑细菌也能利用食物中的糖产生细胞内多糖，储存能量，确保糖供缺乏时牙菌斑生物膜细菌的持续代谢和产酸。

4. 时间因素

龋病发病的每个过程都需要时间。从清洁的牙面上形成获得性膜，到细菌黏附形成牙菌斑生物膜；从细菌代谢碳水化合物产酸到造成牙釉质脱矿等均需要一定时间。时间因素还包括牙萌出之后的时间、碳水化合物滞留于牙面上的时间等。外环境的改变，如减少糖的摄入量与频率、有效控制菌斑、唾液缓冲、口腔细菌代谢产碱等，导致菌斑 pH 上升，牙菌斑生物膜与牙齿界面间羟基磷灰石的脱矿/再矿化平衡向再矿化方向移动，导致早期脱矿病损的再矿化。因此，只有当口腔微生态失衡，口腔微生物代谢碳水化合物持续产酸，菌斑 pH 长期低于临界 pH 时，才能最终导致牙体硬组织脱矿，形成龋损。

（三）微生态学说

随着口腔微生态学研究的不断深入，口腔微生态在龋病发生中的作用已得到广泛认同。龋病微生态学说认为，定植在人口腔的细菌多为口腔常驻菌，在发育生长过程中与人形成了良好的生态关系。健康状态下，牙菌斑生物膜中的产酸、耐酸菌，如变异链球菌与其他产碱共生菌，如血链球菌、唾液链球菌等维持着生理动态平衡，牙菌斑生物膜内细菌产酸代谢与产碱代谢平衡，不发生龋病。当局部、全身、环境等因素改变，如全身系统性疾病、口腔卫生差、长期频繁进食糖食、口腔产酸耐酸菌过度生长、牙菌斑生物膜内酸性代谢产物堆积，竞争性抑制牙菌斑生物膜内不耐酸的产碱共生菌生长，导致口腔微生态失衡，pH 持续降低至临界 pH（5.5）以下，牙体硬组织脱矿/再矿化的平衡破坏，最终导致牙体硬组织持续脱矿，形成肉眼可见的龋洞（图 2-5）。龋病微生态学说科学地解释了为什么存在牙菌斑生物膜、口腔微生物和碳水化合物，而只有部分人患龋病的现象。

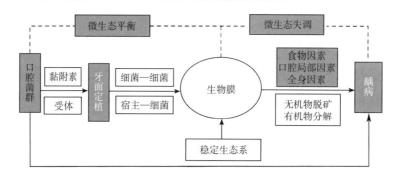

图 2-5　龋病病因微生态学说

（四）早期病因学说

龋病是一种古老的疾病，关于龋病和龋病病因的研究一直没有停止过。不少学者在对龋病病因的早期研究中，提出了一系列其他学说，在特定的历史时期，对龋病病因的认识也起到了积极的推动作用。

1. 体液学说

体液学说认为人体有 4 种基本液体，即血液、痰液、黑胆汁和黄胆汁。根据希腊古代名医和哲学家 Galen 的观点，认为"龋病是由于辛辣和腐蚀性液体的内部作用而发生的"，由于这些体液失调造成疾病。1909 年 Guerini 提出龋病的治疗必须针对不同情况，通过全身和局部用药作用于这些有害液体，同时采用收敛剂和滋补剂增强牙齿本身结构。医学之父希波克拉底也赞成体液病理学说，认为牙齿周围碎片聚集及其腐蚀作用是龋病发生的原因。

2. 活体学说

中世纪的许多希腊医师认为牙齿是人体的整体组成部分之一，其结构受到人体健康的影响。龋病和骨疡一样，由牙齿内部变化所致。牙齿的内吸收和潜行性龋洞在窝沟处仅能见到针头大小的入口，龋病是从内部破坏开始的。

3. 化学（酸）学说

在17—18世纪，随着化学的发展，一些学者认为龋病是口腔中形成的酸所引起的，并认为这些酸是无机酸，但不知道酸的来源。认为是蛋白质腐败后增加胺含量，胺被氧化成硝酸，破坏牙齿。也提出唾液中食物分解形成硫酸、硝酸和醋酸。1935年Robertion提出龋病是由于牙周围的食物发酵产酸所致。由于当时认为发酵过程是严格的无生命过程，未涉及口腔微生物的作用。化学学说最先提出酸的作用，推动了龋病研究的发展。

4. 寄生腐败学说

1843年Erdl在牙面附着膜内发现了丝状微生物。1847年Ficinus在釉护膜中也观察到了丝状微生物，提出龋病是微生物入侵，分解釉护膜和釉柱内物质所致。1954年Dubos提出微生物的毒性对组织的破坏性影响，并提出龋病是被微生物所生成的化学物质破坏牙齿的设想。

5. 蛋白溶解学说

Gottlieb（1947年）提出蛋白溶解学说，认为牙齿表面的覆盖物和窝沟中的物质是有机质，牙釉质本身也含有少量有机质。蛋白溶解学说认为龋病是蛋白溶解、牙釉质有机基质的溶解和液化、牙齿有机结构破坏、无机质崩解的结果。龋病发生是细菌产生的蛋白溶解酶先溶解牙齿的有机质，无机质崩解在后。该学说的局限性在于未能证实细菌产生的哪种蛋白溶解酶发挥的溶解作用？蛋白溶解酶如何进入牙体硬组织？以及牙釉质少量的蛋白质溶解造成牙体硬组织丧失等问题。而Miller学说认为龋病的发生是细菌产生的酸造成牙体硬组织脱矿在先，有机质的溶解在后的过程。

6. 蛋白溶解—螯合学说

Albert Schatz等1955年提出蛋白质溶解—螯合学说，认为蛋白溶解—螯合是一种生物学现象，口腔细菌首先分解牙釉质有机成分，破坏后的有机产物具有螯合特性，溶解牙釉质的矿物成分，最后使牙釉质的有机成分和无机结构同时破坏。该学说认为，脱矿过程由各种复合物介导，如酸离子、氨、氨基酸、肽、聚磷酸盐和碳酸盐衍生物等。这些物质来自微生物代谢产物、组织破坏产物、食物消化产物，以及通过牙菌斑生物膜扩散的有机成分等。

该学说认为龋病是定植在牙面的细菌产生蛋白溶解酶，先溶解牙釉质有机质，产生螯合剂使牙釉质脱矿，有机质溶解在先，无机质脱矿在后。通过蛋白溶解释放出各种螯合剂，如氨基酸、聚磷酸盐、有机酸等，螯合羟基磷灰石晶体形成龋病。该学说的局限性在于哪些细菌产生蛋白溶解酶？蛋白溶解酶怎样进入牙釉质溶解有机质？牙釉质有机质含量少于1%，这样少量的有机质溶解会造成牙釉质破坏等问题还缺乏科学证据。

（米　娜）

第二节　龋病的临床表现与诊断

龋病发生在牙齿硬组织，从获得性膜，细菌黏附，牙菌斑生物膜形成到引起牙齿的颜色、形态和质地损害，一般需要 1 年左右的时间。因此，在现代龋病病因学中，时间也被认为是主要发病四联因素之一。由于龋病的发病时间长，使得医师有足够的时间，通过口腔检查，对龋病进行早期发现、早期诊断和早期防治。

一、龋病的病理过程

龋病是牙齿对牙菌斑生物膜及其代谢产物的动态反应结果。这种反应过程，形态学上表现为初期超微结构水平的脱矿和再矿化以及晚期的龋洞形成。研究龋病病变过程的方法主要有：普通光镜、偏光显微镜、显微放射摄影、扫描电镜、氩离子减薄技术、高分辨电镜、micro CT 等。初期牙釉质龋的脱矿和再矿化主要表现为牙釉质内微孔的改变，偏光显微镜是一种有效的研究手段。人牙釉质由紧密排列的羟基磷灰石晶体构成，其中含有一定数量的微孔，具有使平面偏光分解为两束光的特性。正常牙釉质呈负性内在双折射。龋病发生、发展过程中，矿物质移出形成溶解性间隙，牙釉质晶体破坏使组织中微孔容积增大，牙釉质的双折射由负性转变为正性。如使用不同折射指数的浸渍物浸渍这些微孔，能产生另一种类型的双折射，这种类型的双折射称为"形成双折射"。

（一）牙釉质龋

1. 牙釉质龋分区

牙釉质是全身最硬的矿化组织。龋病早期阶段，牙釉质的表面层损害极少，在表面层下方表现为脱矿。早期牙釉质龋可分为几个区，代表牙釉质内不同程度的病理变化过程。以奎宁作为浸液，偏光显微镜下观察牙釉质早期龋，从损害进展的前沿开始，可分为 4 个区。①透明带：是损害进展的前沿；②暗带：位于透明带与损害体部之间；③损害体部；④相对完整的表面带。

2. 龋病病理过程

龋病病损区不是独立的，而是龋病发展的连续性改变。整个龋病的发生、发展过程可分为以下 6 期。

（1）龋齿脱矿最早的表现是表层下出现透明带，此时临床表现和 X 线片均不能发现。

（2）透明带扩大，部分区域有再矿化现象，其中心部出现暗带。

（3）随着脱钙病变的发展，暗带中心出现病损体部，病损体部相对透明，芮氏线、釉柱横纹明显。临床上表现为龋白斑。

（4）病损体部被食物、烟和细胞产物等外源性色素着色，临床上表现为棕色龋斑。

（5）龋病进展到釉牙本质界时，病损呈侧向扩展，发生潜行性破坏，临床上表现为蓝白色。侧向扩展与釉牙本质界有机成分多、含氟量低有关。

（6）牙齿表面的龋坏，龋洞形成。

（二）牙本质龋

牙髓和牙本质组织可视为一独立的生理性复合体，当龋损到达牙本质后也会累及牙髓组织。龋损潜行性破坏牙釉质后，沿牙本质小管方向侵入牙本质，沿着釉牙本质界向侧方扩散，在牙本质中形成锥形损害，其基底在釉牙本质界处，尖指向牙髓（图2-6）。

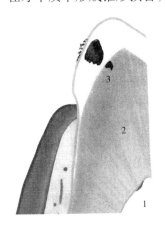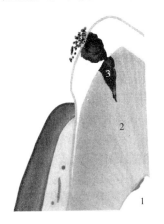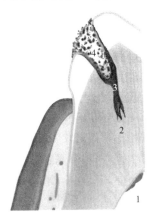

图2-6 深部牙本质龋示意图
1. 第三期牙本质层；2. 透明层（硬化区）；3. 脱矿层；4. 细菌侵入层和坏死崩解层

牙本质龋早期阶段，在成牙本质细胞层下方能观察到炎症细胞浸润，说明刺激已到达成牙本质细胞。龋病损害的前沿产生脱矿，进而有细菌入侵。牙髓和牙本质中的变化主要取决于损害进展速度，也取决于脱矿程度和侵入组织的细菌数量。对细菌侵入牙本质后造成的深层活动性损害已进行了广泛研究，其病理变化在光镜下可分为坏死崩解层、细菌侵入层、脱矿层、透明层（即硬化区）以及第三期牙本质层（图2-7）。

在活动性龋病损害时，坏死区由结构遭破坏的牙本质小管、混合性口腔微生物群以及被降解的无结构基质所构成。该部分损害质地较软，易被去除。坏死区下方为感染层，该层中微生物已渗透至牙本质小管，但管周牙本质无大的破坏。靠近感染层的是脱矿区，该区矿物盐已被溶解，

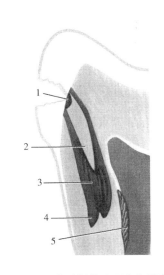

图2-7 牙本质龋的病理变化示意图
1. 坏死崩解层；2. 细菌侵入层；3. 脱矿层；4. 透明层；5. 第三期牙本质层

留下相对完整的牙本质小管。在脱矿区表层可发现少量细菌，但深层的大部分组织无菌。这一部分组织由于其硬度的原因也被称为革样牙本质。牙本质龋的前沿有脱矿区，但相对完整的硬化层的存在具有重要的临床意义。

当牙本质深龋进展较慢时，在脱矿区的下方可形成一硬化层。该层的管腔比正常牙本质管腔狭小，可能是被晶体堵塞之故。硬化层的牙本质小管可因管内钙化而完全闭合，使该层的渗透性降低，矿化水平增高且超过正常牙本质。硬化层的下方，成牙本质细胞继续形成一层第三期牙本质，不仅增加了牙本质的厚度，也使成牙本质细胞退到牙髓腔中远离损害区的部位。

牙髓对龋病的侵袭具有较强的自我恢复和修复能力，进展较慢的龋损可以停止。对无停止迹象的深龋损，如果能仔细地去除坏死和感染的牙本质，用氢氧化钙处理形态上完整的脱矿层后，就能成功地保护牙髓。通过盖髓治疗，可以诱导修复性牙本质形成。

（三）牙骨质龋

牙骨质的龋损过程与牙本质龋相同。临床上牙骨质龋呈浅碟形，常发生在牙龈严重退缩、根面自洁作用较差的部位。初期牙骨质龋的显微放射摄影表明，在牙骨质中也发生表面下脱矿，伴有致密的矿化表面，表明这种再矿化过程类似于硬化牙本质的再矿化过程。

临床无法检测单纯的牙骨质龋。在接近釉牙骨质界处，牙骨质厚度通常仅为 20 ~ 50 μm，若发生龋损波及牙本质，称为根面龋。根面龋可同时发生于牙骨质和牙本质，在根部所见的牙本质组织病理变化与缓慢进展的冠部龋类似，随着牙本质小管的闭塞形成硬化层，其下方可能出现第三期牙本质。初期损害，光学显微镜和显微放射摄影可看到牙骨质中出现裂缝，微生物偶尔可穿过脱矿的裂缝，导致牙骨质的分段破坏。此后，损害沿着牙骨质前沿广泛扩散，有时表现为"分层损害"。损害可能沿穿通纤维的走向进展，与牙根面垂直。显微放射摄影表明，由于矿物质分布的区域性差异，在 X 线片上表现为透射和阻射影像交替出现，龋损的牙骨质区域可能呈刷状外观。浑浊的外表面层覆盖着下方脱矿的牙骨质。约有 1/3 根面龋标本表现为牙本质小管反应，出现死区，形成透明牙本质。超微结构观察表现为羟基磷灰石晶体呈板状，某些区域的晶体明显空虚，有些小区域无晶体，在牙骨质表面或表面下腔隙中有细菌入侵的痕迹。

在根部牙本质发生进行性损害时，牙本质小管被细菌感染，其主管和侧支均被累及，与冠部牙本质龋一样，可能有硬化性反应，矿物质晶体部分或全部封闭牙本质小管。

（四）脱矿和再矿化

牙齿是人体最硬的器官，承担咀嚼、发音、语言、美容等功能。牙齿来源于外胚叶和间质，成年时期的牙釉质既无细胞和血管，也没有神经。成釉细胞在完成牙釉质形成后便萎缩，仅留下一层有机薄膜。牙釉质没有细胞活动的防御机制，无法对微生物入侵产生炎症反应，也不能通过细胞修复而达到自愈。无细胞的成人牙釉质不能进行生命活动，如糖酵解或呼吸。牙釉质的代谢活动独特，进行着物理—化学交换反应，如脱矿和再矿化。

1. 脱矿

在酸的作用下，牙齿矿物质发生溶解，钙和磷酸盐等无机离子由牙中脱出称为脱矿。脱矿过程由扩散控制，反应的始动阶段取决于氢离子达到牙釉质表面的速度。氢离子的主要来源是未解离的酸。氢离子和少量乳酸根、乙酸根离子攻击羟基磷灰石晶体，特别是较薄弱的部位，致使钙和磷酸盐丧失至外环境中。只要有新产生的酸存在，这一脱矿过程就一直进行。随着钙和磷酸盐向外扩散，牙釉质表层可出现再矿化，导致牙釉质外层似有完整外观，厚度为 20 ~ 40 μm，此处的矿物质含量高于损害体部。若菌斑微生物不断产酸，则牙釉质表面下脱矿仍继续进行，修复过程不能与之同步，脱矿大于再矿化，导致晶体结构广泛损伤、崩溃，形成龋洞。

2. 再矿化

发育尚未成熟的牙釉质也可在口腔中继续再矿化。再矿化的概念应该包括使钙、磷和其他矿物离子沉积于正常或部分脱矿的牙釉质中或其表面的过程。这些离子可以来自唾液或合成的再矿化液等，也可以是内源性的，由牙组织早期脱矿溶解的矿物质再沉积，或者是这些因素的结合。局部钙离子和氟离子浓度可促进再矿化。

二、龋病的临床表现

龋病是一种慢性破坏性疾病，并不累及所有牙面，对牙齿的不同解剖部位具有某种倾向性。根据龋病的临床损害模式，从动力学角度，可以按照龋病发病情况和进展速度分类；从形态学角度，可以根据损害的解剖部位分类；也可以按照病变程度分类。

不论哪种临床类型，引起龋损的微生物和底物大体相同，但在不同个体之间，牙齿的各解剖部位的敏感性和损害进展速度均有很大差异。牙齿解剖外形及其在牙弓中的位置，以及其他因素，如氟、唾液、口腔卫生等，均可对龋病发病造成影响。

患龋病时，牙齿硬组织的病理改变涉及牙釉质、牙本质和牙骨质，临床特征是牙齿硬组织发生颜色、形态及质地的变化。以质变为主，色、形变化是质变的结果。随着病程的发展，病变由牙釉质侵入牙本质，组织不断被破坏、崩解而逐渐形成龋洞。龋损破坏程度不同，临床表现不一。龋坏的牙齿一般无自发性疼痛，但对冷、热或酸、甜刺激敏感，有时会有难忍的酸痛。

（一）临床特征

龋病的临床特征为患牙的硬组织发生色、性、质的渐进性变化，患牙逐渐出现感觉异常。

1. 色泽变化

龋坏的牙表面色泽的改变是临床上最早出现的变化，病变的早期呈现白垩色，病损区着色则会呈棕黄色或黑褐色。病损进一步发展，在窝沟处表现为浸墨样改变，提示龋损深度达到了牙本质层，实际的病损区范围甚至超过呈现色泽改变的区域。

2. 外形改变

病变不断进展，牙体硬组织不断被破坏、崩解而逐渐形成龋洞，这是龋病最显著的临床特征。

3. 质地改变

由于硬组织遭到破坏，龋洞中充满感染脱矿组织和食物残渣，称为腐质。脱矿的牙体硬组织质地松软，探诊时容易与正常牙体组织区别。

4. 感觉变化

仅波及牙釉质的早期龋损，患牙没有疼痛和不适的症状。当龋坏进展到牙本质层形成龋洞时，患牙会出现对冷、热刺激敏感，饮食时食物嵌塞或食物嵌入龋洞时疼痛等症状，但均为一过性表现，刺激消失，症状随之消失。

（二）龋病好发的牙齿及部位

龋的易感性是多因素的，牙齿的解剖结构、形态、在牙列中的位置和排列以及牙齿硬组织的发育、矿化程度都对龋病的发生起着重要的作用。牙菌斑生物膜能够长期存在并不断代谢产酸的牙齿部位往往是龋病的好发部位；牙尖、牙嵴、牙冠轴角等自洁区不易发生龋坏。

1. 好发牙齿

磨牙点隙裂沟丰富，邻面不易清洁，患龋率高；邻近唾液腺导管开口的下前牙患龋率低；义齿基牙、安放固定矫治器的正畸牙齿和排列不整齐的牙齿都存在菌斑滞留区，也是易患龋的牙齿。

2. 好发牙面和部位

龋好发的牙面依次为殆面、邻面、牙颈部根面、唇/颊面。

三、龋病的分类

根据龋发生在牙齿硬组织上部位的不同，在组织学上分为牙釉质龋、牙本质龋和牙骨质龋。临床为了能够准确反映龋病的损害程度和进展情况，清楚表明龋损发生的部位，获得正确的病因分析，给治疗方案提供依据，在对龋病诊断时出现了龋病的多种分类方法，其中按照病变侵入深度的分类在临床上最为常用。

（一）按龋损深度分类

根据病变侵入深度可分为浅龋、中龋和深龋（图2-8）。这一分类方法在临床上最为适用。

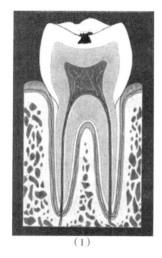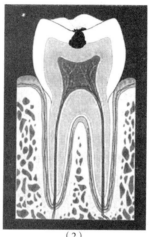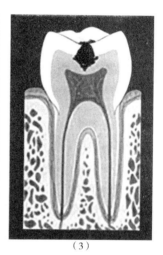

（1）　　　　　　　　（2）　　　　　　　　（3）

图2-8　龋病按病变侵入深度分类示意图

（1）浅龋；（2）中龋；（3）深龋

1. 浅龋

是指局限于牙釉质或牙骨质的龋，一般无自觉症状，仅在检查时发现局部有颜色改变。

2. 中龋

是指发生于牙本质浅层的龋，除了颜色变化外，大多有冷、热、酸、甜敏感症状。

3. 深龋

是指龋损已发展到牙本质深层，此时刺激症状明显，检查时常可见较深的龋洞。

（二）按发病情况和进展速度分类

这种分类方法有利于对患者的整体情况综合考虑，有利于及时采取有针对的治疗和干预措施。

1. 慢性龋

进展慢，龋坏组织染色深，呈黑褐色，病变组织较干硬，又称干性龋。一般龋病都属此种类型。

龋病发展到某一阶段时，由于病变环境发生变化，隐蔽部位变得开放，原有致病条件发生了改变，龋病不再继续进行，损害保持原状，这种特殊龋损称为静止龋，也是一种慢性龋。由于相邻牙被拔除，邻面龋的表面容易清洁，牙面菌斑易受到唾液缓冲作用和冲洗力的影响，病变进程自行停止。例如牙齿咬合面龋损，咀嚼作用可能将龋病损害部分磨平，菌斑不易堆积，病变停止，成为静止龋。

2. 急性龋

多见于儿童或青年人。病变进展较快，病变组织颜色较浅，呈浅棕色，质地较软且湿润，很容易用挖器剔除，又称湿性龋。急性龋因病变进展较快，牙髓组织来不及形成修复性牙本质，或者形成较少，牙髓组织容易受到感染，产生牙髓病变。

猛性龋（旧称猖獗龋）是急性龋的一种类型，病程进展很快，多数牙在短期内同时患龋，常见于殆面及颈部接受放疗的患者，又称放射性龋。Sjogren 综合征患者及一些有严重全身性疾病的患者，由于唾液分泌量减少或未注意口腔卫生，也可能发生猛性龋。

3. 继发龋

龋病治疗后，由于充填物边缘或窝洞周围牙体组织破裂，形成菌斑滞留区，或修复材料与牙体组织不密合，留有小的缝隙，这些都可能成为致病条件，产生龋病，称为继发龋。继发龋也可因治疗时未将病变组织除净，之后再发展而成，这种继发龋比较隐蔽，单纯临床检查不易查出，需借助 X 线片的检查。

（三）按龋病损害的解剖部位分类

龋病好发于窝沟、邻面、牙颈部等难以自洁的部位。根据牙齿解剖部位对龋病敏感性分类也是最常见和最简单的分类方法。

1. 殆面（窝沟）龋和平滑面龋

牙面窝沟是牙釉质的深通道，个体之间的形态差异很大，常影响龋病发生。窝沟类型分为以下几种类型。

（1）V形：顶部较宽，底部逐渐狭窄，占34%。

（2）U形：从顶到底部宽度几乎相同，约占14%。

（3）I形：呈一非常狭窄的裂缝，占19%。

（4）IK形：非常狭窄的裂缝，但底部带有宽的间隙，占26%。

（5）其他类型：占7%（图2-9）。

窝沟的形态与龋病发病和进展速度密切相关。窝沟龋限指磨牙和前磨牙咬合面、磨牙颊面沟和上颌前牙舌面的龋损。这些不规则的表面，由于先天性特征，缺少自洁作用，对龋病更具敏感性。在窝沟发生龋坏时，损害并非从窝沟基底部位开始，而是首先在窝沟侧壁产生损害，最后扩散到基底。龋损沿着釉柱方向发展而加深，达到牙本质，然后沿釉牙本质界扩散。

有的窝沟龋损呈锥形，底部朝向牙本质，尖朝向牙釉质表面，狭而深的窝沟处损害更为严重，龋病早期，牙釉质表面无明显破坏。具有这类临床特征的龋损又称为潜行性龋。

除窝沟外的牙面发生的龋病损害均为Ⅱ型，称为平滑面龋。平滑面龋可进一步分为两个亚类：发生于近远中触点处的损害称为邻面龋；发生于牙颊或舌面，靠近釉牙骨质界处的损害为颈部龋。牙釉质平滑面龋病损害呈三角形，其底朝向牙釉质表面，尖朝向牙本质。当损害达到釉牙本质界时，损害沿釉牙本质界部位向侧方扩散，在正常牙釉质下方逐渐发生潜行性破坏。

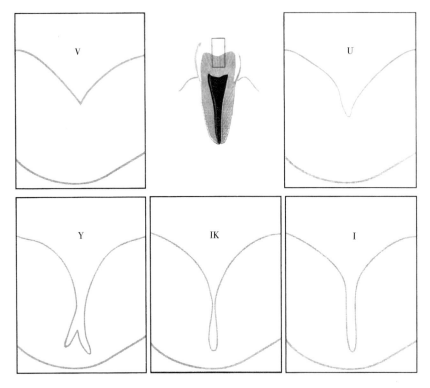

图 2-9　窝沟形态示意图

2. 根面龋

龋病过程大多从牙釉质表面开始，但也有从牙骨质或直接从牙本质表面开始的龋损。在根部牙骨质发生的龋病损害，称为根面龋，常发生于牙根的颊面和舌面。这种类型的龋病损害主要发生于牙龈退缩、根面外露的牙，常见于老年人。在 50～59 岁年龄组中，60% 以上的受检者有根面龋损。根面龋始于牙骨质或牙本质表面，这两种牙体组织的有机成分多于牙釉质，基于这一原因，引起根面龋的菌群可能有别于产生牙釉质龋的菌群。

（四）其他分类

牙釉质发育缺陷、矿化不良的牙齿部位或者不易自洁的牙齿隐匿区域也容易发生龋损变化。

1. 线形牙釉质龋

是一种非典型性龋病损害，主要发生于上颌前牙唇面的新生线处，或更确切地说是新生带。新生带代表出生前和出生后牙釉质的界限，是乳牙具有的组织学特征。上颌乳前牙牙釉质表面的新生带部位产生的龋病损害呈新月形，其继承恒牙对龋病的易感性也较强。

2. 隐匿性龋

牙釉质脱矿常从其表面下层开始，有时可能在看似完整的牙釉质下方形成龋洞，因其具有隐匿性，临床检查常易漏诊。隐匿性龋好发于磨牙沟裂下方和邻面。仔细检查可发现病变区色泽较暗，有时用探针尖可以探入洞中。X 线片可以确诊。

四、龋病诊断

龋病作为诊断名词，限定于已经造成牙齿硬组织损害但在临床上尚无牙髓病变的活髓牙。

（一）诊断方法

临床上常用的诊断方法包括：问诊、视诊、探诊、牙髓活力温度测验、X 线检查及透照检查等。

1. 问诊

诊断龋病时，除了询问患牙有无敏感、疼痛、食物嵌塞等症状外，还应该了解与龋病发生相关的因素，全面掌握患者的口腔整体情况、卫生保健状态及全身健康状况。

2. 视诊

观察牙面有无黑褐色改变和失去光泽的白垩色斑点，有无腔洞形成。当怀疑有邻面龋时，可从𬌗面观察邻近的边缘嵴有无变暗的黑晕出现。

3. 探诊

利用尖头探针探测龋损部位有无粗糙、勾拉或插入的感觉。探测洞底或牙颈部的龋洞是否变软、酸痛或过敏，有无剧烈探痛。还可探测龋洞部位、深度、大小及有无穿髓孔等。

邻面的早期龋损，探针不易进入，可用牙线自咬合面滑向牙间隙，然后自颈部拉出，检查牙线有无变毛或撕断的情况。如有，则可能有龋病病变。

4. 牙髓活力温度测验

当龋洞深达牙本质时，患者可能述说对冷、热或酸、甜刺激敏感，甚至有难忍的酸痛。医师可用牙髓活力温度测验和牙髓活力电测定，以判断牙髓的病变状态和牙髓的活力。

5. X 线检查

邻面龋、继发龋或隐匿龋不易用探针查出，此时可用 X 线片进行检查。龋病在 X 线片上显示透射影像。检查龋洞的深度及其与牙髓腔的关系时，也可借助于 X 线检查。

6. 透照检查

用光导纤维装置进行，对检查前牙邻面龋洞甚为有效，可直接看出龋损部位和病变深度及范围。

（二）诊断标准

临床上最常使用的诊断标准按病变侵入深度分类进行。

1. 浅龋

浅龋位于牙冠部时，一般均为牙釉质龋或早期牙釉质龋，但若发生于牙颈部，则为牙骨质龋。

位于牙冠的浅龋又可分为窝沟龋和平滑面龋。前者的早期表现为龋损部位色泽变黑，进一步仔细观察可发现黑色色素沉着区下方为龋白斑，呈白垩色改变。用探针检查时有粗糙感或能钩住探针尖端。

平滑牙面上的早期浅龋一般呈白垩色点或斑，随着时间延长和龋损继续发展，可变为黄褐色或褐色斑点。邻面的平滑面龋早期不易察觉，用探针或牙线仔细检查，配合 X 线片可能作出早期诊断。

浅龋位于牙釉质内，患者一般无主观症状，遭受外界的物理和化学刺激，如冷、热、酸、甜刺激时也无明显反应。

早期诊断疑为浅龋时，可定期追踪复查，或借助于其他诊断手段，如用荧光显示法检查，以一种氯化烃类染料涂布牙面，让其浸透 2~3 分钟，后用清水洗净，紫外光照射局部，龋损部位发出的荧光有助于早期诊断。还可采用显微放射摄影方法、氩离子激光照射法帮助诊断。最常使用的诊断方法是行 X 线片检查，有利于发现隐蔽部位的龋损。

浅龋诊断应与牙釉质钙化不全、牙釉质发育不全和氟牙症相鉴别。

（1）牙釉质钙化不全：也表现有白垩状损害，表面光洁，同时白垩状损害可出现在牙面任何部位，浅龋有一定的好发部位。

（2）牙釉质发育不全：是牙发育过程中，成釉器的某一部分受到损害所致，可造成牙釉质表面不同程度的实质性缺陷，甚至牙冠缺损。牙釉质发育不全时也有变黄或变褐的情况，但探诊时，损害局部硬而光滑，病变呈对称性，这些特征均有别于浅龋。

（3）氟牙症：又称斑釉症，受损牙面呈白垩色至深褐色，患牙为对称性分布，地区流行情况是与浅龋相鉴别的重要参考因素。

2. 中龋

当龋病进展到牙本质时，由于牙本质中所含无机物较牙釉质少，有机物较多，构造上又有很多小管，有利于细菌入侵，龋病进展较快，容易形成龋洞。牙本质因脱矿而软化，随色素侵入而变色，呈黄褐色或深褐色，同时出现主观症状。

中龋时患者对酸甜饮食敏感，过冷、过热饮食也能产生酸痛感觉，冷刺激尤为显著，刺激去除后症状立即消失。龋洞中除有病变的牙本质外，还有食物残渣、细菌等。

由于个体反应的差异，有的患者可完全没有主观症状。颈部牙本质龋的症状较为明显，这是由于该部位距牙髓较近之故。中龋时牙髓组织受到激惹，可产生保护性反应，形成修复性牙本质，它能在一定程度上阻止病变发展。

中龋有其典型的临床特征，因此诊断并不困难。

3. 深龋

龋病进展到牙本质深层时为深龋，临床上可见很深的龋洞，易被探查到。但位于邻面的深龋洞以及有些隐匿性龋洞，外观仅略有色泽改变，洞口很小而病变进展很深，临床检查较难发现，应结合患者主观症状，仔细探查。必要时需在处理过程中除去无基牙釉质，然后进行诊断。

若深龋洞洞口开放，则常有食物嵌入洞中，食物压迫使牙髓内部压力增加，产生疼痛。遇冷、热和化学刺激时，产生的疼痛较中龋时更加剧烈。

深龋一般能引起牙髓组织的修复性反应，包括修复性牙本质形成，轻度的慢性炎症反应，或血管扩张、成牙本质细胞层紊乱等。

根据患者主观症状、体征，结合 X 线片易于确诊，但应注意与可复性牙髓炎和慢性牙髓炎相鉴别。

（闫嘉群）

第三节 龋病的治疗

龋病的治疗目的是终止病变发展，保护牙髓，恢复牙齿形态和功能，维持与邻近软硬组织的正常生理解剖关系。龋病治疗原则是针对龋损的不同程度，采用不同的治疗方法。

一、龋病综合治疗的理念

龋病是进行性发展的疾病，龋病的治疗不能仅局限于对龋齿进行简单的充填治疗，应针对病因采取积极有效的措施控制牙菌斑，阻止龋病的发展和蔓延，发现并指出患者口腔卫生态度和行为存在的问题并给予具体指导，这对于防控龋病的发展具有极其重要的意义，同时也是维持龋病治疗效果的基础。龋病的治疗计划应包括对病因的控制和消除，龋损的修复以及功能的恢复。同时，除了考虑主诉患牙，还应充分了解患者整体口腔情况，非主诉龋齿也应纳入全面的治疗计划中。

在龋病发展过程中，其他学科的疾病可能对其产生一定的影响，在病因分析和制订治疗计划时应加以考虑；同时在龋病治疗过程中，交叉学科如美学、殆学等都应纳入治疗计划的考量中。龋病的临床特点决定了其仅靠单次的修复远远不够，还需定期随访，防止复发。

二、龋病风险评估与管理

随着口腔医学向龋病早期诊断和预防的方向发展，采集分析患龋病风险信息，预测人群的龋病风险，特别是高风险人群，有针对性实施无创、微创、有创的递进式龋病防治技术，已成为现代龋病临床治疗的趋势。

基于龋病风险评估的临床决策是龋病管理的重要组成部分。龋病治疗开始前应对患者进行龋病风险评估，并将龋病风险管理贯穿于龋病防治始终。龋病风险评估通过对患者龋危险因素和保护因素进行分析，确定个体在一定时间内发生新龋的可能性，进而对人群患龋的风险进行分级，给予相应的预防和治疗措施以阻止龋病的发生和发展。

（一）龋病风险评估的概念

龋病风险评估可以帮助临床医生分析龋病的发病原因，有助于确定随访的频率及治疗方案；风险评估的结果也会影响治疗过程中充填材料的选择及窝洞预备方案的设计。此外，风险评估过程和结果有利于口腔卫生宣教和医患沟通，提高患者的依从性，进而提高龋病管理效果。基于龋病风险评估的龋病管理有利于控制龋危险因素，加强健康教育，强化规范诊疗，促进医防协同，推动实现人群全生命周期健康。

龋病是一种多因素影响的牙体硬组织疾病，一个理想的龋病风险评估系统应具备高效性、可靠性，以及使用简便、花费低等特点。龋病风险评估的提出是基于龋病平衡的概念，导致牙齿脱矿的危险因素和促进牙齿矿化的保护因素之间的平衡关系决定了个体新龋发生的风险。一般来说，相比于用单个或几个风险因素的预测方法，使用龋病风险评估系统能更为准确地预测龋病发生，其准确率为 60% ~ 90%。

（二）龋病风险因素分析

龋病风险因素包括致龋的危险因素和保护因素。危险因素可以直接增加龋病发生的可能性，在缺乏或去除后可减少龋病发生；保护因素可以减少龋病发生的可能性，在缺乏或去除后可增加龋病发生。

1. 社会、经济与教育因素

患者的依从性和龋病风险行为管理都会受到社会经济地位与教育水平的影响。良好的依从性与行为管理能够有效降低患者的患龋病风险。社会、经济与教育情况在群体水平具有一定的预测性，但在个体水平通常不太准确。

2. 全身因素

患者的全身健康状况可影响患龋风险。例如接受放疗或化疗的患者免疫功能受损，进而导致其患龋风险升高。患者免疫功能的降低需要采取更多的预防措施，其中包括更频繁的复诊。

3. 口腔局部因素

口腔局部因素是直接判断龋活跃性的重要参考指标，为临床医师制订治疗方案提供有力参考，是龋病风险评估中的重要因素。口腔局部危险因素包括可见的龋洞、白垩斑、牙釉质棕色斑块、根面暴露、深窝沟、固定或活动义齿、正畸托槽、接触不良及存在悬突的不良修复体等。

4. 唾液因素

唾液能抑制、稀释及杀灭细菌，缓冲细菌产生的酸，以及为脱矿的牙釉质提供再矿化所需的钙磷离子。唾液分泌减少更易患龋，在口干症患者人群中，唾液分析结果可以作为龋病风险预测因素，尤其适用于牙龈退缩的老年人群根面龋的风险预测。

5. 微生物因素

微生物是龋病发生的主要病因。微生物通常以牙菌斑的形式存在于牙面，因此，牙菌斑的聚集量、牙菌斑的位置是龋病风险评估的重要因素。利用补充试验分析牙菌斑生物膜中细菌的组成可以帮助确定患者的龋病风险水平。CAMBRA、CAT、Cariogram 等龋病风险评估系统均将唾液或牙菌斑中的变异链球菌和乳酸杆菌作为检测指标。

6. 氟保护因素

氟化物能增加牙体组织抑制脱矿的能力，降低龋病的发病率。因此，氟化物的使用情况是龋病风险评估的组成部分。氟保护因素包括氟的使用频率以及氟的使用形式，如含氟牙膏、含氟漱口水、饮水加氟、定期专业用氟等。

7. 饮食因素

过量和频繁地摄入蔗糖为产酸耐酸菌定植提供有利条件，致龋菌数量和代谢产物明显增加，打破了口腔微生态的平衡，降低牙菌斑生物膜 pH，增加了患龋的风险。

8. 6 岁以下儿童的风险因素

除了上述风险因素外，6 岁以下的儿童群体也应考虑与年龄有关的特有风险因素，这些因素包括：过去一年内主要照料者有活跃性龋，睡前进食，无人指导刷牙，以及有严重的牙釉质发育不全等。

（三）龋病管理策略和措施

龋病管理是以龋病风险评估为基础，调控影响龋病发生发展的多种因素，恢复口腔微生态平衡，进而控制龋病进展和恢复牙齿结构与功能的过程。传统的龋病管理为治疗模式，包括去除龋损、进行牙体预备及充填修复治疗。这种模式只是针对龋损组织的治疗，而非针对每位患者的病因进行决策，并不能有效地控制龋病的发展过程。

现代医学模式认为，传统的治疗模式并不成功，龋病管理需要更完善的系统。该系统根据个体化的龋病风险评估结果来设计治疗方案，即对患者的患龋风险进行分级，为其制订适当的管理和治疗措施。

在龋病管理的因素中，患者能自行控制的因素有饮食、口腔卫生、抗菌药物的使用、口腔日常护理等。对这些患者能自行控制的因素进行管理，可以减少患龋或再患龋的风险。

龋病管理需要涵盖全生命周期。因为龋病的发生与口腔微生物密切相关，同时龋病的发生发展又受到多种因素的影响，所以从孕前期、孕期到不同年龄阶段的管理均可能影响患龋风险。不同年龄阶段的龋病风险评估和龋病管理存在着一定的差异性。

1. 孕前期

孕前期需要加强口腔健康教育，了解不良口腔卫生状况可能导致的危害（如龋损、妊娠期龈炎等），以及其可能导致的对胎儿的影响（早产儿、低体重出生儿、婴幼儿患龋风险的增加等）；同时了解妊娠期间由于激素水平改变，偏食及饮食次数、数量的增加使口腔卫生状况差，易患龋病和牙龈炎等口腔疾病。因此，孕前期应掌握正确的刷牙方式，每天至少刷牙两次，每次 3~5 分钟；使用含氟牙膏、含氟漱口水以及局部用氟，使用牙线清除牙齿邻面菌斑。建立良好的生活卫生习惯，合理膳食，少吃甜食，减少零食，避免过量摄食酸性食物而造成牙本质敏感，慎用药物，戒除烟酒，预防感染性疾病。

孕前期进行系统、全面的口腔检查，可以预防孕期口腔疾病的发生。最好的治疗即是预防，备孕期进行全面的口腔检查和治疗是预防和消除孕期发生口腔疾病隐患的最佳时期。建议准备怀孕的妇女在怀孕前 6 个月进行一次全面的口腔检查，彻底治疗龋齿等口腔疾病。加强口腔卫生措施，改变饮食习惯和不良的口腔卫生习惯，预防龋病发生。

2. 孕期

女性在怀孕期间处于特殊生理状态，饮食习惯改变和激素分泌及代谢水平的变化，使其更容易罹患某些口腔疾患，因此孕期口腔卫生的日常护理和保健意识的提高就显得尤为重要。怀孕期间注意口腔清洁，掌握正确的口腔清洁方法，使用不含蔗糖的口香糖清洁牙齿（如木糖醇口香糖），可促进唾液分泌，抑制细菌和清洁牙齿，利于减少龋病发生率。如孕期出现牙齿不适症状，应及早就医，定期检查，保证做到早发现、早治疗。

孕前期（前 3 个月）是胚胎发育的关键时期，易流产，此阶段不建议进行口腔治疗，对于较严重的口腔疾病，应选择合适的时期治疗。孕中期（4~6 个月）是治疗口腔疾病的相对适宜时期；孕晚期（7~9 个月）子宫较敏感，外界刺激易引起子宫收缩，治疗时的卧姿易使孕妇出现躺卧性低血压，应尽可能避免口腔治疗。

3. 新生儿和婴幼儿期（0~3 岁）

对于母乳喂养的婴儿，应让孩子学习在吸奶的过程中如何用鼻呼吸，并确保舌头和牙弓的正确位置。使用奶瓶喂养的婴儿，可以通过专业人士引导挑选最适合的奶瓶，应使奶嘴大小与婴儿口腔尺寸成正比。经过专业设计的奶瓶奶嘴，可以帮助婴儿在吸吮时锻炼口面部肌肉；每次使用后，奶嘴需要消毒。婴儿使用奶瓶喝奶时需要有成年人在一旁照看，延长奶瓶喂养或者母乳喂养时间，都会增加孩子患龋的风险。通常在 6 个月左右，孩子可以开始吃糊状食物并减少奶量，家长应该在孩子 1 周岁左右停止奶瓶喂养。目前并不推荐婴儿安抚奶嘴的使用，如果需要用，也不能孩子一哭闹就立即使用。停用安抚奶嘴的最佳时期取决于婴儿生理和心理的成熟度，通常建议在孩子 2 周岁左右停用。

在婴儿牙齿萌出前，口腔清洁工作都是由家长完成，可以用小块的纱布或棉花棒，蘸水后轻轻地擦拭舌头、牙龈以及口腔黏膜等部位。6 个月左右乳牙萌出时建议进行一次口腔健康评估，在第一颗牙萌出的 6 个月内建议由儿童口腔医师检查。乳牙萌出后可以用婴幼儿专用牙刷清洁牙齿。牙刷要按照婴儿的年龄选择，一开始最好选择刷头小且刷毛较软的牙刷，并让婴儿以躺下的姿势由家长帮忙刷牙。清洁时可以将牙齿依上、下与左、中、右分成 6 个单位，以冂字形的顺序来刷牙，清洁位置为牙齿表面、内侧面及咬合面。在婴儿还不会自己吐水之前，牙膏量如米粒大小，牙膏中含适量的氟可以有效预防龋齿。家长可以为婴儿建立一张饮食计划表，规定每餐的间隔；建议避免果汁、巧克力奶、葡萄干等含有大量蔗糖和酸性食物；婴儿晚上睡觉前必须刷牙；孩子身体不适时尽量服用无糖药物。

4. 乳牙期和替牙期（3~12 岁）

在 3~12 岁期间，父母应帮助儿童养成良好的习惯，例如如何选择合理的食物以及合适的摄入量和频率，控制含糖食物摄入并仅在正餐时间食用，不喝含糖饮料、柠檬以及其他酸性饮料。家长应该鼓励并引导孩子们养成刷牙习惯，让刷牙成为起床后的第一件事，睡觉前的最后一件事。7 岁之前孩子需要在家长的帮助下清洁牙齿。7 岁之后孩子可以在家长的监督下清洁自己的牙齿。到了 10 岁左右就可以自己独立刷牙。儿童牙膏需要含有一定的氟化物，牙膏用量如下。

（1）无法吐出泡沫的儿童：生米粒大小（0.1 g）。

（2）能够吐出泡沫的儿童：豌豆大小（0.3 g）。

对乳磨牙和恒磨牙进行颊、舌、𬌗面的窝沟封闭，可阻止菌斑滞留及减少龋病的发生率。对小的窝沟龋和窝沟可疑龋进行预防性树脂充填术。建立合理的饮食习惯，增强儿童咀嚼功能，可促进颌骨发育。保证牙的正常替换，减少因牙替换异常而造成的牙列不齐。在乳牙期建议每 3~6 个月进行定期口腔检查。

5. 青春期（12~18 岁）

青春期除智齿外，口内恒牙一般已萌出，但形态和结构尚未完全成熟，颌面部正在生长发育，坚持每日早晚刷牙、饭后漱口，建议选择适合自己的、刷头小、刷毛柔软的保健牙刷，采用改良的巴氏刷牙法，避免"拉锯式"横刷法，每次刷牙不少于 2 分钟，可以选用含氟牙膏，牙齿过敏者可选用抗过敏牙膏等，使用牙线清洁牙齿邻面。

建议恒牙萌出后，去医院及时进行窝沟封闭。控制糖的摄入量和摄入频率。使用含氟牙膏，或遵医嘱结合使用其他用氟方法。发现龋齿要尽早治疗。若发现有恒牙未萌出，要进行X 线片检查，早期发现问题及时处理。建议每 6~12 个月去医院进行一次口腔检查。

6. 成人期（18~65 岁）

根据风险评估等级采取不同的管理措施，包括诊室干预措施和家庭干预措施（表 2-2）。

表 2-2　根据龋病风险等级制订的管理措施（成人）

龋病风险等级	诊室干预措施	家庭干预措施
高	1. 每 3 个月复查及口腔预防措施 2. 每 3 个月涂氟治疗 3. 个性化的口腔卫生维护方案制订 4. 饮食控制方案制订 5. 每隔 6～12 个月拍摄 X 线片监测	1. 含氟牙膏刷牙 2. 使用糖替代品（如木糖醇、山梨醇等） 3. 使用钙磷化合物 4. 使用抗菌药物 5. 如果有口腔干燥，需增加唾液功能（如嚼口香糖，使用口腔湿润剂等）
中	1. 每 4～6 个月复查及口腔预防措施 2. 每 4～6 个月涂氟治疗 3. 强化正确的口腔卫生维护方式 4. 饮食控制	1. 含氟牙膏刷牙 2. 非处方氟化物漱口（如 0.05% NaF）
低	1. 每 9～12 个月复查及口腔预防措施 2. 强化正确的口腔卫生维护方式	含氟牙膏刷牙

7. 老年期（65 岁以上）

老年人应提高自我保健意识，消除"老掉牙"的旧观念，积极有效地进行口腔健康维护。注重个人口腔卫生，坚持每日早晚刷牙、饭后漱口，可以选用含氟牙膏，牙齿过敏者可选用抗过敏牙膏等。老年人可使用间隙刷、牙线、冲牙器等清除残留在邻面、牙根面的食物残渣及牙菌斑。长期卧床者，应加强口腔护理，对于生活不能自理或手功能障碍的老年人，可选用电动牙刷。建议最好每年 2 次，至少每年 1 次去医院进行口腔检查并洁牙。

龋病管理的目标是通过龋风险评估方案识别龋病高危人群，从而采取相应预防或治疗措施。龋病管理不应该只停留在牙齿层面，还应该根据患者的生活习惯进行有效干预。传统的治疗模式不能有效控制龋病的发生和进展，识别和消除龋病的危险因素应是龋病管理关注的焦点。

三、药物治疗

药物治疗是采用化学药物治疗龋损，终止或消除病变。

（一）适应证

1. 恒牙牙釉质早期龋

尚未形成龋洞，特别是位于易清洁的平滑面，如颊、舌面龋损。

2. 静止龋

如𬌗面点隙龋损，由于咬合磨耗，将点隙磨掉，呈一浅碟状，使龋损环境消失。

（二）常用药物

1. 氟化物

常用的氟化物有 75% 氟化钠甘油糊剂、8% 氟化亚锡溶液、酸性磷酸氟化钠（APF）溶液、含氟凝胶（如 1.5% APF 凝胶）及含氟涂料等。氟化物对软组织无腐蚀性，不使牙变色，安全有效，前后牙均可使用。

2. 硝酸银

常用制剂为 10% 硝酸银和氨硝酸银。硝酸银与人体组织和细菌的蛋白结合形成蛋白银沉淀，低浓度时有收敛、抑菌作用，高浓度时能杀灭细菌，有强的腐蚀性。也可造成牙齿变色，只用于乳牙和后牙，不用于牙颈部龋，避免对牙龈的损伤。

（三）治疗方法

（1）磨除牙表面浅龋，暴露病变部位。

（2）清洁牙面，去除牙菌斑和牙石。

（3）隔湿，吹干牙面。

（4）涂布药物。

四、再矿化治疗

再矿化治疗是采用人工方法使脱矿的牙釉质或牙骨质再次矿化，恢复其硬度，终止或消除早期龋损。

牙釉质早期龋再矿化多采用人工再矿化液来治疗，可以获得一定疗效。

（一）再矿化液的组成

再矿化液的主要成分为含有不同比例的钙、磷和氟。再矿化液中钙与磷的含量和比例对龋损再矿化的程度和范围有明显影响。再矿化液 pH 一般调至 7。

（二）适应证

（1）光滑面早期龋，白垩斑或褐斑。

（2）龋易感者可作预防用。

（三）治疗方法

（1）配制成漱口液，每日含漱。

（2）局部应用。清洁、干燥牙面，将浸有药液的棉球置于患处，每次放置几分钟，反复 3～4 次。

五、渗透树脂治疗

渗透树脂治疗是一种阻止早期龋发展的新技术，为龋病光滑面和邻面的非洞病损提供了微创的治疗方法。高渗透性、低黏度、高表面张力的光固化渗透树脂材料通过毛细虹吸作用浸润到脱矿牙釉质的多孔隙结构中，封闭酸性物质入侵和矿物质溶解流失的通道，在病损内部形成屏障，最终起到再矿化和治疗早期龋的作用。

（一）适应证

牙光滑面或邻面早期未成洞的牙釉质白垩斑病损。

（二）树脂材料组成

目前常用的渗透树脂治疗，其材料主要包括酸蚀剂（15% HCl）、干燥剂（乙醇）和渗透树脂 3 部分。渗透树脂主要由双酚 A 甲基丙烯酸缩水甘油酯、二甲基丙烯酸三甘醇酯、光敏剂和溶剂乙醇组成。

（三）治疗方法

（1）清洁牙面。

（2）术区隔湿隔离唾液，干燥患龋牙面。对于邻面早期龋的患牙，需用楔子将患牙和邻牙分离开。

（3）患龋牙面涂布酸蚀剂酸蚀 2 分钟。

（4）清水冲洗 30 秒，吹干，涂布干燥剂 30 秒，再吹干。

（5）用专用装置涂布渗透树脂，静置 3 分钟后去除表面多余的树脂材料。

（6）光固化 40 秒，邻面龋需从颊、舌、𬌗面多角度光照。

（7）再次用专用装置涂布渗透树脂，静置 1 分钟后去除表面多余树脂材料。

（8）光固化 40 秒。

（9）抛光。

六、牙体修复

牙体修复包括手术和治疗两个部分，首先通过牙体手术过程清除已病变或失去支持的牙体组织及细菌，将牙体制备成一定形状的窝洞，使充填体能够长期保持而不松动脱落。为了使牙体组织和充填体能够承受一定的咀嚼压力，选用适当的材料，或充填治疗，或选择嵌体、冠修复恢复牙齿的形态与功能。

（一）牙体修复的原则

牙体修复必须遵循一定的原则，在恢复牙体形态与功能的同时，必须兼顾其作为口腔牙颌体系的一部分，使整个口腔牙颌体系处于生理平衡状态，做到真正意义上恢复健康的治疗目的。牙体修复的基本原则如下。

（1）去净龋坏牙体组织、感染牙本质，消除感染源，终止龋病过程，避免产生继发龋。

（2）牙体修复是一种生物性治疗技术，在活的牙齿组织上进行治疗。在治疗的全过程中必须充分考虑牙体和牙齿周围组织的特殊生物学特性，严格遵守保守治疗的原则，尽可能保留健康的牙体组织，在保护牙髓牙本质复合体的前提下开展手术治疗。

（3）采用生物力学和机械力学的基本原理预备窝洞，包括抗力形和固位形结构，确保既防止充填体的松动、脱落，又防止因过度磨除牙体组织造成的牙齿折裂。

（二）充填材料选择的原则

正确选择和使用充填材料是牙体修复治疗的关键。用于牙体修复的材料种类很多，有金属材料、复合材料、陶瓷材料等。临床上根据牙齿的部位、窝洞的位置、材料的性能以及患者口腔状况等多因素，选择适当的材料，恢复牙齿的形态与功能。

1. 充填材料的性能要求

直接用于充填窝洞的修复材料叫充填材料。从充填体的临床要求出发，为达到最佳的修复效果，充填材料要求具备以下性能。

（1）物理和机械性能：充填材料必须有足够的机械强度，包括抗压强度、抗张强度、抗弯强度和抗冲击强度，且耐磨。弹性模量大，受力后变形小。热膨胀系数与牙体组织相近。绝缘性好，不传导温度和电刺激。色泽与牙接近，抛光性好，X 线阻射。

（2）化学性能：充填材料必须有稳定的化学性能，在口腔内不溶解、不腐蚀、不变色，固化收缩小，对牙体组织有化学粘接性。充填后在适当的时间固化，固化前可塑性好，操作方便。

（3）生物学性能：充填材料必须有较好的生物相容性，对机体无毒、安全，对牙髓、黏膜和牙龈无刺激性，必要时易于去除，价格便宜。

（4）美学和功能：充填材料的根本目的是恢复患牙的功能和美观。良好的色泽和外形是恢复自然美的两大要素。而功能的恢复除了外形的考量，还应与邻牙、对颌牙有良好的邻接和咬合关系。

理想的充填材料应该具有足够的机械强度、稳定的化学性能、与牙体组织相近的物理性能，如热膨胀系数、导电性、导热性，色泽与牙齿接近，生物安全，方便操作等特点。目前，尚无一种充填材料完全符合上述要求。近年来，随着生物材料的迅速发展，牙体充填材料已有很大进展，新产品不断问世，如树脂改良型玻璃离子自粘接树脂、大块充填树脂、自修复复合树脂等。充填材料的改进必将为牙体修复带来巨大的变革。

2. 充填材料的选择

（1）牙齿的部位：前牙充填材料重点考虑美观，应选择与牙颜色一致的牙色材料，如复合树脂、玻璃离子水门汀。后牙首先保证有足够的机械强度和耐磨性能，可选用银汞合金或后牙复合树脂。对龋易感患者，可选用含氟化物的防龋充填材料。

（2）窝洞所在部位和承受的咬合力：后牙涉及殆面的缺损，因承受咬合力，应选用耐磨性强的后牙复合树脂或银汞合金；前牙唇面的缺损，应选用美学性能更好的复合树脂；牙颈部的缺损，可选用通用型复合树脂。

（3）患者情况：根据患者健康状况、经济情况、对美观的要求和个体龋易感性选用不同的充填材料。

（4）其他因素：考虑所充填的牙齿在口腔的存留时间以及对颌牙已采用的充填材料种类。保留短时间的牙选用暂时性充填材料。有金属嵌体或冠修复的对颌牙，原则上不选用银汞合金，以防止不同金属充填体接触时产生的电流刺激牙髓。

（闫嘉群）

第三章

乳牙龋病

儿童龋病包括乳牙龋和恒牙龋。乳牙龋中包含着婴幼儿龋和猖獗龋。口腔检查时需记录恒牙龋失补牙数和恒牙龋失补牙面数，以及乳牙龋失补牙数和乳牙龋失补牙面数。

第一节 乳牙龋病的病因与临床特点

一、乳牙龋病概述

乳牙龋病是儿童龋病的重要部分，它的好发因素、临床特征不仅有其特殊性，而且在治疗和预防方面与成人恒牙龋病也有较大的不同。

（一）乳牙龋病的病因

1. 致龋微生物

龋病是发生在牙硬组织的慢性疾病，牙、微生物和糖类（碳水化合物）是龋病发生的必要因素。其中，致龋微生物的存在和作用是龋病发生的先决条件。未萌出的牙是不会发生龋病的，而当这些牙萌出到口腔环境并与微生物菌群接触之后方可发生龋病的事实就是这个先决条件起作用的有力证据。

迄今为止，在口腔中发现超过200种不同属的微生物，其中牙菌斑生物膜中的口腔链球菌等6类细菌与龋病的形成密切相关。但在对儿童龋病口腔细菌多样性分析中发现，儿童唾液和菌斑中的微生物有显著不同，它们是否与患龋有关尚无定论。而龋活跃患者较健康儿童唾液的菌落结构变异较大，而且两者在菌落结构和基因上具有一定的鉴别特征。其特征菌种在糖类代谢、氮代谢、氨基酸转运代谢等相关功能群的功能基因也有显著差异，从而提示，特征菌种可能是参与或代表龋病发生、发展的相关因子。

在参与龋病发生的特征菌种中，变形链球菌已成为致龋微生物中最主要和最具毒性的细菌。耐酸性是变形链球菌最稳定的特性，而且这一特性与它的致龋性密切相关。

然而，无论剖宫产或自然分娩的新生儿口腔内均无微生物。即在刚出生的婴儿口腔中并不存在变形链球菌，只有当乳牙开始萌出后才可在口腔内检测到致龋微生物。

那么，变形链球菌等致龋微生物是如何传播到婴幼儿口腔中的？其传播途径和传播方式有哪些？首先，其传播途径是垂直传播，母亲是儿童口腔变形链球菌的主要来源，而唾液是传播致龋微生物的主要载体。即变形链球菌是从父母亲或喂养人的口腔中传给婴幼儿的。其次，其传播方式是一些不良喂养方式造成，例如，喂养人自己嚼碎食物后喂婴幼儿，把奶嘴或饭勺放到自己口中试温度后再喂婴幼儿等，此种方式即可将喂养人口腔中的致龋菌传播到儿童口腔中，尤其是那些口腔内有未经治疗的龋病牙的父母亲和喂养人，更易将致龋微生物传播给喂养的儿童。

婴幼儿出生后的 26 个月，即乳磨牙萌出初期是变形链球菌感染的敏感时期，称为窗口期，而父母亲是儿童口腔中变形链球菌早期获得的重要来源。致龋菌越早传播给儿童，儿童越易患龋病。因此，为了减少或延迟这种细菌的传播机会，首先应对父母亲或喂养人的龋病进行治疗，以降低他们口腔内变形链球菌的细菌量水平。在儿童乳牙萌出阶段，父母亲口腔内变形链球菌的减少对他们孩子口腔内这种细菌的繁殖和龋病的发生有着长远而重要的影响。

3 岁前由父母亲或喂养人传播给儿童的致龋菌已在口腔内繁殖，或开始造成乳牙的龋损。为此，阻断致龋微生物的传播应从父母亲或喂养人做起。喂养人不仅应注意喂养卫生，纠正不良的喂养方式，同时还应关注自身的口腔卫生，避免将致龋菌传播给婴幼儿。

当然，母子基因相似性和饮食习惯相同性，导致相近的口腔卫生环境而允许同类型微生物定植的因素也是不可忽略的。儿童口腔内变形链球菌定植越早，其患龋的危险性越高。同时，除了变形链球菌之外，嗜酸乳酸杆菌也参与龋齿的形成和发展，但是细菌本身是无法独立造成龋病的，还必须要有下述成分的参与。

2. 糖类

龋病是一种多因素复合作用的细菌性疾病。在致龋微生物、食物、牙结构和作用时间等主要因素中，食物成分是龋病发生的重要条件之一，也就是说，没有食物的参与就不会发生龋病。而在众多食物中，糖类是易致龋的食物。因而，人们认为，龋病是致龋菌作用于糖类产酸所引起的。其发病特征是牙的无机成分在酸作用下的脱矿，以及伴随或随后的有机成分在酶作用下的分解。

食物所含糖类的种类不同，其致龋性也不同。含发酵糖类，如蔗糖、葡萄糖和果糖等的食物致龋力较大，其中的蔗糖是变形链球菌代谢产物和合成胞外多糖的底物，它的致龋性最强。通俗地讲，致龋菌主要靠葡萄糖为生，而口腔内的葡萄糖，通常是由唾液将食物中的糖或淀粉等物质分解而成的。葡萄糖是致龋菌生存和致龋的有效成分。

蔗糖与其他糖类的致龋作用必须通过牙菌斑这一特定环境才可能实现。牙菌斑是未矿化的细菌性沉积物，是由黏性基质和在其中生长的细菌构成，是细菌的微生态环境。细菌可在这种环境中生长、发育、繁殖与衰亡，以及在其中进行复杂的代谢活动。说明龋病和牙菌斑的关系是极为密切的。可以认为，没有牙菌斑就不会产生龋病，若能控制牙菌斑的形成，就可在某种程度上控制龋病的发生。

尽管致龋微生物和糖类是龋病发生的关键因素，但是，龋病真正的病因不是单一的细菌或糖，而是细菌、糖、人体口腔环境及时间 4 个因素相互作用，共同形成的一个特殊的口腔生态环境。

（二）乳牙龋病的好发因素

1. 儿童的食物成分和饮食习惯

对儿童乳牙龋病而言，食物和饮食习惯是其好发的主要因素。

儿童的食物主要是含糖的食物，而且嗜食含糖的食物，例如，含糖的奶制品、甜点、饼干、小点心等。这类食品不仅含有大量可以作为致龋菌代谢底物的糖类（碳水化合物），还有很强的黏性，这种黏性可使其长时间停滞于牙面，增加菌斑中细菌产酸发酵的时间，从而加大乳牙患龋的风险性。

频繁进食是多数儿童的饮食习惯，由于糖类对龋病的影响受到其主要因素即进食频率的影响，所以儿童进食频率，或进食次数可以使龋病发生的可能性大为增加，进食次数越多龋病活跃性越显著。岳松龄曾指出：若每日 3 餐，菌斑 pH 下降 3 次，每次持续降低 pH 约 40 分钟，全日共降低 120 分钟。若增加含糖零食的次数，假如增加 4 次，则全日菌斑维持低 pH 状态时间可达 280 分钟。如此频繁的 pH 下降和如此长时间的低 pH 状态，打断了牙釉质脱矿后的再矿化的动力学过程，其结果则很有可能产生不能自行修复的龋病。

2. 乳牙组织结构特点

乳牙与恒牙比较，尤其与成人恒牙比较，其牙釉质、牙本质均较薄，而且其矿化度低，抗酸能力弱，在致龋微生物和糖类的共同作用下，很易患龋，患龋后龋病进展也较快。

3. 乳牙解剖形态特点

乳牙的牙颈部收缩明显，牙冠颈 1/3 处隆起，而且与邻牙的接触为面的接触，面接触而非点接触的形态易滞留牙菌斑，乳磨牙牙合面的点隙窝沟及牙列中的生理面隙等均易滞留食物而不易被清洁。

4. 儿童口腔自洁作用和清洁作用差

儿童的睡眠时间长，入睡后口腔处于静止状态，随之唾液分泌少，使口腔自洁作用差；又因儿童年幼，其自行清洁口腔的能力也较差，因而增加了乳牙患龋的概率。

5. 遗传因素

除上述的乳牙龋病好发因素以外，还应考虑到遗传因素对乳牙龋病发病的影响。特别是有龋病家族史的儿童，这种家族遗传因素可能在质的方面影响到乳牙的矿化程度和（或）抗龋能力，还可能在质的方面影响到儿童唾液的某些成分和性能，从而导致乳牙龋病易感性的个体差异。

近年，龋病的发生具有遗传易感性的观点得到越来越多的关注，其中，对龋病发生的遗传学研究，不仅能更好理解龋病发生的病理过程，而且对进一步了解乳牙龋病的病因，指导龋病早期诊断、预防和治疗具有重要意义。遗传因素在乳牙龋病的病因探讨和防治研究中也是不能忽视的内容。

（三）乳牙龋病的临床特点

1. 乳牙龋病的特点

（1）患病早，患病率高。乳牙萌出不久即可患龋，1 岁左右起可直线上升，7、8 岁达到高峰。此后，由于乳恒牙替换，乳牙脱落，随之乳牙患龋率下降。

（2）乳牙龋病牙位多，龋蚀范围广。

（3）乳牙龋病进展快，但自觉症状不明显。

（4）乳牙患龋后，修复性牙本质形成活跃，此类防御功能有利于乳牙牙髓的自我保护。

2. 乳牙龋病的好发牙位与好发牙面

（1）好发牙位：乳牙龋病好发牙位为上颌乳切牙、下颌乳磨牙龋病最多见；上颌乳磨牙与乳尖牙其次；下颌乳尖牙与下颌乳切牙发病最少。

乳牙龋病常呈对称性发病，左、右同名牙可同时或先后患龋病。

（2）好发牙面：乳中切牙的近中、远中面和唇面；乳侧切牙的近中面和唇面；乳尖牙的唇面和远中面；第一乳磨牙的骀面和远中、近中面；第二乳磨牙骀面和近中面。总之，乳牙龋病好发于乳前牙的邻面和唇面，乳磨牙的骀面与邻面。

（四）乳牙龋病对儿童健康的危害

乳牙的健康关系到儿童颌面骨骼、肌肉的发育，恒牙的萌出和排列，乳牙的作用是无可非议的，一旦乳牙患龋，必然对儿童健康产生危害。

1. 乳牙龋病对乳牙列健康的影响

乳牙是儿童咀嚼的主要器官，它的形态和功能直接影响儿童的咀嚼功能，因而，乳牙龋病对乳牙列健康的危害主要表现在对咀嚼功能的影响，以及由此功能受到影响而出现的其他问题。

（1）当儿童因龋病而降低咀嚼功能之后，必然影响儿童颌骨和牙弓的正常发育，以及颌骨内正在发育的恒牙胚。

（2）当龋病的乳牙牙冠近远中径减少，或因龋病早失后，使其为继承恒牙所占的间隙减少，待恒牙萌出时因间隙不足而位置异常，造成恒牙牙排列紊乱。

（3）若一侧乳牙发生龋病，则可使儿童出现偏侧咀嚼而影响龋病侧或失用侧颌面骨骼和肌肉的发育，导致儿童面部发育不对称，甚至颌面部的整体发育不足。

2. 乳牙龋病对儿童营养吸收和生长发育的危害

咀嚼功能的降低可直接影响儿童食物的摄入、消化和吸收，使需要增加食物品种和数量的儿童，由于咀嚼功能的降低导致的食物摄入与消化不足而影响营养吸收，继而影响到儿童生长发育。

3. 乳牙龋病可能成为儿童机体的感染病灶

乳牙龋病若未能得到及时治疗，随着乳牙龋病的进展，很快即可直接并发牙髓和根尖周组织的炎症，此类炎症不仅可使乳牙根出现病理性吸收，使继承恒牙萌出过早或萌出过迟，导致恒牙萌出顺序和位置异常，而且可能成为机体的感染病灶，引起儿童某些全身性慢性疾病，例如肾小球肾炎、血小板减少性紫癜、风湿热等。

4. 乳牙龋病对儿童心理的影响

乳牙龋病，尤其是乳前牙龋病、崩坏和早失会影响儿童的面部美观与正常发育，由此造成儿童的自卑心理，产生一定的心理压抑。有的儿童原本活泼爱笑，因为乳前牙的广泛龋病而不愿开朗大笑，甚至紧闭口唇、害羞不语。

由此可见，乳牙龋是严重危害乳牙列的健康、儿童营养吸收、生长发育和心理健康的一种破坏性疾病。完整健康的乳牙列能够发挥正常的咀嚼功能，能保障恒牙、颌面部骨骼和肌肉的正常生长发育，引导继承恒牙的正常萌出与排列，使儿童获得健康并使用终身的恒牙。

二、婴幼儿龋

婴幼儿龋（ECC）是发生于婴幼儿的一类与奶瓶或母乳喂养不当有关的特殊的乳牙龋病，或是发生在婴幼儿和学龄前儿童的，开始侵袭上颌乳前牙，随后侵袭乳磨牙或更多乳牙的特殊乳牙龋病。

也就是说，婴幼儿龋应该包含两部分内容：一是婴幼儿的喂养方式；二是婴幼儿龋的发病顺序与特征。

（一）好发因素

婴幼儿龋和乳牙龋一样，是多种因素作用的结果，其好发的危险因素有喂养、饮食、口腔卫生行为、妊娠与出生情况等。但目前对许多因素的作用仍存在一定争议。鉴于婴幼儿龋的可预防性，在许多因素中，喂养和饮食因素显得尤为突出。

1. 喂养方式不当

12～18个月的幼儿，睡觉前用奶瓶或母乳哺乳，睡着后含着奶瓶或乳头入睡，夜间哭闹用哺乳方式安抚等不当喂养方式易发生婴幼儿龋。

因为婴儿入睡后，唾液分泌减少，吞咽反射减弱，若使用奶瓶喂养，液体易存留于口腔之中并包绕牙周围，使乳牙长时间浸泡在含糖或含乳汁的液体中，而液体中的营养成分为致龋的微生物提供了充足的养分和繁殖场所，致使致龋菌在以糖为基质的牙菌斑内生长繁殖，产酸及分解破坏牙体组织而发生龋病。然而，有关奶瓶喂养与婴幼儿龋的直接因果联系至今仍难以建立。同样，母乳喂养超过1岁的儿童，婴幼儿龋和重度婴幼儿龋的患病率均较高，因此，延长和不当的母乳喂养也是婴幼儿好发龋病的危险因素之一。

2. 饮食因素

婴幼儿的食物多是以含糖量高的乳品或糊状食物为主。儿童从出生到幼儿的饮食内容、性状和进餐规律都不同于较大儿童，而且，无规律的、频繁的食用零食，或将饮料液体、食物长时间地含在嘴里等不当的饮食习惯，无疑打断了牙脱矿和再矿化的动力学过程，使乳牙持续处于脱矿状态而导致龋病。这样的饮食因素成为婴幼儿龋致病的危险因素。

（二）临床特点

1. 发病特点

婴幼儿龋发病早、进展快，可在短时间内导致多个牙、多个牙面的龋病损害。

2. 发病顺序

婴幼儿龋是开始侵袭上颌乳前牙，而后侵袭乳磨牙和更多乳牙特征的龋病，尤其是上颌乳前牙唇面与邻面的广泛龋损可导致整个牙冠破坏。

其中，重症婴幼儿龋的侵袭模式是从上颌乳前牙开始，迅速向着下颌、上颌第一乳磨牙进展，直至侵袭到下颌乳尖牙与下颌乳切牙，最终，全口乳牙几乎均成为龋病的患牙。

婴幼儿龋出现的顺序，即先上颌乳前牙、后乳磨牙至下颌乳前牙的顺序是与睡前、睡中吸乳有关。因为，上颌乳前牙周围的唾液较为少量，自洁作用较差，若长时间浸泡在乳汁或糖液中，势必较其他部位的牙更易遭受龋蚀的侵害。而下颌乳前牙位于舌下腺和颌下腺导管的开口邻近处，且婴幼儿吸吮时下颌、下唇运动和舌尖的保护使之不易受到龋蚀损害。

3. 婴幼儿龋进展的临床表现

最初，乳上前牙光滑面出现的白垩色脱矿的斑点或斑片；随后，龋病加剧，不仅侵蚀牙的平滑面，而且沿着牙颈部，环绕牙冠发生；最后，龋病使牙破损，仅残留龋蚀的残冠或残根。

4. 婴幼儿龋患病的年龄和牙位

1～2岁好发于上颌乳前牙，3～4岁好发于乳磨牙窝沟，4～5岁好发于乳磨牙邻面。早期下前牙无龋，至4～5岁时患龋。故有学者将婴幼儿龋是否波及下切牙作为界定重度婴幼儿龋的重要标志。

3~4岁前，上颌乳前牙龋病随年龄增长而增加；3~4岁后，乳磨牙龋蚀逐渐上升。乳尖牙萌出较晚，故较第一乳磨牙患龋概率较低。

为此，一旦婴幼儿的乳前牙出现唇面或邻面龋病，就意味着婴幼儿龋发病的开始。也就是说，乳上前牙的龋病是婴幼儿龋开始的危险信号，乳上前牙患龋是预测乳磨牙可能发生龋病的有意义指标。

三、乳牙猖獗性龋

猖獗性龋的概念尚不一致，目前，Massler 的定义仍被广泛接受，即儿童在短期内发生多个牙位、多个牙面的急性进展性龋病。

（一）好发因素

（1）患儿情绪紊乱和情绪紧张。

（2）患儿有嗜甜食的不良习惯。当患儿处于情绪紊乱或紧张状态下，往往激起不同寻常的对甜食的渴望或嗜好；与此同时，患儿又常伴有唾液量的减少，而且性状发生改变而变得黏稠。

（3）患儿对龋病有高度的易感性。当一个患儿口腔中短期内发生多个牙的龋病，就应考虑该患儿是否对龋病有高度的易感性。

（二）临床特点

（1）短期内突然发生龋病。

（2）乳牙龋病无序地波及广泛牙，且迅速形成龋洞。

（3）乳牙龋病很易波及牙髓，并在短期内致整个牙冠破坏，而使牙髓坏死并发根尖周炎。

（4）常发生在不好发的牙上，例如乳下前牙的邻面与牙颈部。

（程　雪）

第二节　乳牙龋病的防治

乳牙龋病在世界很多国家都是一个很大的社会健康问题，有学者说，没有哪一种细菌引起的疾病像龋病那样使患病率达到如此之高。鉴于我国儿童乳牙龋病的患龋状况，以及乳牙龋或婴幼儿龋发病的主要因素，对于乳牙龋病，只有从多角度入手，多方面进行，采用综合防治措施，才有可能取得防治效果，从而进一步降低乳牙龋病或婴幼儿龋病的发生率。

一、加强对乳牙龋病防治的宣传教育

因为，乳牙龋，包括婴幼儿龋的发生与喂养人、看护人的喂养态度密切相关，它是一种可以预防的疾病，而且其发病发展情况取决于喂养人对龋病的认识和态度。为此，需从以下两个方面开展宣传教育。

（一）改善和调整喂养方式

不当的喂养方式会危害婴幼儿的口腔健康。不当的喂养方式有：幼儿1~1.5岁仍用奶瓶喂养，幼儿睡觉时含奶嘴入睡，用奶瓶频繁喂食含糖的液体，如甜奶、果汁、蜂蜜水等；

没有限制的母乳喂养；每天 3~4 次或更多次的频繁摄入零食等。

因而，在了解上述不当喂养的基础上，应当注意以下 3 点。

（1）乳牙萌出之后，幼儿不应长时间含着奶嘴吸吮甜奶或甜饮料，尤其不能含着奶嘴睡觉。

（2）幼儿 1 岁后应尽量减少使用奶瓶，1.5~2 岁可以用杯子喝水后不应继续用奶瓶喂养，改用杯子喝奶，停止使用奶瓶。

（3）幼儿 1.5 岁应停止母乳喂养而添加其他食品。

但是，在此过程中，常因家长心疼幼儿哭闹未能放弃用奶瓶促使其睡眠习惯，从而加剧了乳牙龋病或婴幼儿龋病的发生和进展。

在此，需提醒的是，母乳是婴幼儿最好的天然食品，相对于人工喂养，母乳喂养时乳牙患龋病的危害性大为降低，因为：①母乳中含有儿童生长发育和牙形成与矿化所必需的营养成分；②母乳是婴幼儿最易消化吸收的食物；③母乳可以增强婴幼儿机体的免疫力等。

为此，美国儿科学会认为，母乳喂养保证了婴儿最佳健康状态、最佳生长发育和最佳心理成熟。母乳本身并不会引起幼儿龋病。

但是，在母乳的喂养过程中，若采用没有规律的、频繁的喂养，或入睡时含着乳头，也可使萌出不久的乳牙长时间的浸泡在乳汁中，同样打断牙的脱矿和再矿化的动力学过程而发生龋病。此外，若延长母乳喂养时间也可明显增加儿童的患龋率。

（二）饮食建议和饮食指导

首先，随着儿童生长发育的需要，应相应调整幼儿饮食成分。

（1）4~6 个月后的婴儿应添加米汤、菜泥与蛋黄等辅助食物，由少到多、由稀到稠地增加。

（2）儿童应以蔬菜、水果、谷物、禽蛋肉类等天然食物为主，这些食物不仅可为儿童提供能量，而且可为儿童生长发育提供必要的微量元素或其他成分。其中微量元素中的氟是唯一能够在牙萌出前对牙萌出后的龋病易感性产生影响的营养成分。

（3）应多吃含纤维较多的食物，如胡萝卜、苹果、青菜等食物，这类食物在食用时需用较大的咀嚼力，可在提高咀嚼功能的同时，促进唾液分泌，有利于口腔的自洁作用。而且这类食物含有丰富的矿物质和纤维素，有利于增强幼儿体质，也有利于牙的矿化。良好的饮食结构对儿童健康的作用是显而易见的。

其次，减少糖的摄取，特别是游离糖的摄取量和频率。游离糖包括蔗糖、葡萄糖、果糖和麦芽糖等，它们是龋病发生不可或缺的主要因素。其中，限制奶制品和饮料中的糖及限制零食中的糖极为重要。

存在于许多水果和蔬菜纤维中的木糖醇具有口腔保健作用，它本身是不致龋的，而且可以通过刺激唾液分泌起到口腔自洁的效果。但需特别提醒的是，勿受夸张广告的误导，限制儿童甜食和饮料摄入是乳牙龋病防治中不可缺少的内容。

健康的饮食结构和良好的饮食习惯是儿童口腔健康和全身健康的基础，养成良好的饮食习惯会使儿童受益终身。儿童应注意平衡膳食，不挑食、不偏食，多吃蔬菜和新鲜水果等纤维含量高、营养丰富的食物，这样既有利于口腔颌面骨骼肌肉的生长发育，以及牙的萌出和排列，又有利于防止龋病发生。

作为一种宣传教育手段，以儿科医学为基础的饮食指导可能会对儿童的口腔健康和营养均衡起到积极作用。

二、儿童的口腔卫生指导

（一）清洁口腔

（1）婴儿出生不久，在吸奶之后，家长可用蘸湿开水的棉花或纱布为婴儿擦洗口腔，可有效预防口腔白念珠菌感染。

（2）乳牙一旦萌出，哺乳或进食后，可用棉花或纱布蘸温开水擦洗口腔和牙面。每天至少擦洗 1 次，最好在儿童睡觉前擦洗清洁。

（3）当多颗牙萌出后，可用指套刷或软毛刷为幼儿每天刷牙 2 次，并确保清洁上、下颌所有牙面，特别是接近牙龈缘的部位。这对预防乳牙龋或婴幼儿龋的发生、发展很有效。

（二）幼儿刷牙

（1）当幼儿 2~3 岁时，乳牙全部萌出，可在儿童能够接受的条件下训练刷牙，使儿童从小习惯于这种生活规律，随后当成生活中不可缺少的事情，这对儿童将来的口腔健康至关重要。

但是，由于该年龄段儿童的精细运动能力尚未形成，不能真正刷干净牙。因此，家长应帮助幼儿刷牙，每日至少 2 次。

（2）从 3~4 岁开始，儿童动手能力和四肢协调能力明显增强，家长可开始教儿童自己用最简单的方法，如"画图法"刷牙，其要领是将牙刷毛放置在牙面上，轻压使刷毛屈曲，并在牙面上画图，每部位反复画圈 5 次以上。前牙舌侧将牙刷竖放，牙的各面均应刷到。此外，家长还应每日帮助孩子刷牙 1 次，直到上小学，这样才能保证刷牙的效果。

儿童应选用适合其年龄的儿童牙刷。

（3）随着幼儿年龄的增长，儿童应养成早晚刷牙、饭后漱口和用牙线清洁牙面的习惯。

（三）定期口腔检查

（1）6~12 个月大的儿童，或尚未患龋的儿童可进行第一次口腔检查，这很有必要，通过检查可了解儿童的喂养方式，评估牙的健康状况，同时进行首次口腔卫生指导。

（2）随后，每 3~6 个月进行定期口腔检查，并对龋病发病早、发病牙数多的儿童，或对婴幼儿龋易感人群进行重点监护。

（3）3~6 岁是儿童乳牙患龋的高峰期。这个阶段牙弓开始发生变化，出现牙间隙，为替牙做准备，但邻牙间隙的出现为食物嵌塞创造了条件，易引发邻面龋。龋病早期治疗所需时间短、痛苦小、效果好、花费少，所以提倡学龄前儿童每 6 个月接受 1 次口腔健康检查，以达到早发现、早治疗的目的。而且在对儿童进行口腔检查的同时，医师可提供有针对性的专业口腔健康指导，增强家长和儿童的口腔健康意识。

（四）龋病活跃性检测

可以检测儿童机体对龋病发生的敏感程度，依据所测的结果，获知儿童口腔龋病的活跃性强弱，从而制订口腔卫生保健的指导计划，确定定期检查间隔时间和要求。

检测是以牙菌斑或唾液为标本，检测其中致龋菌的含量、产酸能力及唾液的缓冲能力等，了解被检者受检时的口腔卫生状态及是否存在明显的致龋因素，预测受检儿童龋病发生的活跃程度。

龋病活跃性检测有预测性，也有局限性，其局限性如下。

（1）它不可能同时反映儿童个体宿主、微生物与食物诸因素及它们的相互关系，而只是检测某一致病因素的某一方面。

（2）龋病发病是动态过程，此过程受到细菌黏附和解黏附，牙釉质脱矿和再矿化，以及氟化物的使用，口腔卫生措施等外界因素的影响。

龋病活跃性检测难以反映其发病的动态过程及各类外界因素的作用结果，因此为了使龋活跃性检测的预测性与实际龋敏感程度更加吻合，可以采用几种检测方法同时进行，再结合临床口腔检查、饮食习惯等综合分析，才能做出比较准确的预测性判断。

通常采用的综合指标有：①唾液中或菌斑内致龋菌数目；②唾液中的黏稠度与缓冲能力；③两餐间摄入糖的次数与总量；④儿童口腔中的患龋情况；⑤儿童口腔卫生指数；⑥牙釉质的抗酸力和再矿化力等。

采用这些综合指标，进行综合分析，才能筛选出儿童中龋病的易感人群。

注意，乳牙列易患龋的儿童恒牙列也易患龋。

三、氟化物应用

氟是人体健康所必需的一种微量元素，摄入适量的氟化物可以促进牙再矿化，减少牙的溶解度，抑制致龋微生物生长，预防龋病的发生。氟的防龋作用主要表现在：①可形成抗酸性更强的氟羟磷灰石晶体的保护层，从而阻止釉质脱矿，促进其再矿化；②高浓度氟可使菌斑液中氟含量高于唾液，从而阻止牙菌斑中糖类的新陈代谢，抑制致龋菌的生长并减弱其产酸能力；③唾液中的氟化物可干扰生物膜与牙菌斑形成，而且吸附或结合牙釉质表面的氟离子可进一步促进钙、磷离子的沉积，形成新的牙釉质，减少酸对牙釉质、牙本质的溶解而增强牙的抗龋力。

氟在釉质表面的结合形式主要有两种：一是在氟离子浓度较低的环境下形成紧密结合形式氟磷灰石（FAP），二是在氟离子浓度较高的环境下形成疏松结合形式的氟化钙（CaF_2）。前者是氟离子进入牙釉质晶体并与之结合的产物，后者则是氟离子在牙釉质表面或龋损表面形成的产物。氟化钙可起到"氟离子库"的作用，溶解并释放氟离子，释放的氟离子可与钙、磷酸盐离子发生反应，最终形成氟磷灰石或氟羟基磷灰石，从而阻止牙釉质矿物离子的进一步丢失。在阻止釉质脱矿并促进再矿化的作用中，氟化钙较氟磷灰石有更好的效果，即沉积于脱矿区的氟化钙可更有效地阻止脱矿进程的发生。

氟化物的应用有全身应用和局部应用。

（一）氟化物的全身应用

氟化物的全身应用主要包括饮水氟化、食盐氟化、牛奶氟化、氟片或氟滴剂等。

1. 饮水氟化

包括自来水氟化、学校和家庭饮水氟化。是将饮用水中的氟调整到适宜浓度，使其既能预防龋病，又不导致氟牙症。氟化水中投放的氟化物有氟硅酸、氟硅酸钠和氟化钠等，其中氟硅酸使用较多。尽管水中加氟对广大人群而言是一种较好的方法，但只有当具备一个完好控制的公共水源系统、水的处理设备和一支经过训练的工作人员队伍的条件下才能施行，为此，发展中国家使用或推广饮水氟化方法，尚存在一些问题，而在发达国家的使用取得了较好的效果。

2. 食盐氟化

是以食盐为载体，加入氟化物，通过维持口腔内持续性、一定浓度的氟离子而发挥防龋效果。目前最常用的食盐加氟浓度是每千克食盐加 250 mg 氟化物。

3. 牛奶氟化

是将适量氟化物添加到牛奶中预防龋病。添加的氟化物常有氟化钠、氟化钙和单氟磷酸钠等，其方式是将一定剂量的氟化物加入到瓶装或盒装的奶中供儿童饮用。

（二）氟化物的专业应用

即专业用氟。专业用氟是指需通过口腔专科医师或卫生师应用或操作的氟制剂。

1. 氟溶液涂布

主要包括 2% 氟化钠溶液、75% 氟化钠甘油、8% ～10% 氟化亚锡溶液与酸性磷酸氟化钠（APF）溶液。应用氟溶液局部涂布牙表面后，氟可直接进入釉质中，与羟磷灰石作用，取代羟磷灰石中的羟基，形成难溶于酸的氟磷灰石晶体，增强釉质的抗酸性。同时，牙面氟浓度的增加可改变唾液—牙面界面脱矿和再矿化过程，促进早期龋损的再矿化。这些氟溶液对软组织无腐蚀性，不使牙变色，安全有效，前后牙均可使用，其使用方法如下。

（1）磨除龋蚀牙质，修整外形，清洁牙面，干燥防湿（图 3-1）。

（2）氟溶液局部涂擦牙面，每周 1 次，4 次为 1 个疗程，3 个月后重复治疗。对于婴幼儿的龋病预防，1 岁时涂擦乳前牙，2 岁时涂擦乳磨牙，3 岁时乳牙列已形成，继续用药定期涂布全乳牙列，对控制龋和预防龋的发生有积极作用。

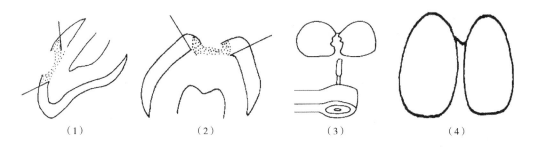

（1） （2） （3） （4）

图 3-1 药物局部应用修整外形的要求

（1）和（2）去除的龋质与游离釉质；（3）修整外形；（4）形成自洁区

2. 含氟涂料

含氟涂料又称氟化物涂膜或氟保护漆。是一种含氟浓度为 0.1% F-（1 000 mg/L）和 2.26% F-（22 600 mg/L）的含氟涂料，使用量小，用后可快速凝固于牙面，通过氟离子作用，形成一层较羟磷灰石溶解性更小的氟磷灰石外表，以及形成钙—氟样沉淀物储备于牙面上或菌斑中，随后，从中缓慢释放氟离子发挥再矿化作用。

含氟涂料适用于 2 岁以上的学龄前儿童和中小学生，每 6 个月使用 1 次即可获得较好的防龋效果。操作步骤如下。

（1）清清洁牙面：使用前清洁牙面，以增强氟化物与牙面的接触，延长氟化物在牙面的滞留时间。

（2）隔湿和干燥：可用吸唾装置，也可用棉卷隔湿代替。

（3）涂布含氟涂料：用小毛刷将含氟涂料直接涂布在所有牙面上，特别是两牙之间的邻间隙。

（4）自然干燥或用压缩空气轻吹牙面至干燥。

（5）嘱 2~4 小时不进食，当晚不刷牙。

含氟涂料的安全性好，适合在群体儿童中推广应用。虽然含氟涂料中的氟浓度高，但由于涂膜使用量小，涂布全口牙需 0.3~0.5 mL，用后可快速凝固黏附于牙面，减少了吞咽危险，儿童接受氟离子总量低于中毒剂量。

3. 含氟凝胶及含氟泡沫

是含 1.23% 的酸性磷酸氟凝胶。凝胶中含有氟化钠与磷酸，其中氟以氢氟酸形式存在。适用于学龄儿童而不适用于幼儿。操作步骤如下。

（1）清洁牙面：使用前清洁牙面，以增强含氟凝胶与牙面的接触，延长含氟凝胶在牙面上的滞留时间。

（2）涂布药物：将置有含氟凝胶的托盘放入口中，压入上下牙列，轻轻咬住，使含氟凝胶布满所有牙面并挤入牙间隙。托盘大小应与牙列相适应，既能覆盖全部牙列，又有足够的深度覆盖到牙颈部，同时避免托盘过大产生不良刺激。托盘内的含氟凝胶要适量，做到既能覆盖全部牙列又避免含氟凝胶过多使患儿感到不适或被吞咽。

（3）涂布药物时的体位：儿童保持前倾，流出的唾液可用口杯接住或用吸唾器吸去，避免吞咽动作。

（4）涂布药物的时间：托盘在口内置留 4 分钟，之后取出托盘并拭去残留含氟凝胶，或让儿童自行吐净口中凝胶。

（5）医嘱：30 分钟内不漱口、不进食、不喝水。

含氟泡沫是一种富含氟离子的泡沫，也是含 1.23% 酸性磷酸氟的氟化物。虽然泡沫的形式可增加儿童使用时的兴趣，但也需口腔专业人员操作使用，适用于学龄儿童而不适用于幼儿。

其使用方法与含氟凝胶相同。每 6 个月使用 1 次，仅适用于 6 岁以上儿童（表 3-1）。

表 3-1 局部氟化物使用剂型、氟浓度和方法

剂型	氟浓度	使用方法	使用时间	适用年龄	使用频率
含氟涂料	2.26%	牙面涂布	待其干燥	2 岁以上	每 6 个月 1 次
含氟凝胶	1.23%	使用托盘	4 分钟	6 岁以上	每 6 个月 1 次
含氟泡沫	1.23%	使用托盘	4 分钟	6 岁以上	每 6 个月 1 次

需专业人员操作使用的氟化物浓度相对较高，需严格按操作规范使用。

（三）氟化物的家庭应用

家庭用氟类型有含氟牙膏和含氟漱口液等。

1. 含氟牙膏

是辅助刷牙的一种制剂，可增强刷牙的摩擦力，帮助去除食物残屑、软垢和牙菌斑，有助于消除或减轻口腔异味，使口气清新。

用含氟牙膏刷牙后，氟可积聚于釉质表面上的残留菌斑中，使菌斑液的氟含量高于唾液；刷牙后唾液中氟含量也可升高，并维持 3 小时左右，这对促进釉质再矿化是很有效的。研究表明，唾液或菌斑液氟离子浓度仅有 0.01% ~ 0.02% 的微小差异就可出现显著的临床差别，因此含氟牙膏可有效防止龋病的发生。含氟牙膏有明显的防龋效果，其在世界范围内的广泛应用是龋病发病率大幅度下降的主要原因之一。使用含氟牙膏刷牙是安全、有效的防龋措施，特别适合于有患龋倾向的儿童和老年人使用。

儿童 4~5 岁刷牙时，可在家长和（或）老师监督指导下使用含氟牙膏，以防误吞。每天可应用 2 次，每次不超过豌豆大小。需注意，与成人相比，6 岁以下儿童，由于吞咽功能尚不健全，有可能出现咽下较多牙膏的情况。3 岁以下儿童不宜使用含氟牙膏。同时注意，不要给儿童使用成人的含氟牙膏。

2. 含氟漱口液

也是一种有效的家庭用氟防龋方法，使用方便可行，适合于低氟区、适氟区的学校和家庭使用。最常用的液剂是 0.2% 氟化钠，1~2 周含漱 1 次，或 0.05% 氟化钠每天含漱 1 次。研究表明，两种液剂均可减少龋齿 20% ~ 40%。含氟漱口液可作为一种日常习惯推荐给龋病易感性高的患者使用。

总之，氟制剂的全身应用主要用于氟水平较低的地区，对于高氟地区禁止使用。氟溶液涂布主要用于儿童乳前牙的轻中度龋坏，以阻止龋病进展，使患牙保存至脱落期。含氟凝胶和泡沫主要用于幼儿园的龋病预防性治疗。含氟涂料可用于乳恒牙早期脱矿治疗，以促使脱矿釉质再矿化，阻止龋病的发生。家庭用氟中的含氟牙膏对于 6 岁以上儿童可每日使用。

龋病是发生在牙硬组织的慢性疾病，牙、细菌和糖是龋病发生的必要因素。在儿童龋病的预防中，加强对龋病高危人群的系统检测与风险评估、菌斑生态防龋措施、氟化物和非氟防龋制剂的研究与应用，以及在对个体进行龋易感性评价的基础上，实施龋病个性化防治等显得十分重要。2014 年 8 月美国儿科学会发布氟化物使用新指南，列出对儿童每个阶段的具体建议，以及氟化物使用形式一览表，其中指出儿童自出牙起每 3~6 个月使用 1 次氟化剂，这在防龋中是极为重要的。

目前氟化物防龋研究重点是局部释氟载体，即构建能长期稳定释放氟离子的牙科材料。

四、免疫防龋

免疫防龋是指通过激活自身免疫反应，产生针对致龋毒力因子的特异性抗体的防龋疫苗的作用，以达到抑制致龋菌活力的方式。目前，免疫防龋仍处于研究阶段，其研究主要集中在针对变形链球菌的 DNA 防龋疫苗、蛋白质多态疫苗、基因工程全菌疫苗及转基因植物疫苗等。免疫防龋应用于人的龋病预防的道路还很漫长，仍需要大量规范的针对疫苗安全性和有效性的临床研究。

五、乳牙龋病治疗目的

（1）首先是终止龋病的进展，因为龋病是不能自行修复，而且难以静止的疾病。

（2）其次是保护乳牙牙髓的正常活力，以避免因龋病而引起牙髓病、根尖周病的并发症，此类并发症很可能影响其继承恒牙的正常发育和萌出，还可能影响儿童机体健康。

（3）通过治疗，恢复乳牙的牙体形态和咀嚼功能。

（4）维护牙列的完整性，使乳牙能正常地被继承恒牙替换，有利于颌骨和牙弓的生长发育及恒牙的萌出和排列。

六、乳牙龋病治疗的必要性

至今，我国儿童乳牙的患龋率仍居高不下，而且，更应引起注意的是，未经治疗的龋病患牙占绝大多数，经调查统计，仅有不到5%的乳牙龋病得到了治疗。除了治疗条件之外，更重要的还是观念问题。那些认为乳牙是需替换的牙，乳牙龋病可治也可不治的陈旧观念至今还在阻碍着乳牙治疗的进展。为此，需要强调乳牙龋病治疗的必要性，应该了解以下知识。

（1）乳牙的健康不仅关系到儿童颌面骨骼、肌肉和牙弓的发育，而且关系到继承恒牙胚的发育、恒牙萌出及萌出后的排列。由此可见，乳牙的健康作用是无可非议的。

（2）乳牙龋病的直接并发症是乳牙牙髓病、根尖周病，此类并发症对儿童的口腔和身体健康都具有危害性，它们可能成为机体感染病灶而引起其他一些全身性慢性疾病。

观念的转变是首要的，观念转变之后，若能定期对儿童进行口腔检查，并在检查中做到早发现、早治疗则更为理想，这样就可能减少致龋菌的滋生场所，防止龋病在儿童口腔内的传播。

七、乳牙龋病的治疗方法

乳牙龋病的治疗方法有：药物治疗、充填修复治疗、嵌体修复治疗、金属成品冠修复治疗等。

（一）药物治疗

乳牙龋病的药物治疗是在去除软化的龋蚀牙质与修整外形之后涂布防龋药物的治疗。它不能恢复牙体形态，但可起到抑制或停止龋蚀进展的作用。

1. 适应证

（1）广泛的平滑面浅龋。

（2）剥脱状的环形龋。

（3）不易制备洞形的乳前牙唇面、邻面浅龋，及乳磨牙𬌗面与颊面的浅龋。

2. 操作步骤

（1）修整外形：磨去龋蚀周围明显的无基质和尖锐边缘并修整外形，使其成为自洁区。

（2）磨去或挖去软化的龋蚀牙质。

（3）清洁牙面，干燥防湿。

（4）涂布药物。

用小棉球或小毛刷蘸取药物反复涂擦已修整的龋蚀牙面2~3分钟，每周涂1~2次，3~4周为1个疗程。

3. 注意事项

（1）涂药要有足够的时间，使药液浸润牙面以发挥其功效。

（2）使用有腐蚀性的药物时，小棉球切忌浸药过量，涂布药物之后应拭去过多的药液，以免流及黏膜造成损伤。

4. 常用的涂布药物

（1）75%氟化钠甘油或2%氟化钠溶液：涂布氟化钠溶液之后，牙表面可形成难解的氟磷灰石或氟化钙，从而降低牙质的溶解度和促进牙质的再矿化。

（2）8%氟化亚锡：作为表面活化剂，氟化亚锡可阻止细菌黏附，减少菌斑形成；氟化亚锡与羟磷灰石反应形成的磷酸氟锡是高度结晶的反应产物，此产物可促进牙质的再矿化。

（3）10%氟化钼酸铵：涂布于牙面之后，能较快地形成较多的氟化钙和氟磷灰石，从而增强牙质的抗酸性，促进牙质再矿化而达到抑制龋蚀进展的目的。氟化钼酸铵不使牙着色。

（4）酸性磷酸氟化钠：又称酸性氟磷酸盐，有液剂和凝胶两种，氟化钠和正磷酸是其主要成分。氟化钠对软组织无腐蚀性，不使牙变色，安全有效，前后牙均可使用。

（5）10%氨硝酸银或38%氟化氨银：氨银制剂涂布后，其中的银离子可与牙质中有机成分的蛋白质结合，形成蛋白银而沉淀。沉淀于牙本质小管内的银离子可堵塞牙本质小管，并抑制管内细菌的生长繁殖。此外，银离子还可与牙质中的无机成分发生化学反应，因此可增强牙的抗龋力。

但是，氨银制剂对软组织有腐蚀性，切忌涂布到龈、唇、颊黏膜上。而且氨银制剂涂布后可使牙面变黑，极影响美观，不宜用于前牙。鉴于氨银制剂的腐蚀性和使牙着色，目前临床已较少应用，尤其是前牙应用更少。

（二）充填修复治疗

充填修复治疗是去除龋蚀病变的组织、制备洞形、修复材料充填、恢复牙体外形和牙功能的治疗。

乳牙充填修复治疗的材料有玻璃离子水门汀、复合树脂及银汞合金等。因不同的修复充填材料的性能所定，它们在适应证的选择、操作步骤、注意事项等均有所不同，以下分别阐述。

1. 玻璃离子水门汀充填修复治疗

玻璃离子水门汀是20世纪70年代的产物，1972年由Wilson在聚羟酸锌粘固粉的基础上研制发明。1975年，作为商品第一次出现于欧洲市场上，随后进入多个国家。

玻璃离子水门汀用于乳牙充填修复的主要优点是：①玻璃离子水门汀对牙髓刺激小；②玻璃离子水门汀与牙体，尤其与牙本质有很好的化学粘结；③玻璃离子水门汀热膨胀系数与牙接近，封闭性能好；④玻璃离子水门汀能释放氟离子，具有使脱矿牙质再矿化，并由此而达到预防继发龋的目的等优点。它在乳牙充填修复中的应用主要在于它的防龋作用，而该类材料的防龋作用是以它的释氟特性为基础的。

实际上，玻璃离子水门汀在临床的应用并不顺利。早期由于其粘结力不足、颜色呈白垩色、易龟裂等缺点，临床应用较少。然而，随着20世纪80年代夹层修复技术的问世和改良性玻璃离子的研发，使它的研究逐步深入，目前，已在临床上广泛应用。

玻璃离子水门汀主要包括传统型玻璃离子水门汀（GIC）、树脂改良型玻璃离子水门汀（RMGIC）、多元酸改良复合树脂（PMRC）和金属加强型玻璃离子水门汀（是在传统玻璃离子中加入少量光固化树脂基质成分而成）。多元酸改良复合树脂是由离子析出性的玻璃粉和聚羧酸改性树脂形成，这两种改良型材料中增加了树脂成分，而加强了玻璃离子的抗折强度和耐磨性，它们的生物相容性、机械强度等性能均优于传统玻璃离子水门汀。而树脂改良型玻璃离子水门汀的释氟性能接近传统玻璃离子水门汀而优于多元酸改良复合树脂。金属加强型玻璃离子水门汀是在传统玻璃离子中加入金属离子而成，由于它的氟离子释放量较少未能在临床上推广使用。

（1）适应证。

1）乳牙龋病各类洞型的修复，包括乳前牙、乳磨牙邻面、𬌗面、唇颊面与舌面的龋病缺损修复。

2）乳牙窝洞垫基底，窝沟封闭、粘结金属冠等。

（2）操作步骤。

1）去除龋蚀组织，可不做预防性扩展。

2）窝洞制备：玻璃离子水门汀与牙体组织有化学粘结，对固位形的要求较银汞合金修复保守，但在必要时需做倒凹、鸠尾等附加固位形以增加固位。窝洞的点角、线角圆钝，利于材料的填入。由于玻璃离子水门汀脆性大、强度低，洞缘釉质可不做斜面。

3）牙面处理：根据所用产品的说明处理牙面，例如，10% 聚丙烯酸或 0.5 mol/L EDTA 处理牙面 10 ~ 20 秒，去除污染层，然后用水充分清洗干净，如果没有上述处理剂，也可用乙醇处理牙面。

4）垫基底：除洞底近髓，或距牙髓不足 0.5 mm 的深窝洞需用氢氧化钙垫底外，一般不需垫基底。垫基底后涂布粘结剂。

5）填充材料：传统玻璃离子水门汀由粉、液组成，为自凝型，调制时按粉、液以 3 ∶ 1 的比例，用塑料调拌刀于涂塑调拌纸上调拌，调拌在 1 分钟内完成。调制后，立即将材料放置于窝洞中，并用挤干 75% 乙醇（酒精）棉球快速送压就位成形。树脂改良型玻璃离子水门汀也是由粉、液组成，具有双重固化作用，按比例调拌后，立即用充填器将材料从窝洞一侧送入窝洞，以排除空气，防止气泡形成，光照固化或分层光照固化。若为邻面、𬌗面缺损的窝洞，在填材料之前需放置成形片和楔子，前牙用聚酯膜成形片，将其置于两牙间，用楔子加以固定，后牙用不锈钢成形片，用成形片夹固定。

6）涂隔水剂：自凝型或化学固化型玻璃离子水门汀虽在数分钟内可达临床固化，但完全固化需 24 小时，故充填后表面需涂一层隔水剂，如凡士林或釉质粘结剂，以防固化反应受唾液的干扰和固化过程中脱水而产生龟裂。若是光照固化的玻璃离子水门汀则不需涂隔水剂。

7）修整外形和调磨：化学固化型玻璃离子水门汀在充填 24 小时后进行充填体外形修整和调磨。树脂改良型玻璃离子水门汀在填充材料并光固化后即可进行。邻面可用砂纸条擦光。

（3）玻璃离子水门汀与复合树脂的联合修复：由于玻璃离子水门汀与牙体组织有化学粘结，对牙髓刺激性小，而且可释放氟，但玻璃离子的机械性能、耐磨性能与美观不如复合树脂。而复合树脂则不同，它的机械性能与美观性较好，但对牙髓刺激大。若将这两种材料联合使用，即可起到互补作用，被认为是理想的乳牙充填修复方法或牙本质修复体系。

采用玻璃离子水门汀和复合树脂联合进行牙体组织缺损修复的方法称为夹层充填修复方法。即用玻璃离子水门汀作为基底材料粘结于洞底的牙本质，然后用复合树脂充填修复牙体缺损部分的方法，这种联合应用的方法又称三明治技术。本技术既改善了复合树脂与洞壁的密合性，阻断了树脂对牙髓的刺激，又避免了玻璃离子单独修复的缺陷。操作步骤如下。

1）去除龋蚀组织、窝洞制备与玻璃离子水门汀的步骤与要求相同。

2）玻璃离子水门汀垫底。

3）酸蚀剂酸蚀窝洞壁，冲洗，干燥。

4）涂布粘结剂，光照固化。

5）足量复合树脂充填窝洞，光照固化，或复合树脂分层充填窝洞，光照固化。

6）调磨、修整外形。

2. 复合树脂充填修复治疗

复合树脂主要是由有机的树脂基质和无机的填料组成。自20世纪60年代后期推出使用以来，经不断改进，特别是随着耐磨性能的提高，现已广泛用于牙体修复，是目前较为理想的牙色修复材料，它最突出的优点是美观，可提供与牙最佳的颜色匹配。

复合树脂的固化方式有化学固化和光固化两种类型，化学固化材料由于要调拌，易产生气泡，影响理化性能，颜色也不够稳定；而光固化树脂由于其性能较好，且操作方便，因此是目前临床上主要使用的树脂材料。复合树脂通过粘结技术粘结到窝洞内，使其洞型预备的要求较银汞合金简单，而且能保存更多的牙体组织。若依据使用牙位分类，有前牙复合树脂和后牙复合树脂，而它作为后牙修复材料的不足表现在于聚合收缩、耐磨性差、远期密合度随着磨损而出现缝隙等。而且复合树脂对牙髓有刺激性，可致牙髓充血、水肿，炎性细胞浸润，甚至牙髓坏死。但是，随着人们对美观要求的不断提高，复合树脂修复仍旧越来越广泛应用于临床。

（1）适应证。

1）乳前牙邻面、唇面龋蚀缺损的修复。

2）乳前牙多面龋蚀缺损修复，环形龋蚀缺损及切端缺损修复可结合透明塑胶冠的应用使其成形。

3）乳磨牙𬌗面、邻面、颊面、舌面龋蚀缺损的修复。

4）乳磨牙广泛龋蚀的复合树脂修复可结合金属成品冠修复。

（2）禁忌证。

1）乳磨牙多牙面广泛龋蚀，且牙冠高度明显降低者。

2）乳牙龋蚀呈残冠、残根者。

（3）操作步骤。

1）去除龋蚀组织，可不做预防性扩展。

2）制备窝洞：除去除薄弱游离锐利的釉质外，尽可能保留牙体组织；不必强求固位洞型，也可不制成标准盒形洞；洞缘釉质可制备成斜面状，增大树脂的粘结面，减少洞缘的微渗漏。复合树脂可借助于粘结剂与特殊处理的牙面结合，故洞形预备较银汞合金修复保守。

3）术区隔离：推荐使用橡皮障进行术区隔离，也可使用简易隔湿法，如棉卷、吸唾器、排龈线等。

4）垫基底：复合树脂为非良性导体，但残存的单体可刺激牙髓，中等深度以上的窝洞需垫基底，以隔绝来自复合树脂的化学刺激。常用的垫底材料有玻璃离子粘固剂和可固化的氢氧化钙。玻璃离子粘固剂对牙髓刺激性小，与牙体组织有粘结作用，且经酸蚀的表面可形成微孔的表层结构，有利于复合树脂的固位。可固化氢氧化钙可促进修复性牙本质形成，有保护牙髓的作用。

5）洞壁、洞缘的牙面酸蚀和粘结处理：用30%～50%磷酸涂布洞缘釉质以酸蚀釉质；用牙本质处理剂处理牙本质面，水冲洗、吹干，再涂布粘结剂，光照固化；或用自酸蚀性粘结剂涂布洞壁、洞缘处牙面并光照固化，一次完成牙面处理。自酸蚀粘结剂是将酸蚀剂与底胶合二为一，其酸蚀牙釉质、牙本质的不是磷酸，而是含有磷酸基单体的酸性处理液，它酸性柔和，一方面溶解玷污层，另一方面酸蚀矿物质，由于无残余酸，不需水冲洗，操作更简化。

6）复合树脂充填修复：将复合树脂分次填入窝洞，分层固化，每层厚度 2 ~ 3 mm，每次光照约 40 秒。充填修复时注意控制厚度，逐层固化，首先充填邻面，然后充填殆面。分层固化不仅可使树脂固化充分，而且可提高修复体与洞壁的密合度，减少微渗漏与继发龋的发生。若是邻面窝洞，在充填树脂材料前需放置聚酯薄膜成形片或金属成形片。

7）修整外形与抛光：采用金刚砂车针或专用车针修整牙体外形，由粗到细打磨抛光，特别注意去除邻面充填物的悬突与调磨咬合高点。

（4）乳前牙复合树脂牙冠成形修复术的操作步骤。

1）去除龋蚀组织，制备窝洞，术区隔离，洞壁、洞缘酸蚀，粘结处理同上。

2）选择大小合适的透明塑料冠套，按患牙牙冠高度修剪冠套，试合后备用。

3）在套冠的切角处用探针刺出一小孔，修复便于气泡和多余树脂溢出。

4）将复合树脂注入冠套内后套置于患牙，用探针去除颈缘与切角小孔处溢出的多余树脂。

5）光固化树脂后去除套冠。

6）调磨，抛光。

3. 银汞合金充填修复治疗

银汞合金是由汞和银合金粉组成的特殊合金，是一种具有长久应用历史的牙体修复材料。

银汞合金具有抗压强度好、耐磨性强、性能稳定、对牙髓无刺激、可塑性大、方便操作等优点，一直是后牙充填的主要充填材料。但因其色泽与牙齿色泽相差较大；无粘结性，需通过窝洞必须具备的良好固力形与抗力形；而且具有对冷、热刺激的传导作用等缺陷，近年，随着充填修复材料与设备的不断发展，银汞合金在牙体修复中的地位已发生了变化，但由于树脂类及玻璃离子类牙色材料在理化性能的不足，目前尚无法完全取代银汞合金在后牙充填修复中的地位。而对于乳牙牙体修复而言，银汞合金已逐渐被粘结修复的牙色材料所替代，但以银汞合金为依据设计的充填术或窝洞制备原则与特点仍是当前制备窝洞的重要指南。因此，仍有必要了解和掌握银汞合金充填修复治疗的有关问题。

（1）窝洞预备特点。

1）窝洞预备须有一定深度和宽度，且须去除无基或空悬釉质，使其有足够的强度和固位。

2）窝洞须制备成盒形洞，即底平壁直的盒形，必要时还须增加辅助固位形，如鸠尾固位、梯形固位、倒凹固位或沟固位等，使银汞修复体有良好固位；面角为直角，不做釉质侧壁的短斜面，避免修复体边缘薄弱折裂。

（2）窝洞外形制备原则。

1）以龋蚀病变为基础制备其外形。

2）洞缘必须扩展到健康的牙体组织上，且呈圆钝曲线。

3）窝洞外形应尽量避开牙尖和嵴等承受咬合力的部位。

4）邻面洞的颊面、舌洞壁应位于接触区以外，分别进入楔状隙或外展隙。

（3）制备窝洞时必须遵循的基本原则。

1）去尽龋蚀组织，消除龋源感染与刺激，终止龋病进展。

2）保护牙髓组织，备洞时需用水冷却，不向髓腔方向加压，特别是深龋近髓处更需避免加压，熟悉牙体的解剖形态与组织结构，防止意外露髓。

3）尽量保留健康牙体组织，洞形做最小程度的扩展，或不做预防性扩展，邻面洞的龈缘应尽量位于牙龈边缘的𬌗面方向。

（4）完成窝洞制备的步骤。

1）去尽残存于窝洞中的龋蚀牙质。

2）预备辅助的固位形与抗力形。

3）完成并修整洞缘。

4）冲洗、干燥、消毒窝洞。

总之，在牙体缺损修复领域中，针对银汞合金和银汞合金充填修复术所设计的 Black 5 类洞型分类及其备洞原则可以称为经典中的经典，其各类洞型与备洞原则自提出之日起，一直是国内外牙体充填修复术的理论依据。例如，备洞原则中的固位原则，主要是针对没有粘结性的材料，需依靠摩擦固位、洞壁固位、倒凹固位、梯形固位、鸠尾固位等机械固位方式。但是，至今日臻成熟的粘结固位修复时，是否可以完全抛弃这些固位方式或窝洞外形制备原则乃是值得认真思考的。实际上，上述的备洞原则在考虑固位和抗力的同时，也考虑到维护牙的健康，例如，预防性扩展和邻面外展隙处理，不仅与固位与抗力有关，也是为了减少菌斑聚集，进而预防龋病。这些原则在实施复合树脂和玻璃离子水门汀粘结修复时不应完全忽略与抛弃。无论怎样，经典中的科学思维和治疗原则仍需坚守。

（三）乳牙非创伤性充填术

非创伤性充填术（ART）是使用手用器械清除龋坏的牙体组织，然后用粘结、耐压和耐磨性能较好的玻璃离子材料充填龋洞的技术。

非创伤性充填术源于微创观念的建立。

龋病治疗的传统观念认为，所有变色牙本质均应去除，而现行的观念是，在感染、变色、质软的龋蚀组织下有未感染的脱矿变色层，该脱矿变色层可以在使用玻璃离子类材料充填之后得以再矿化而不必去除，这使得切割牙体组织可以降到最低。玻璃离子类材料充填后有释放氟化物和其他矿物质的能力，从而使脱矿变色层得以再矿化。微创观念正是基于这一观念建立的。

1. 优点

（1）采用手用器械，不需要昂贵的电动牙科设备，可以不受医院条件限制，为患者提供简单的充填治疗，符合现代预防的基本观点。

（2）采用有粘结性的玻璃离子材料，只需最少的洞型预备，得以保存较多的健康牙体组织。

（3）玻璃离子材料中氟离子的释放可使牙体组织再矿化，防止继发龋病的发生，兼有治疗和预防效果。

（4）操作简单，适合在医疗条件相对滞后的地区开展。

2. 适应证

（1）适用于医疗设备短缺、没有电动牙科设备的地区。

（2）适用于因为心理或身体原因不能耐受常规牙科治疗的特殊人群，如难以合作的儿童或智障儿童、患有某些特殊疾病的儿童等。

（3）适用于乳牙或恒牙的中小龋洞，能允许手用器械进入，能去净龋坏牙体组织，无牙髓暴露，无可疑牙髓炎的患者。

3. 操作步骤

（1）检查、清洁龋坏牙：检查龋坏牙的部位、深度等，判断是否适合施行非创伤性充填术。

（2）洞型制备：使用手用器械去除龋坏牙体组织，略修整洞型。

（3）清洁洞型：用牙本质处理剂清洁洞型，促进玻璃离子材料与牙齿结构间的化学结合。

（4）调拌材料：按产品说明调拌材料，准备充填。

（5）充填：用调和刀将材料充填到预备好的窝洞中。可配合使用戴手套的示指上涂少许凡士林，用力按压窝洞和窝沟里的软修复材料，指压约20秒后，用器械去除多余材料。

（6）修整边缘与咬合，最后涂凡士林。

（7）医嘱：充填结束后1小时内不进食。

4. 可能发生问题的原因与处理

（1）修复体完全脱落：其原因可能有修复过程中唾液或血液污染；修复材料调拌过稀或过干；腐质和软化牙本质未去尽；留有隐裂的釉质薄片断裂。通过彻底清洁窝洞，用牙本质处理剂处理，按操作步骤重新修复窝洞等即可。

（2）修复体部分脱落：由于修复体过高或充填材料时混有气泡所致。可先用探针或小号挖匙和湿棉球清洁牙面或挖去残留修复材料，再用所调拌的玻璃离子材料修复脱落的部位，调𬌗，确保修复体无咬𬌗高点。

（3）修复体断裂：最常发生于过高的复面洞修复体。如果断端松动能去除，则按部分脱落修复。如果断端松动不能去除，则需用电动牙钻做传统修复治疗。

（4）修复体磨损严重：其原因可能有患儿常吃较硬食物，有磨牙咬牙习惯，或修复材料调拌得过干或过稀等。清洁牙面和残留修复体，去除软化牙本质，牙本质处理剂处理原有材料和窝洞壁，重新覆盖一层新材料完成再次修复。

（5）修复体边缘继发龋：去除继发龋后，按操作步骤，修复邻近原修复体边缘的窝洞。

5. 应用的局限性

尽管非创伤性充填术早已得到世界卫生组织的认可和推荐，在农村偏远地区儿童中可用以开展治疗，控制龋病发展，提高龋齿治疗率。但影响它治疗成功的因素较多，其中最为重要的是龋洞的固位形和抗力形，故它属于过渡治疗形式，医师须注意这种治疗只适用于能定期复诊的患儿，以便在复诊中可及时发现问题并补充治疗，非创伤修复术只作为决定性修复前的过渡治疗。而且，属多乳磨牙邻面龋的非创伤修复治疗还有待进一步观察和探讨。并非乳牙龋病均可采用此类修复治疗而不进行定期复诊与补充治疗。

（四）乳牙嵌体修复术

嵌体是一种嵌入牙体组织内部，恢复牙体缺损的形态和功能的修复体。

嵌体有两种：一种是洞内嵌体，用以恢复患牙牙体缺损；一种是高嵌体，用以恢复患牙的咬合关系。乳牙嵌体主要是用以恢复牙体缺损，是洞内嵌体。

嵌体按制作材料的不同有金属嵌体、瓷嵌体和复合树脂嵌体。乳牙嵌体修复术主要选用复合树脂嵌体和银合金嵌体。

嵌体按制作方法的不同有直接法和间接法。

1. 适应证

（1）乳磨牙的𬌗面龋洞、邻𬌗面龋的复面洞。

（2）乳磨牙龋病缺损较多的多面洞，或牙冠高度降低的广泛缺损。

（3）乳磨牙经牙髓治疗后伴广而深的牙体缺损患牙。

乳牙嵌体修复术仅适用于乳磨牙。

2. 禁忌证

（1）萌出不久，髓腔宽大、髓角高的乳磨牙。

（2）乳前牙不做嵌体修复术。

3. 操作步骤

（1）去除软化的龋蚀牙本质。

（2）洞型的制备：①洞型呈底平壁直，若洞底部分过深可通过垫底使其底平；②窝洞无倒凹；③轴壁间应彼此平行，或微向𬌗面外展2°~5°；④角呈圆钝形等。

（3）取模和灌注工作模：用印模膏、硅橡胶印膜材料联合取模，或用藻酸盐印模材料、琼脂印模材料联合取模。用硬石膏灌注工作模。

（4）暂封窝洞：氧化锌丁香油粘固剂暂封窝洞。

（5）嵌体制作：复合树脂嵌体制作。①在工作模上涂布分离剂，分层填充和分层固化树脂；②按解剖形态、咬合关系、邻牙间接触关系雕刻嵌体表面形态；③打磨抛光已雕刻的嵌体。

（6）粘固嵌体：患牙隔湿，75%乙醇消毒、吹干，粘结剂粘固嵌体。

（7）调𬌗磨改：再次检查咬合关系，调𬌗磨改。

银合金嵌体的制作：①在工作模上用铸造蜡制作嵌体蜡形，此蜡形需与洞型密合，有良好的咬合、邻接关系和解剖形态；②在蜡形上安插铸道，固定在坩埚形成座上；③用中低熔合金铸造包埋材料包埋、去蜡，用银合金材料铸造；④在工作模上试合嵌入铸件，抛光，粘固于窝洞内。

（五）乳牙金属成品冠修复术

金属成品冠修复术是指采用富有弹性、厚度为0.14 mm，并备有各乳磨牙解剖形态与不同大小型号的金属成品冠修复乳牙牙冠的方法。

1. 适应证

（1）乳磨牙牙冠缺损范围大，用其他方法难以修复牙冠形态，或难以使修复体具有良好抗力形和固位形，或难以恢复与邻牙接触者。

（2）龋病活跃性强，易发生继发龋者。

（3）间隙保持器中作固位体等。

2. 操作步骤

（1）去除龋蚀组织，按常规充填窝洞，或行牙髓治疗后充填窝洞。

（2）牙体制备。邻面制备使近远中面相平行，颊舌面制备磨去近颈 1/3 的特别隆起处，邻面与颊面、舌面相交线角呈圆钝状；𬌗面均匀磨去约 1 mm，𬌗面与轴面的线角也应呈圆钝状；牙颈部不能出现台阶等（图 3-2）。

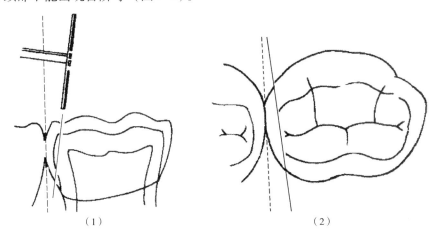

图 3-2　邻面片切方向
（1）向牙尖倾斜；（2）向舌侧倾斜

（3）选择成品冠：按牙尖及其大小选择合适的成品冠。成品冠大小有两种表示法：一种是以冠的近远中径长度定号码，试用前应测试修复牙的近远中径；另一种是在成品冠舌面印有冠套周径的大小，以毫米计数，试用前应测修复牙比隆起部稍缩窄的近颈部的周长。

（4）修整成品冠：参照患牙牙体制备后牙冠高度与颈缘曲线形态修剪成品冠颈缘，使颈缘达龈下 0.5 ~ 1 mm 为妥。

用专用修整钳修整𬌗面凹凸，颊舌邻面隆起和颈缘紧缩，尽力使其有适合的解剖形态。

也可采用间接法修整成品冠，即在牙体制备后，对患牙局部取模，翻制石膏模型，将选择的成品冠在模型上反复修剪、修整与试合，缩短在患儿口腔内操作时间。

（5）打磨、抛光与试戴：用细砂轮、橡皮轮打磨、抛光修剪过的成品冠颈缘，反复试戴，观察牙颈部是否密合、𬌗面有无咬合高点及其与邻牙的关系等。

（6）粘固成品冠：成品冠用 75% 乙醇（酒精）棉球消毒、吹干；患牙隔湿、消毒、干燥；用玻璃离子粘固剂、磷酸锌粘固剂或复合树脂等将选择、修整好的成品冠粘固于患牙。

3. 注意事项

（1）在患牙试合或试戴时，注意牙龈缘有无发白，咬合时有无早接触高点及与邻牙的接触关系，如有异常应严格予以修整、调𬌗。

（2）粘固成品冠时宜由术者用手指压住直至粘接剂凝固。如由患儿自行咬住成品冠易发生冠轴移位。

（程　雪）

第四章

牙髓病与根尖周病

第一节　牙髓病与根尖周病的临床表现及诊断

牙髓病和根尖周病是发生在牙髓组织和根尖周膜及牙槽骨的疾病的总称，牙髓病、根尖周病与龋病一起被称为牙体牙髓病。牙髓是牙组织中唯一的软组织，位于由牙本质围成的牙髓腔，借狭窄的根尖孔与根尖周组织相连。

一、牙髓病临床表现与诊断

（一）急性牙髓炎

1. 临床表现

（1）自发性阵发性痛：在未受到任何外界刺激的情况下，突然发生剧烈的自发性尖锐疼痛，疼痛可分为持续过程和缓解过程，即所谓的阵发性发作或阵发性加重。在炎症的早期，疼痛持续的时间较短，而缓解的时间较长，可能在一天之内发作二三次，每次持续数分钟。到炎症晚期，疼痛的持续时间延长，可持续数小时甚至一整天，而缓解时间缩短或根本就没有疼痛间歇期。炎症牙髓出现化脓时，患者可主诉患牙有搏动性跳痛。

（2）夜间痛：疼痛往往在夜间发作，或夜间疼痛较白天剧烈。患者常因牙痛而难以入眠或从睡眠中痛醒。

（3）温度刺激加剧疼痛：冷、热刺激可激发患牙的剧烈疼痛。若患牙正处于疼痛发作期内，温度刺激可使疼痛更为加剧。如果牙髓已有化脓或部分坏死，则患牙可表现为所谓的"热痛冷缓解"。

（4）疼痛不能自行定位：疼痛发作时，患者大多不能明确指出患牙。疼痛呈放散性或牵涉性，常常是沿三叉神经第二支或第三支分布区域放射至患牙同侧的上、下颌牙或头、颞、面部。但这种放散痛绝不会放散到患牙的对侧区域。

2. 诊断

（1）口腔探诊常可引起剧烈疼痛，有时可探及微小穿髓孔，并可见有少许脓血自穿髓孔流出。

（2）牙髓的炎症处于早期阶段时，患牙对叩诊无明显不适；处于晚期炎症的患牙，因牙髓炎症的外围区已波及根尖部的牙周膜，因此可出现垂直方向的轻度叩痛。

（3）温度测试时，患牙的反应极其敏感或表现为激发痛。

患牙可查及极近髓腔的深龋或其他牙体硬组织疾患，有时也可见牙冠有充填体存在或可查到患牙有深牙周袋。

（二）慢性牙髓炎

慢性牙髓炎一般不发生剧烈的自发性疼痛，但有时可出现不甚明显的阵发性隐痛或者每天出现定时钝痛。

1. 慢性闭锁型牙髓炎

（1）临床表现：无明显的自发痛。几乎所有患者都有长期的冷、热刺激痛病史。

（2）诊断：①查及深龋洞、冠部充填体或其他近髓的牙体硬组织疾患；②洞内探诊患牙感觉较为迟钝，去净腐质后无肉眼可见的露髓孔；③患牙对温度测验和电测验的反应多为迟缓性反应，或表现为迟钝；④多有轻度叩痛（＋）或叩诊不适感（－）。

2. 慢性溃疡型牙髓炎

（1）临床表现：多无自发痛，但患者常诉有当食物嵌入患牙洞内即出现剧烈的疼痛。另一典型症状是当冷、热刺激激惹患牙时，会产生剧痛。

（2）诊断：①查及深龋洞或其他近髓的牙体损害，患者由于怕痛而长期废用患牙，以至可见患牙有大量软垢、牙石堆积，洞内食物残渣嵌入较多；②去除腐质，可见有穿髓孔；用尖锐探针探查穿髓孔时，浅探不痛，深探剧痛且见有少量黯色血液渗出；③温度测验表现为敏感；④一般没有叩痛，或仅有极轻微的叩诊不适。

3. 慢性增生性牙髓炎

此型牙髓炎的发生条件是患牙根尖孔粗大，血运丰富以及穿髓孔较大，足以允许炎症牙髓增生呈息肉状并自髓腔突出。因此，慢性增生性牙髓炎多见于青少年患者。

（1）临床表现：一般无自发痛，有时可有患者诉说进食时患牙疼痛或有进食出血现象。因此长期不敢用患侧咀嚼食物。

（2）诊断：患牙大而深的龋洞中有红色的肉芽组织，即牙髓息肉，它可充满整个洞内并达面，探之无痛但极易出血。由于长期的废用，常可见患牙及其邻牙有大量牙石堆积。

二、根尖周病

（一）急性根尖周炎

急性根尖周炎（AAP）是从根尖部牙周膜出现浆液性炎症到根尖周组织形成化脓性炎症的一系列反应过程，是一个病变程度由轻到重、病变范围由小到大的连续过程。

急性根尖周炎的进展为一连续过程，由浆液期逐步发展为化脓期中的根尖周脓肿、骨膜下脓肿及黏膜下脓肿。由于炎症侵犯组织的范围不同，上述4个阶段的临床表现各有特点，因此应急处理方法也不尽相同。

成人急性根尖周炎的发生主要是因牙髓感染、坏死后，根管内的感染物质通过根尖孔使根尖周围组织产生局限性的炎症反应；也可由来自根管的机械、化学刺激引起；少数还可由外伤或咬合创伤所致。

乳牙和年轻恒牙罹患牙髓炎时，由于患牙根尖孔较粗大，牙髓组织血供丰富，感染较易扩散，往往在牙髓炎症的早期便可并发根尖周组织的急性炎症。

1. 急性浆液性根尖周炎

（1）临床表现。

1）主要为患牙咬合痛。

2）临床上患牙可由初期只有不适、发木、浮出、发胀，到咬合时患牙与对颌牙早接触。有时患者可诉有咬紧患牙反而稍感舒服的症状。

3）当病变继续发展，患牙浮出和伸长的感觉逐渐加重，出现自发性、持续性的钝痛，咬合时不仅不能缓解症状，反而导致更为剧烈的疼痛。

4）患者能够明确指出患牙，疼痛范围局限于患牙根部，不引起放散。

（2）诊断。

1）患牙可见龋坏、充填体或其他牙体硬组织疾病，或可查到深牙周袋。

2）牙冠变色：牙髓活力测验无反应，但乳牙或年轻恒牙对活力测验可有反应，甚至出现疼痛。

3）叩痛（＋）～（＋＋），扪压患牙根尖部位出现不适或疼痛。牙龈尚无明显异常。

4）患牙可有Ⅰ度松动。

5）X线检查根尖周组织影像学无明显异常表现。

2. 急性化脓性根尖周炎

（1）根尖周脓肿：患牙出现自发痛、剧烈持续的跳痛，以至咬合时首先接触患牙并引起剧痛，患者因而不敢对合。

（2）骨膜下脓肿：患牙的持续性、搏动性跳痛更加剧烈，因骨膜坚韧、致密，脓液集聚于骨膜下所产生的压力很大，病程至此，疼痛达到最高峰，病期多已三五日，患者感到极端痛苦。患牙更觉浮起、松动，即使是不经意地轻触患牙，也感觉疼痛难忍。患者常诉有因疼痛逐日加剧而影响睡眠和进食，还可伴有体温升高、身体乏力等全身症状。

（3）黏膜下脓肿：由于黏膜下组织较疏松，脓液到达黏膜下时，压力已大为减低，自发性肿痛及咬合痛也随之减轻。全身症状缓解。

（二）慢性根尖周炎

慢性根尖周炎是指因根管内长期存在感染及病源刺激物而导致的根尖周围组织慢性炎症反应，表现为炎症性肉芽组织的形成和牙槽骨破坏。

1. 临床表现

一般无明显的自觉症状，有的患牙可在咀嚼时有不适感。也有因主诉牙龈起脓包而就诊者。在临床上多可追问出患牙有牙髓病史、反复肿痛史或牙髓治疗史。

2. 诊断

（1）患牙可查及深龋洞或充填体，以及其他牙体硬组织疾病。

（2）牙冠变色，失去光泽。深洞内探诊无反应，牙髓活力测验无反应。

（3）患牙对叩诊的反应无明显异常或仅有不适感，一般不松动。

（4）有窦型慢性根尖周炎者可查及窦道开口。

（5）根尖周囊肿的大小不定，可由豌豆大到鸡蛋大。

（6）X线检查显示出患牙根尖区骨质变化的影像。

（王振林）

第二节　牙髓病与根尖周病的治疗

一、治疗原则

牙髓病和根尖周病的治疗原则是保存具有正常生理功能的牙髓及保存患牙。

1. 保存活髓

牙髓组织具有形成牙本质、营养牙体硬组织及防御修复功能。对牙髓病变还处于早期阶段的恒牙和根尖孔尚未形成的年轻恒牙，应注意保存活髓，维持牙髓功能。

2. 保存患牙

由于增龄性变化和血液循环的特殊性，牙髓修复再生能力有限，炎症不易治愈。对患有牙髓病而不能保存活髓的牙，应去除病变牙髓，保存患牙，以维持牙列完整，维护咀嚼功能。失去活髓后，牙体硬组织的营养代谢仅由牙周组织供给，牙体硬组织变脆并容易折裂，应选用不同类型的冠部修复体保护牙体硬组织。

二、治疗计划

治疗计划是为了控制或消除致病因素、治愈疾病、修复缺损牙体组织、恢复患牙功能而设计的治疗方案和程序。治疗计划的制订应根据患牙病变的程度、位置、与邻近解剖结构的关系，患者的全身健康状况、依从性和就诊时机，以及医护人员的经验、医疗设备和器械等。

（一）治疗程序

牙髓病和根尖周病的治疗首先应缓解疼痛并去除感染物，控制患牙的急性症状后，再进行全面检查和治疗，分为急症期、控制期、治疗期和维护期治疗。

1. 急症期

在充分掌握患者全身状况和病史的前提下，尽快解决患牙急性牙髓疼痛或根尖周疼痛，待急症控制后方可转入下一阶段治疗。

2. 控制期

通过牙髓治疗、牙周治疗、拔牙及牙体牙列修复治疗等手段消除病因，终止疾病进展。治疗内容包括：①控制牙髓根尖周病疾病进展；②控制或去除潜在的致病因素；③去除影响疾病预后的不良因素；④实施口腔疾病预防策略。

3. 治疗期

通过牙体修复治疗、牙髓治疗、牙周治疗及口外治疗等，治疗牙髓根尖周病变，恢复咀嚼功能。

4. 维护期

通过定期复查，观察病变愈合情况，及时调整治疗计划。同时，加强患者口腔健康指导。

（二）术前谈话

治疗前，医生和患者需进行良好有效的交流，向患者介绍病情，说明治疗方法，提供牙髓治疗有关的读物及画册帮助解释治疗过程，使患者了解治疗的程序、预后和其他相关情况，避免患者在治疗中出现紧张、恐惧或不合作等不良情绪，减轻担忧和误解。

患者对治疗的认可必须建立在知情的基础上，避免因未告知治疗的难度和风险而发生医患纠纷。

术前谈话要告知患者的情况如下。

（1）牙髓治疗通常成功率较高，但也存在失败的可能性，预后与患者的个体差异等多因素有关。

（2）术后可能出现短暂不适或轻度疼痛，偶有剧痛。必要时可服用消炎、镇痛药物缓解症状。

（3）保存活髓治疗后，如出现自发痛、夜间痛等急性牙髓炎症状应立即复诊，及时调整治疗计划及治疗方法。

三、了解患者与患牙状态

治疗牙髓病和根尖周病前，应全面分析病例，了解患者及患牙的状态，明确治疗的必要性和可行性，选择有效的治疗方法。

（一）患者状态

患者的状态包括生理状态和心理状态。当患者的生理健康或心理健康严重受损时，牙髓病和根尖周病的治疗可能变得复杂化，甚至难以顺利完成。因此，必须重视对患者状态的了解和正确判断。

1. 生理状态

（1）年龄：牙髓治疗适用于任何年龄的患者，但治疗中不同年龄段存在不同的治疗难点。对于幼儿患者应注意控制他们的拒绝行为，以配合治疗。老年患者的主要难点在于根管口隐蔽、根管钙化和组织修复功能较差等。

（2）健康状况：牙髓治疗没有绝对的全身禁忌证，但残疾和体质虚弱的患者往往难以承受复杂和长时间的治疗过程，因此要详细询问系统病史，根据具体情况制订治疗计划。

1）心血管疾病：严重心血管疾病患者的牙髓治疗，应与心血管疾病专家会诊后处理。治疗时注意控制疼痛，缓解精神压力，缩短就诊时间。对于风湿性心脏病、先天性心脏病或做过心脏瓣膜置换手术的患者，应防止因根管治疗引起的感染性心内膜炎。近6个月内患有心肌梗死的患者不适于做牙髓治疗。

2）出血性疾病：出血性疾病患者牙髓治疗前应进行血液检验，并请内科医师会诊。在安置橡皮障夹、活髓摘除治疗等过程中要做好控制出血的准备。根管外科手术前必须进行抗纤溶治疗。

3）糖尿病：牙髓治疗前应预防性用药，防止急性牙髓感染影响糖尿病患者的病情控制，避免牙髓治疗时间过久影响或耽误患者的胰岛素治疗和用餐时间。对于重症糖尿病患者，应注意预防胰岛素性休克或糖尿病性昏迷的发生。

4）癌症：通过询问病史，了解癌症患者病情以选择治疗方法。可采取简单易行的方法缓解患者症状，提高咀嚼能力，改善精神状态。头颈部肿瘤患者放疗后易发生猖獗龋，迅速发展为牙髓病或根尖周病，应选择牙髓治疗保存患牙，提高患者生活质量。

5）艾滋病：艾滋病不是牙髓治疗的禁忌证，对艾滋病患者进行牙髓治疗时，应采取严格的控制措施，防止交叉感染。

6）妊娠：妊娠期间的牙髓治疗，应注意控制疼痛与感染，暂缓行根管外科手术。

7）变态反应：对高度过敏体质的患者，牙髓治疗前可预防性使用抗组胺类药物，防止发生过敏反应。

2. 心理状态

（1）恐惧：患者在牙髓治疗过程中由于惧怕疼痛、放射线或治疗器械等有可能表现出异常行为。对于这类患者要尽量安慰以取得合作，因恐惧而不愿按时复诊的患者，应告知贻误治疗可能产生的不良后果。

（2）焦虑：患者因害怕治疗时疼痛常产生焦虑情绪，在进行牙髓治疗前应判断患者是否焦虑。成人患者在治疗前往往掩饰其情绪，不愿告知医师，在治疗过程中却表现出不合作或其他异常，某些患心血管疾病、呼吸系统或神经系统疾病的患者甚至可能由于过度紧张而危及生命。

恐惧和焦虑的控制主要包括非药物控制和药物控制两种方法。具体如下：①给予患者同情心，医护人员应通过语言和表情对恐惧和焦虑的患者表示理解、同情和关怀，切忌训斥患者；②建立医患间良好有效的交流，医者可通过简单的交谈和观察，与患者建立有效的交流并获得患者信任，以保证治疗的顺利进行；③改善就诊环境，就诊环境影响患者情绪，为减少环境噪声，减少患者间影响和干扰，应尽可能设立独立诊室；④减短候诊时间，过度的候诊等待加重患者的焦虑情绪，应尽可能减短候诊时间；⑤合理安排首诊复诊时间，对过度恐惧和焦虑的患者，如果治疗周期较长，应缩短首次就诊治疗时间，首次就诊时解决主诉问题，缓解主要症状，循序渐进地进行；⑥药物控制，当非药物控制不能取得良好的镇静效果时，可采用药物控制，如口服地西泮类镇静药控制焦虑等。

（3）心理性疼痛：心理性疼痛患者常主诉牙及颌面部疼痛，临床检查无口腔器质性病变。医师既要注意避免受患者或其家属的影响，将心理性疼痛诊断为器质性病变进行治疗，又要注意勿擅用精神治疗药物。

（二）患牙状态

牙髓治疗无牙位和年龄的限制，随着治疗技术和器械的发展，只要患牙有保留的价值，患者有适当的开口度并同意治疗，全口牙均可进行较为完善的牙髓治疗。牙髓治疗前，通过了解患牙的状态，可以判断牙髓治疗的难度和可行性。

1. 可操作性

（1）患牙类型：前牙一般为较粗而直的单根单管牙，牙髓治疗难度较小，成功率相对较高；磨牙根管相对细小且弯曲，解剖变异多见，根管数目不定，根管治疗的难度大。

（2）患牙位置：前牙暴露充分，器械容易到达，患者易配合，根管治疗难度低；反之后牙治疗难度增大。此外，牙异位或错位，导致根管方向倾斜，也增加牙髓治疗难度。

（3）工作长度：工作长度影响根管预备器械的选择。牙体过长，ISO器械不能完全到达，操作难度加大；牙体过短，器械的工作刃因侧方压力不够而使工作效率大大降低，治疗难度加大。

（4）工作宽度：根尖孔粗大，易发生器械超出根尖孔和（或）超充，损伤根尖周组织，增加治疗难度。

（5）根管形态：根管重度弯曲或呈S形的患牙，根管治疗时应选用适宜的预备器械和技术，以减少或避免根管预备并发症的发生。根尖孔未完全形成的患牙，需要行根尖诱导成形术。

（6）根管数目：根管数目越多，管径越小，根管走向的变化就越多，治疗难度越大。临床上根管失败的常见原因为遗漏根管。因此，在根管预备过程中，应始终持有怀疑态度，仔细检查，准确判断是否存在"额外"根管。

（7）髓腔和根管钙化：髓石或弥散型髓腔钙化会阻碍根管治疗器械进入根管，增加治疗的难度。根管显微镜、钙螯合剂及超声预备器械等的应用有助于诊断和发现钙化根管。

（8）牙根吸收：牙根吸收包括内吸收和外吸收，内吸收 X 线片表现为在髓腔内出现不均匀的膨大透射区，外吸收则表现为叠加于根管外的阴影。牙根吸收会增加牙髓治疗的难度，影响患牙预后。

（9）邻近解剖结构：治疗中应注意牙根尖区邻近的组织结构，如上颌窦、鼻腔、颏孔及下颌神经管等。上颌牙根尖周炎症可能引起上颌窦或鼻腔感染，下颌牙根管预备过度或超充均可导致下牙槽神经感觉异常。颧突、隆凸以及牙拥挤、牙根重叠可造成 X 线片上根管及根尖区影像模糊，影响临床诊断和治疗。

（10）其他因素：根管治疗难度还与治疗环境，术者诊疗水平，患者张口度、咽反射及牙科恐惧症等有关。

2. 可修复性

现代牙髓治疗更注重患牙剩余牙体的保存治疗，随着修复材料和技术的不断完善，临床治疗中应最大限度保存患牙。但患牙因严重龋坏或牙折等导致余留牙体结构难以保留及修复时，则无须行牙髓治疗。

3. 牙周状况

牙髓病治疗的预后与患牙的牙周状况直接相关，牙槽骨严重破坏和Ⅲ度松动患牙的预后较差。对伴有牙周疾病的牙髓病患牙，应进行牙周牙髓联合治疗。

4. 既往治疗

术者治疗前应了解患牙的既往治疗情况。患牙可能在既往治疗中由于根管预备或充填不完善，仍处于炎症状态而需再处理，再次治疗的操作难度往往会增大。

5. 保留价值

所有牙髓病患牙都应尽量通过牙髓治疗保留。临床上可能由于医师对治疗失去信心，或患者因时间或经济问题，影响牙髓治疗的实施或完成。对于无咬合功能的患牙，可考虑拔除。

四、术前感染控制

无菌指不含活菌的状态，是灭菌的结果。在牙髓治疗过程中病原微生物可能通过不同途径引起感染，因此，治疗时应遵循无菌操作原则，建立防护措施以利于获得良好的治疗效果。

（一）术区隔离

牙位于口腔唾液环境中，术区的隔离可采用棉卷隔离唾液或安置橡皮障等方法，吸唾器一般与棉卷隔离或橡皮障联合使用。

1. 棉卷隔离法

棉卷隔离法是置消毒棉卷或棉球于唾液腺开口处及患牙两侧，这种方法简单易行，但对儿童和唾液多的患者隔湿效果差。

2. 橡皮障隔离法

19 世纪，纽约牙科医师 Barnum 在临床首次使用橡皮障，达到牙体隔离的目的。正确安装橡皮障可以隔离患牙，防止唾液和舌影响手术操作，是目前保护医师和患者的有效装置，是牙髓治疗尤其是显微牙髓治疗中的必要步骤。

（1）橡皮障隔离的目的。

1）提供不受唾液、血液和其他组织液污染的操作环境。

2）避免牙龈、舌及口腔黏膜软组织意外损伤。

3）防止误吸误吞。

4）保证术野清晰。

5）防止医源性交叉感染。

（2）橡皮障系统。

1）橡皮障：橡皮障多呈方形，尺寸为 15 cm×15 cm 和 12.5 cm×12.5 cm。根据厚度分为薄型、中型、厚型、超厚型和特厚型等，牙髓治疗多选用不易撕裂的中型或厚型。橡皮障有黑、绿、黄、灰、蓝等各种颜色，深色橡皮障可以增加手术视野的对比度，浅色橡皮障的半透明性便于放置 X 线胶片于橡皮障下。安放橡皮障时常规将橡皮障暗面朝向术者，以减少炫光，减轻术者视觉疲劳。

2）橡皮障架：用于支撑和固定橡皮障，由金属或塑料制成。牙髓治疗常选用 X 线透射性强的塑料框架。

3）橡皮障夹：又称固持器，为金属制品，由一个弹性弧形杠连接一对夹片构成，无翼或有翼。夹片前端可以和牙呈四点接触，使固持器保持稳定，防止其自身移动造成软组织损伤。双翼作用是将橡皮障上打好的小孔撑大并套入患牙。根据牙解剖形态不同，橡皮障夹设计呈多种形状。一般治疗中多用有翼型橡皮障夹，包括前牙固持器、前磨牙固持器、上颌磨牙固持器和下颌磨牙固持器。夹片的翼部可以隔离牙龈组织，最大限度暴露治疗牙。特殊设计的固持器，如夹片向根尖方向加长的固持器可用于冠部牙体组织缺损较大的患牙；锯齿形的 Tiger 固持器可以增加稳定性；S-G 型固持器能放置于患牙的邻牙上，并能隔离牙冠缺损严重的患牙。

4）橡皮障打孔器：打孔器为一种手持钳，头部有特殊圆盘，盘上有不同尺寸的小圆孔，供打孔时选用。

5）橡皮障钳：用于安放、调整和去除橡皮障夹。

（3）橡皮障的安置方法。

方法一：将橡皮障夹套入橡皮障已打好的孔中，撑开小孔，将橡皮障钳前喙插入橡皮障夹的翼孔中，握持橡皮障钳，调节橡皮障夹的张开度，控制橡皮障夹在橡皮障上的位置。用塑料框架支撑橡皮障，并成为一个整体放置于患牙上。橡皮障夹固位于患牙的牙冠后，用器械将小孔周边的橡皮障反折入橡皮障夹翼部下方。

方法二：先将橡皮障夹（通常是无翼型）放置于患牙上，再安放橡皮障和橡皮障架；也可以先安放橡皮障，再放置橡皮障夹及橡皮障架。采用这种方法，术者能清楚地看到橡皮障夹的喙部与牙体接触的部位，避免损伤牙龈组织，可用手指轻压橡皮障夹的颊舌侧板，以检查橡皮障夹的放置是否合适。

方法三：又称拼合障孔术，用于隔离牙冠大部分缺损的前牙或有烤瓷全冠的患牙。橡皮障夹的安置对烤瓷全冠的颈瓷、牙本质及牙骨质等均有一定损伤，因此，一般不使用橡皮障夹隔离烤瓷全冠修复的牙，而是用牙线结扎固定橡皮障或者将橡皮障夹置于邻牙上。拼合障孔术首先在橡皮障上打2个紧连的孔，使2个孔拼合成1个孔，将棉卷放于患牙颊侧，再将橡皮障孔拉开套入患牙和相邻牙上，橡皮障的边缘要仔细地反折入两邻牙远中接触点下方，用牙线结扎使橡皮障固定。棉卷的放置和橡皮障的张力使术区保持相对干燥。为防止橡皮障滑动，可以在患牙的邻牙上放置橡皮障夹或在橡皮障上方放置橡皮障夹。

（4）橡皮障安置的注意事项。

1）定位和打孔：首先标出垂直中线和水平线，将橡皮障分为4个象限，列出常规上、下颌牙弓位，确定患牙所在位置并做记号，留出足够边缘。患牙越位于远中，小孔越靠近橡皮障水平线。打孔要求边缘整齐、大小合适。

2）橡皮障的安放：安放橡皮障前，必须确定牙间是否有间隙，如果两牙之间的接触点粗糙，接触过紧，或不适当的充填物使相邻牙融合在一起，都会造成橡皮障安置困难。可以用牙线加压使橡皮障通过接触点，还可以用器械插入患牙周围封闭橡皮障边缘。橡皮障应以足够的张力固位于橡皮障架上，不能起褶，也不能张力过大使橡皮障破裂或使橡皮障夹移位。橡皮障要完全覆盖患者的口腔，避免盖住患者的鼻和眼。

3）防止渗漏：选用厚度合适的橡皮障，注意孔的位置，要求边缘整齐，正确选择和放置橡皮障夹及沿牙四周反折橡皮障可以减少渗漏。发现橡皮障有小的破损，可用 Cavit 或牙周塞制剂等修补或更换橡皮障。

4）橡皮障夹的放置：牙形态和位置异常可能导致使橡皮障夹放置不到位。牙部分萌出、全冠修复已做牙体预备或牙体大面积缺损情况下，为了使橡皮障夹放置到位，可以调试或修改橡皮障夹的夹片使之适合患牙，或在牙颈部置少量树脂，利用树脂凸缘为橡皮障夹固位，待根管治疗完成后再去除树脂凸缘。

5）橡皮障夹的选用：牙体大部分缺损至龈下而牙周组织健康状况良好的患牙，可选用S-G 型夹或翼端向根方加长的橡皮障夹。

6）预先修复牙体组织：牙体大部分缺损时，可以先部分修复牙体组织，以便安放橡皮障夹。待牙髓治疗后，再重新完成患牙的充填和修复。

（二）器械的清洗、消毒和灭菌

所有口腔治疗器械使用后必须进行清洁消毒和灭菌处理方可用于其他患者。

1. 清洗

清洗指去除器械上组织和材料等所有外来物质，以减少器械上细菌的数量。一般采用清洁剂和水，通过手工或机械完成。目前广泛采用超声波加多酶清洗技术对口腔诊疗器械进行清洗。手机的清洗通过手机清洁机或人工清洗来完成，车针和扩大针等器械以多酶溶液浸泡后，采用手工刷洗或超声波加多酶溶液清洗。

2. 消毒

消毒指利用物理或化学方法灭活器械上的非芽孢微生物，达到无害化状态。口腔器械主要采用物理消毒法，即干热或湿热高温消毒。采用全自动清洗热消毒干燥机可一次性完成车针和扩大针等器械的消毒干燥。化学消毒法用于不耐高温的器械。较长时间的高温消毒对手机的轴承、轴芯、风轮等损耗较大，可用注油机或注油罐对手机内腔进行注油，采用 75% 乙醇擦拭手机外表面，干燥包装后待灭菌。

3. 灭菌

灭菌是指消除所有微生物生命状态的过程，即杀灭器械上包括芽孢在内的所有微生物，达到无菌状态。灭菌方法主要有预真空压力蒸气灭菌、干热 160℃ 及以上灭菌、环氧乙烷灭菌和辐射灭菌（大剂量紫外线照射）等。预真空压力蒸气灭菌最高温度达 134℃，压力达 206 kPa，保持时间为 3~4 分钟，因其灭菌效果稳定、安全而广泛应用，适用于手机及牙髓治疗器械的灭菌。传统的化学浸泡灭菌法因化学消毒剂不良反应大，灭菌效果不稳定而甚少使用。

（三）基本防护

临床诊室环境中存在许多潜在的感染源，如唾液、血液、创口分泌物和龋坏牙体组织等。医务人员的手、头发、工作服、治疗器械和设备、手机的气雾等都可能成为传播感染源的媒介，因此，应按预防标准进行个人防护，防止发生院内感染。

1. 医护人员的防护

医护人员在治疗防护，戴手套后只接触防污膜覆盖的部位表面，坚持戴护目镜或塑料面罩，防止血液、唾液、冲洗液和手机的气雾等溅射到面部和眼；术后即时弃去手套，洗手并干燥。整个治疗过程中应穿防护工作服、戴工作帽并每天更换，如污染严重须及时更换。术前彻底洗刷双手、戴手套，术中注意隔离。

2. 患者的防护

治疗前用 0.12% 葡萄糖酸氯己定或 0.02% 醋酸氯己定漱口，减少微生物的污染。使用一次性胸巾隔离，并为患者提供防护眼镜，防止飞溅物对眼的伤害。

3. 工作环境的防护

采用四手操作，术前备齐操作所需物品，避免护士在多椅位间走动扩散污染。使用防污膜覆盖医务人员双手经常接触的物体表面，如综合治疗台照明灯拉手、开关、椅位调节控制或微电脑控制板、光固化灯等，一人一换。术后使用 300~500 mg/L 的含氯或含溴消毒剂擦拭消毒设备，并清洁干燥。诊疗室保持通风并定期进行空气消毒处理，每日使用 300~500 mg/L 的含氯或含溴消毒剂湿拖地面 1~2 次。

五、疼痛控制

牙髓组织富含神经纤维，对刺激反应敏感。在牙髓治疗的过程中，各种操作均可能引起疼痛，使患者难以忍受以致惧怕接受治疗。因此，应该施行无痛技术，使牙髓病和根尖周病的治疗在无痛或减少疼痛的情况下进行。

（一）局部麻醉

局部麻醉即通过局部注射麻醉药物以达到牙髓治疗无痛的目的。

1. 局部麻醉前准备

（1）仔细询问患者系统性疾病史、用药史、药物过敏史。对有心血管疾病者，慎用含有肾上腺素的药物；对有过敏史的患者，慎用普鲁卡因类药物。

（2）选择合适的麻醉方法，对有牙槽骨和黏膜炎症的牙尽可能不选择局部浸润麻醉。

（3）对过度紧张的患者，有过度饮酒史的患者，应适当加大局部麻醉药剂量30%～50%。

（4）了解各类局部麻醉药的作用特点和药物特性，避免过量用药。

（5）为减少进针时的疼痛，进行注射麻醉前可先对进针部位的黏膜表面麻醉。

2. 常用局部麻醉药物

局部麻醉药主要分为酯类和酰胺类，前者以普鲁卡因为代表，后者以利多卡因为代表。

（1）普鲁卡因：又称奴弗卡因，盐酸普鲁卡因局部麻醉使用浓度为2%，1次用量40～100 mg。可用于局部浸润和传导阻滞麻醉，注射后3～5分钟起效，维持30～40分钟，加入肾上腺素（1：100 000～1：20 000）可增加血管收缩，减缓吸收速率，麻醉效果延长至2小时。该药偶有变态反应，对心肌有抑制作用，严重低血压、心律失常和脑脊髓疾病患者禁用，1次最大用量不超过1 g。

（2）丁卡因：又称地卡因，为长效酯类局部麻醉药，脂溶性高，穿透力强，毒性较大，适用于黏膜表面麻醉。常用浓度2%，3～5分钟显效。需注意腭侧龈因角化层较厚，药物穿透效果不佳，应改用其他局部麻醉方式。

（3）利多卡因：又称赛罗卡因，稳定，起效快，常用于表面麻醉和局部麻醉，1次用量为2%盐酸盐5～10 mL，最大用量不超过400 mg。禁用于严重的房室传导阻滞患者及心率＜55次/分患者。对高血压、动脉硬化、心律失常、甲状腺功能亢进症、糖尿病、心脏病患者，应慎用含肾上腺素的利多卡因。

（4）阿替卡因：常用为复方盐酸阿替卡因注射剂，商品名为碧兰麻，含4%阿替卡因及1：100 000肾上腺素。禁用于4岁以下儿童，严重肝功能不全、胆碱酯酶缺乏、阵发性心动过速、心律失常、窄角青光眼、甲状腺功能亢进症患者，慎用于高血压、糖尿病及应用单胺氧化药治疗的患者。

3. 常用麻醉方法

（1）表面麻醉：适用于黏膜表浅麻醉，常用于局部麻醉前对进针部位黏膜组织的麻醉和阻止患者的恶心反射。操作时应先隔离唾液，用小棉球蘸取药液或将药液喷涂于欲麻醉部位，3～5分钟或以后将药液拭去，漱口。

（2）局部浸润麻醉：又称骨膜上浸润麻醉，是将麻醉药注射到根尖部的骨膜上，通过麻醉药的渗透作用使患牙在牙髓治疗时无痛。由于麻醉药不能渗透密质骨，故骨膜上浸润麻醉仅适用于上、下颌前牙及上颌前磨牙和乳牙。牙髓治疗前，于患牙根尖部骨膜上注射0.6～0.9 mL麻醉药，3～4分钟或以后起效。当患牙处于急性炎症期时，骨膜上浸润麻醉效果一般不佳，需采用其他麻醉方法。

（3）神经阻滞麻醉：是将局部麻醉药物注射到神经干或其主要分支附近，以阻断神经末梢传入的刺激，是在组织的神经分布区域产生麻醉效果。进行神经阻滞麻醉时，应熟悉口腔颌面局部解剖，掌握三叉神经的行径和分布及注射标志与有关解剖结构的关系。上颌磨牙常用上牙槽后神经阻滞麻醉，进针点为上颌第二磨牙远中颊侧口腔前庭沟，下颌磨牙及局部浸润麻醉未能显效的下颌前牙常用下牙槽神经阻滞麻醉，进针点为张大口时，上、下颌牙槽突相距的中点线与翼下颌皱襞外侧3～4 mm的交点。

（4）牙周韧带内注射：适用于牙周组织的麻醉和牙髓麻醉不全时的补充麻醉，某些特殊病例如血友病患者也常做牙周韧带内注射。严重牙周疾病患牙不宜使用该法。操作中首先严格消毒龈沟或牙周袋，将麻醉针头斜面背向牙根刺入牙周间隙缓缓加压。若注射时无阻力感，药液可能漏入龈沟，应改变位置再次注射，但每个牙根重复注射的次数不应超过 2 次。由于麻醉药不能渗过牙槽间隔，对多根牙每一牙根都应做上述注射，一般每个牙根可注入麻醉药 0.2 mL，不超过 0.4 mL。

（5）牙髓内注射：将麻醉药直接注入牙髓组织，多用于浸润麻醉和阻滞麻醉效果不佳的病例，或作为牙周韧带内注射的追加麻醉。操作时先在髓腔的露髓处滴少许麻醉药，待表面麻醉后将注射针从穿髓孔处插入髓腔，边进入边注射麻醉药，麻醉冠髓至根髓。由于注射时需要一定的压力，故穿髓孔不能太大，以免麻醉药外溢，必要时可用牙胶填塞穿髓孔。

（6）骨内注射和中隔内注射：骨内注射是将麻醉药直接注入根尖骨质的方法。首先做浸润麻醉使牙根尖部软组织和骨麻醉，然后在骨膜上做 1~3 mm 切口，用球钻在骨皮质上钻洞直至骨松质，将针头刺入患牙远中牙槽中隔，缓缓加压，使麻醉药进入骨松质，一般注射 0.3~0.5 mL 麻醉药。

4. 局部麻醉失败的原因

临床上出现局部麻醉效果不佳时，应考虑以下原因。

（1）注射点不准确。

（2）药量不足。

（3）局部炎症明显。

（4）部分麻醉药注入血管。

（5）解剖变异或由于患者体位改变，没有掌握正确的解剖标志。

（6）嗜酒，长期服用镇静药、兴奋药患者。

5. 局部麻醉并发症及急救

在局部麻醉过程中，患者可能发生不良反应，常见的并发症包括：晕厥，变态反应，中毒，注射区疼痛、血肿、感染，注射针折断，暂时性面瘫等。

严重的并发症需采取急救措施。急救措施主要包括：①患者卧位；②基本的生命支持，如空气流通、输氧、心肺复苏等；③控制生命体征。

（二）失活法

失活法是用化学药物制剂封于牙髓创面，使牙髓组织坏死失去活力的方法。失活法用于去髓治疗麻醉效果不佳或对麻醉药过敏的患者。

1. 失活药

使牙髓失活的药物称为失活药，多为剧毒药物，常用金属砷、三氧化二砷、多聚甲醛等。金属砷可使牙髓发生溶血反应，对细胞有强烈的毒性，作用无自限性，因此临床上已逐渐淘汰。多聚甲醛失活药主要成分为多聚甲醛、适量的表面麻醉药（如可卡因、丁卡因等）和氮酮等，作用于牙髓可使血管壁平滑肌麻痹，血管扩张，形成血栓，引起血供障碍而使牙髓坏死。其凝固蛋白的作用，能使坏死牙髓组织无菌性干化，作用缓慢，安全性较高，封药时间为 2 周左右。

2. 操作步骤

若牙髓已暴露，可将失活药直接放在暴露的牙髓表面，并暂封窝洞。需保证失活药不渗透至窝洞以外，保证封闭材料不脱落，同时要求患者按期复诊。对于未露髓或穿髓孔较小的病例，应在局部麻醉下开髓，引流充分后将失活药轻放于牙髓表面，在其上放一小棉球，并暂封窝洞。

3. 失活药烧伤的处理

当发生失活药溢出造成黏膜甚至骨组织坏死时，应首先清理坏死组织，避免残留的失活药造成组织进一步损伤。清理后的创面以生理盐水大量冲洗，碘仿糊剂覆盖，3天后换药，如无新生组织生长，应继续清除表面坏死组织，直至出现新鲜创面。

六、应急处理

门诊病例中约90%的牙髓病和根尖周病患者需要即刻减轻疼痛，应急处理是初次治疗中需采取的重要措施。

（一）开髓引流

急性牙髓炎应急处理的目的是引流炎症渗出物和缓解因之而形成的髓腔高压，以减轻剧痛。在局部麻醉下摘除牙髓，去除全部或大部分牙髓后放置一块无菌小棉球后暂封髓腔，患牙的疼痛随即缓解。对于单根牙，拔髓后可以进行根管预备再暂封。患牙暂封后应检查有无咬合高点，避免高点引起牙周膜炎，产生新的疼痛。咬合过高还可能造成暂封物脱落，导致髓腔再次感染。

急性根尖周炎的应急处理是在局部麻醉下开通髓腔，穿通根尖孔，建立引流通道，使根尖渗出物及脓液通过根管得到引流，以缓解根尖部的压力，解除疼痛。应急处理时应注意：①局部浸润麻醉要避开肿胀部位，否则将引起疼痛和感染扩散，麻醉效果较差，以行阻滞麻醉为佳；②正确开髓并尽量减少钻磨震动，可用手或印模胶固定患牙减轻疼痛；③初步清理扩大根管，使用过氧化氢溶液（双氧水）和次氯酸钠交替冲洗，所产生的气泡可带走堵塞根管的分泌物；④可在髓室内置一无菌棉球开放髓腔，待急性炎症消退后再做常规治疗。一般在开放引流1~2天复诊。

（二）切开排脓

急性根尖周炎至骨膜下或黏膜下胀肿期应在局部麻醉或表面麻醉下切开排脓。黏膜下脓肿切排的时机是在急性炎症的第4~5天，局部有较为明确的波动感。不易判断时，可行穿刺检查，如果回抽有脓，即刻切开。脓肿位置较深，可适当加大切口，放置橡皮引流条，每天更换1次，直至无脓时抽出。通常髓腔开放与切开排脓可同时进行，也可以先予髓腔开放，待脓肿成熟后再切开。把握切开时机非常重要，切开过早给患者增加痛苦，达不到引流目的；切开过迟会延误病情，造成病变范围扩大，引起全身反应。

（三）去除刺激

对于根管外伤和化学药物刺激引起的根尖周炎，应去除刺激物，反复冲洗根管，重新封药，或封无菌棉捻，避免再感染。若由根管充填引起，应检查根管充填情况，如根管超充可去除充填物，封药安抚，缓解后再行充填。

（四）调𬌗磨改

由外伤引起的急性根尖周炎，应调𬌗磨改使患牙咬合降低、功能减轻，得以休息，必要时局部封闭或理疗。通过磨改，牙髓及根尖周症状有可能消除。死髓牙治疗也应常规调𬌗磨改，以缓解症状及减少牙纵折的发生。

（五）消炎镇痛

一般可采用口服或注射的途径给予抗生素类药物或镇痛药物，也可以局部封闭、理疗及针灸止痛。局部可使用清热、解毒、消肿、镇痛类的中草药，以促进症状消退。口服镇痛药对牙髓炎和根尖周炎有一定镇痛效果。镇痛药可以局部使用，如将浸有丁香油酚镇痛药的小棉球放在引起牙髓炎的深龋洞中。但在剧烈疼痛的急性牙髓炎和急性根尖脓肿，只有局部麻醉下开髓引流或切开排脓才能有效止痛。

（王振林）

第五章

口腔黏膜病

第一节　总论

口腔黏膜病是指发生在口腔黏膜及口腔软组织的除肿瘤以外的疾病。

口腔黏膜病病损的临床表现是多种多样的，最常见的是溃疡及糜烂，其他如角化异常、疱疹、结节、坏死等也可发生。而且在病程的不同阶段还可以发生病损类型的更迭，如疱疹破溃可形成溃疡、上皮剥脱后形成糜烂等。从病因来看也比较复杂。除极少数病种是单纯由局部原因引起外，大多数口腔黏膜病和全身状况有着密切的关系。有些口腔黏膜病损是全身性疾病早期或晚期的一部分病征。还有许多口腔黏膜病病因不明，其中最常见的是复发性阿弗他溃疡及一些口腔黏膜和皮肤先后或同时发生病损的疾病。但无论哪种情况，口腔黏膜病往往都在身体抵抗力降低时发生。所以，在诊治时要注意从口腔局部联系全身，从口腔黏膜病损的表现寻求疾病的本质，才不致因诊断不明而延误治疗。

一、口腔黏膜的组织结构

口腔黏膜是由上皮及固有层组成，两者之间有基底膜相隔。黏膜层借疏松的黏膜下层与其深部组织相连接。

1. 上皮

上皮由内向外依次是基底层、棘层、颗粒层和角化层。因上皮全层为复层鳞状上皮，使病原微生物不易透过上皮而有保护机体的作用。

2. 固有层

固有层中的结缔组织为纤维结缔组织。在固有层中突向上皮部分的结缔组织称为结缔组织乳头，而上皮伸向结缔组织的部分则称为上皮钉突。血管不分布到上皮层，神经纤维可伸入到上皮内且有丰富的神经感受器。所以浅层溃疡或糜烂时非常疼痛。

3. 基底膜

基底膜是连接上皮和结缔组织的部分。位于上皮钉突及结缔组织乳头之间，是一种由上皮细胞分泌物和结缔组织胶原纤维共同产生的复合物，主要是糖蛋白。有连接固着上皮和结缔组织的作用。

4. 黏膜下层

黏膜下层是疏松的结缔组织，有丰富的血管、神经、淋巴管、腺体和脂肪组织等。黏膜下层的血管可分成细支分布到固有层的结缔组织乳头中形成毛细血管网。上皮的营养通过基底膜扩散而来，也可通过固有层的代谢提供。

二、口腔黏膜的生理功能

1. 保护功能

口腔黏膜是口腔表面的一层上皮性膜。它与皮肤所处环境不同，皮肤表面干燥，而口腔黏膜是处在湿润的环境中。健康的口腔黏膜可以起屏障作用，保护黏膜下器官免受外界侵袭。其屏障功能主要由上皮完成，因上皮为复层鳞状上皮，有多列细胞可以阻止微生物的侵袭。其次，黏膜固有膜的结缔组织中胶原纤维互相交织成为纤维束，可以抵抗加于黏膜表面的压力，如咀嚼压力等。上皮下的结缔组织中有许多淋巴细胞和巨噬细胞能吞噬和杀灭微生物，保护机体不受侵袭。用免疫荧光法显示，有的淋巴细胞能活跃地产生免疫球蛋白抗体，主要是IgA，有中和病毒和抗细菌侵入机体的作用。由于口腔黏膜的主要功能是屏障作用，故其通透性小，它只对较小的分子有通透作用，而且主要在舌腹及口底黏膜，故一般口腔内给药不易被吸收。口腔黏膜也有黑色素细胞及皮脂腺，前者有轻度的保护功能，后者有润滑功能。

2. 感觉功能

口腔黏膜和皮肤一样可以接受和传递外来环境的刺激，如冷、热、疼痛、触动和压迫等，并可引起机体对这些刺激的反应。此外，因为舌根部轮廓乳头及菌状乳头存在味蕾，是身体特有的味觉感受器。所以，口腔黏膜也是消化道唯一有味觉的器官，能感受各种味道。

3. 润滑及助消化功能

口腔黏膜下结缔组织中有大小唾液腺，能分泌唾液以维持口腔内的湿润及黏膜表面光滑，有助于说话及咀嚼时舌的运动。此外，唾液中含有酶类，可对食物初步消化，并可使食物润滑便于吞咽。

三、口腔黏膜患病与口腔环境的关系

口腔是一个复杂的环境，经常处于湿润状态，又有合适的温度，故宜于多种细菌及真菌生存。还有一些长期存在的机械性刺激因素，如尖锐的牙尖及牙齿边缘、残根、残冠和不良修复体等，进食时的咀嚼摩擦，经常接受的冷热温度或酸辣等，均可成为刺激口腔黏膜的因素。上述原因使口腔黏膜直接受到威胁而可能引起疾病。但事实上多数人并未发病，这主要是因为机体还有抵抗力。黏膜本身的结构、机体天然的防御屏障和唾液的作用均为抗病因素。

唾液是由三对大的唾液腺，即腮腺、下颌下腺、舌下腺及许多分布在唇、颊、舌、腭等处的小唾液腺的分泌液组成。唾液的成分比较复杂。主要成分是水，另有有机成分及无机成分，如多种酶及蛋白质、电解质、上皮细胞、白细胞等，它有机械清洗及抗菌能力，均有利于抗病。唾液量及流率与身体的生理及病理状况有关。健康成人的唾液流率平均每分钟为0.1 mL（0.08～1.85 mL/min）。但随着年龄的增长，腺体的分泌组织渐渐被脂肪及结缔组织代替，所以老年人唾液分泌量减少。临床上常见老年人以口干为主诉而就诊者，这是生理性变化。但是，当患舍格伦综合征或腮腺炎时，因唾液腺泡萎缩、破坏，使唾液分泌量减少，流率降低，患者也会感到口干，这种变化是病理性的。又如唾液免疫球蛋白的多少、化学成分的变化等也与口腔黏膜的发病有关。正常情况下唾液的 pH 为 6.0～7.9，介于弱酸至弱碱性。如果 pH 偏酸，念珠菌就易在口腔内繁殖而引起感染。

此外，注意除去口腔中的残根、残冠、修改不良修复体等机械刺激因素，保持口腔卫生，减少菌斑的生成等，对减少口腔黏膜发病及促进病损的愈合是有益的。

四、口腔黏膜病的分类

疾病分类的目的是反映病变的本质，便于诊断，指导治疗。但口腔黏膜病病因复杂，病种繁多，临床表现多样化，往往与全身状况关系密切。目前在分类方面还存在一些问题。主要是一些疾病的病因及发病机制尚不明确，而且很多病的病损表现或发病部位都有交叉重叠，故无论按病因、病理或病损表现、发病部位进行分类，均存在交叉现象而不易分清。

为了突出治疗重点，可按疾病的发病原因、病损部位及临床表现的共同特点将口腔黏膜病加以归纳分组如下。

（1）病损单纯或主要发生在口腔黏膜的疾病：本组包括的常见病有复发性阿弗他溃疡、创伤性损害、口腔念珠菌病、细菌感染性口炎、唇及舌的固有疾病、口腔白斑及口腔红斑（或称赤斑）等。

（2）口腔黏膜和皮肤以及生殖器、眼、鼻腔等黏膜同时或先后发生病变的疾病：本组包括的常见病有多形性红斑、药物过敏、扁平苔藓、慢性盘状红斑狼疮、天疱疮、类天疱疮、白塞病等。

（3）全身性疾病在口腔黏膜的表征：本组包括全身各系统病、营养缺乏、代谢障碍、内分泌紊乱以及结核、梅毒等特殊感染所表现的口腔黏膜病征。

以上三组疾病中，第一组的治疗重点应放在口腔局部，全身方面根据情况辅以抗感染及支持治疗；第二组的治疗应同时注意口腔和身体其他部位的病损，并根据情况给予全身调整免疫功能，抗感染及支持治疗；第三组的治疗重点是全身性疾病，口腔病损只作预防继发感染及对症治疗即可。

（陈　彬）

第二节　复发性阿弗他溃疡

复发性阿弗他溃疡（RAU）是指一类原因不明、反复发作但又有自限性、孤立、圆形或椭圆形的溃疡。同义名有复发性口腔溃疡（RAU）、复发性口疮、复发性阿弗他口炎（RAS）等。临床上根据溃疡大小、深浅及数目不同又可分为轻型阿弗他溃疡、疱疹样阿弗他溃疡及重型阿弗他溃疡。

一、病因

复发性阿弗他溃疡病因复杂，至今仍不明确。无论从发病到治疗，个体差异均较大。有些患者临床表现相似，但其发病诱因却迥然不同，临床施以同样的治疗，效果也不尽相同。说明本病发生是多种因素综合作用的结果。国内外有关 RAU 病因的研究及病因学说简述如下。

1. 病毒感染

临床上疱疹样阿弗他溃疡的表现与疱疹性龈口炎相似，所以有人认为前者可能是单纯疱疹病毒感染所致。但在患者血清中未查到特异性抗单纯疱疹病毒抗体。近年来，有研究发现RAU患者的外周血单核细胞中人类疱疹病毒6（HHV-6）、人类疱疹病毒7（HHV-7）、巨细胞病毒、EB病毒DNA片段的阳性率高于正常人。但大部分研究均未从RAU病变组织中直接检测出病毒，而对疱疹性口炎患者作上述检查则能得出阳性结果。但一些学者仍认为不能排除病毒的致病作用，认为病毒寄生在细胞内，由细胞所产生的病毒抗原所致的免疫反应可引起宿主组织的病理变化而形成溃疡。

2. 细菌感染

有人提出L型菌在复发性阿弗他溃疡中有致病作用。L型菌是溶血性链球菌在抗生素的作用下转变为无细胞壁的滤过性原生质体。在复发性阿弗他溃疡患者体内，L型菌可在细胞内寄生而呈潜伏带菌状态。从病损部位取标本可以培养分离出L型菌。将这种培养液注入实验动物的口腔黏膜也能形成类似复发性阿弗他溃疡的病损。因此有人认为L型菌与口腔黏膜有共同的抗原成分，可刺激机体产生自身抗体，使上皮损伤而形成溃疡。近年来，有学者采用分子生物学技术从RAU病损区检测出幽门螺杆菌，且经抗菌治疗后临床症状好转。因此，有关感染因素在RAU发病中的作用仍值得进一步探讨。

3. 消化系统疾病及功能紊乱

流行病学调查及临床实践发现复发性阿弗他溃疡与胃溃疡、十二指肠溃疡、溃疡性结肠炎、局限性肠炎、肝胆疾病以及寄生虫引起的各种消化道疾病或功能紊乱密切相关。约有10%RAU患者有消化道疾病。消化道功能紊乱，如腹胀、腹泻或便秘，约占发病诱因的30%。

4. 内分泌变化

有些女性患者发病与月经周期有关。有研究发现，口腔黏膜上皮存在性激素受体，因此性激素紊乱可造成口腔黏膜上皮细胞的损伤。临床实践也发现RAU患者往往在月经期前发生口腔溃疡，而在妊娠期间及哺乳期病情好转。因为月经期前黄体酮含量增高而雌激素下降，而妊娠时雌激素增加。这说明RAU的发生可能和内分泌变化有关。此外，有报道显示RAU患者服用黄体酮3个月后症状好转。

5. 环境因素

包括心理环境、生活工作环境和社会环境等。目前对RAU的研究已逐步向社会—心理—生物医学模式转化。RAU患者往往在精神紧张、情绪波动、睡眠不佳等情况下发病。人格问卷结果表明，RAU患者A型行为类型问卷得分高于正常人。临床上可见学生考试紧张或工作劳累时复发率明显上升。

6. 遗传因素

对RAU的单基因遗传、多基因遗传、遗传标志物和遗传物质的研究表明，RAU发病有遗传倾向。如父母均有RAU时，子女发病率为80%～90%；双亲之一有RAU时，子女至少有50%～60%发病。对RAU患者血液中HLA抗原的研究表明，患者HLA-A2、HLA-B5、HLA-B12、AW29.DR4抗原阳性率较对照组高。用单克隆抗体对RAU局部病损组织的上皮细胞中HLA-Ⅰ、HLA-Ⅱ类抗原表达研究显示溃疡前期HLA-Ⅰ、HLA-Ⅱ类抗原仅存在于基底细胞层，溃疡期大量出现于整个上皮层，愈合后HLA在上皮层的表达大大减少，其规律与 CD8$^+$T 细胞的变化完全吻合。这些结果都说明 RAU 在发病上可能有遗传因素的作用。

7. 免疫因素

国内外许多研究均发现，RAU 的发病与机体免疫反应有密切的关系。

（1）体液免疫和自身免疫。

1）5%～10%RAU 患者血清中的免疫球蛋白 IgG、IgA 及 IgM 含量在异常范围。

2）27%～40%患者血液循环中免疫复合物（IC）高于正常人。IC 一般可被吞噬细胞清除。但当清除不够时则可沉积于血液循环中或血管壁的基底膜上，并可激活补体，吸引多形核白细胞集聚，释放溶酶体酶溶解组织，引起血管炎症及组织坏死而形成溃疡。

3）在 RAU 的活检标本中可见到血管周围有大量的淋巴细胞和单核细胞浸润。如用直接免疫荧光法检查，也可见免疫球蛋白 IgG 和 IgM 抗体存在，说明其体液免疫功能的变化。

以上研究结果提示 RAU 患者存在一定程度的体液免疫异常和自身免疫反应现象。

（2）细胞免疫：近年来，大量研究证实免疫因素是 RAU 最重要的发病机制，尤其是细胞免疫应答，与 RAU 的发作有着非常密切的关系。

1）用胎儿口腔黏膜组织匀浆作为特异抗原，刺激 RAU 患者外周血淋巴细胞，发现多半患者呈明显的阳性反应。再进行淋巴细胞转化试验，半数以上为阳性结果。说明在特异性抗原的刺激下激活了致敏淋巴细胞释放淋巴因子，对口腔黏膜上皮产生细胞毒作用，由此引起病理变化使上皮发生损伤，形成溃疡。

2）不同学者检测了 RAU 患者发病不同阶段 T 细胞亚群的变化情况，结果显示溃疡前期以 CD4$^+$T 细巴细胞占多数，溃疡期则以 CD8$^+$T 细胞为主，同时 CD4/CD8 比例明显下降甚至倒置，愈合期又恢复到以 CD4$^+$T 淋巴细胞为主。

3）细胞因子检测显示，活动期 RAU 患者外周血肿瘤坏死因子 α（TNF-α）增高，白细胞介素 2（IL-2）降低，γ-IFN 分泌低下，IL-4 分泌亢进，这很可能是 RAU 溃疡反复发作的重要原因之一。用左旋咪唑治疗 RAU，随着血清中 TNF-α 的减少，患者病情也相应减轻，间歇期延长，推测这些细胞因子的异常可能参与 RAU 病损处白细胞的聚集和激活而造成黏膜的损害。

4）RAU 患者的临床特点符合免疫功能异常的表现：①发病无明显诱因；②病程迁延，反复发作，又可自行缓解；③有遗传倾向，家族中常有多数人患病；④应用糖皮质激素、左旋咪唑等调整免疫的药物进行治疗可收到一定的效果。

上述资料表示免疫因素是 RAU 最重要的发病机制之一。

8. 食物过敏

近年来国内外研究发现，部分 RAU 的发生与食入性过敏原如土豆、牛肉、芝麻、小麦面等和吸入性过敏原如尘土、花粉、兽毛等有关。避免与过敏原接触，进行必要的脱敏治疗有助于 RAU 病情的恢复。另有研究显示，血清中高水平的抗牛乳蛋白 IgA、IgG、IgE 抗体与 RTAU 临床表现有很大的关系，但其免疫反应机制仍需进一步研究。

9. 其他因素

研究表明，食物中缺乏锌、铁、硒等元素，或维生素 B$_1$、维生素 B$_2$、维生素 B$_{12}$ 及叶酸等摄入不足，均与 RAU 发病有关。但临床患者补充上述药物后疗效报道尚不一致。

10. 微循环及血液流变学变化

对 RAU 患者的甲皱、舌尖、唇黏膜的微循环观察发现，患者毛细血管静脉端曲张、从数减少、管袢形态异常，部分毛细血管闭塞、血流速度减慢、血流量减少。血流动力学研究显示血黏度增高、血细胞比容百分比增高等变化。

总之，RAU 致病因素复杂，近年来有关 RAU 的病因学研究虽取得一定进展，但其发病机制尚未完全明了，故无特效治疗。因此，RAU 的病因仍是一个需要继续探讨的问题。

二、临床表现

目前采用 Lehner 分类方法，将 RAU 分为轻型、重型和疱疹样（口炎型）溃疡。

（一）轻型阿弗他溃疡

轻型阿弗他溃疡（MiAU）为复发性阿弗他溃疡中最轻的一型，RAU 初发时一般均为轻型。此型最常见，在复发性阿弗他溃疡患者中约占 80% 以上。

溃疡可出现在口腔黏膜的任何部位，但以无角化或角化较差的黏膜更好发，如唇、舌、颊、软腭等部位的黏膜。而附着龈、硬腭等角化良好的咀嚼黏膜却很少发病。

溃疡数目通常只有 1~5 个，圆形或椭圆形，散在分布。按病变的发展过程，可将溃疡分为 3 个阶段，但此 3 个阶段并不能截然分开。病变初起时黏膜充血发红、水肿，出现针头大小的红色小点，有些患者称有"小疱"，局部有灼热不适感。接着病变很快发展成溃疡。溃疡表浅，直径 5~10 mm。溃疡表面微凹，被覆一层淡黄色假膜，溃疡周围有明显的红晕。溃疡基底柔软、无硬结。有比较剧烈的烧灼痛，冷、热、酸、甜等刺激都使疼痛加重。此种状况维持 4~5 天即开始转向愈合期。愈合期时溃疡底逐渐平坦，因有肉芽组织修复，溃疡面也逐渐缩小。黏膜充血减轻、炎症消退、疼痛也渐轻。再过 2~3 天即可自行愈合，不留瘢痕。从发病最初到溃疡愈合，如果没有继发感染或局部创伤，溃疡 7~14 天愈合。但溃疡愈合后往往在一定的间歇期后又复发。间歇期长短不定，可自数天至数月。但严重的病例，溃疡可此起彼伏，几乎没有间歇期。主要症状是口腔黏膜溃疡疼痛，一般并无明显的全身症状。

（二）疱疹样阿弗他溃疡

疱疹样阿弗他溃疡（HU）病情较复发性轻型阿弗他溃疡重，但较复发性坏死性黏膜腺周围炎轻。

溃疡表现、好发部位和病程等基本上都与轻型阿弗他溃疡相似，但溃疡面积可能稍小，而溃疡数目明显增多，常可达十几个或几十个，散在分布而成口炎或疱疹样形式。口腔黏膜有较广泛的充血发红及炎症反应。疼痛较轻型阿弗他溃疡明显，唾液增加，可伴有头痛、低热、全身不适等症状。如有继发感染则局部淋巴结可肿大。病损愈合后又可复发。

（三）重型阿弗他溃疡

重型阿弗他溃疡（MjAU）也称复发性坏死性黏膜腺周围炎，简称腺周口疮，是复发性阿弗他溃疡中最严重的一型。因溃疡面积深大，故又称复发性巨型口疮。溃疡愈合后可形成瘢痕，故称复发性瘢痕性口疮。在 RAU 中较少见，占 RAU 患者中的 8%~10%。

溃疡开始时，其表现和轻型阿弗他溃疡相似。但溃疡很快扩大，损伤加深直达黏膜下层的腺体或黏膜腺周围组织，故溃疡基底微硬或呈结节状。溃疡边缘不齐、高低不平，四周有炎症反应，表面覆盖灰黄色纤维素性渗出物，有时表面有灰白色坏死组织。溃疡面积较大，一般直径大于 1 cm。病程较长，一般数周至 1~2 个月溃疡才能愈合。个别患者可达数月，预后可遗留瘢痕组织。

大溃疡的数目通常为 1~2 个。但在大溃疡未愈合以前往往在患者口腔内可以同时伴有数个小溃疡。

复发性坏死性黏膜腺周炎患者往往有较长的口腔溃疡复发史，一般至少在 6 个月以上。早期溃疡多位于口腔前部，但在屡次复发以后，病损有向口腔后部移行的趋势，较常见的部位是颊黏膜、软腭、舌腭弓、悬雍垂等部位，但下唇内侧接触上颌尖牙的部位也常见大溃疡，可能与局部创伤有关。溃疡发生在悬雍垂时，因组织破坏缺损而可变形，这在临床上并不罕见。自觉症状明显，有剧烈疼痛。因愈合的时间长，患者长期受病痛折磨，加上病损部位多在咽部，故可影响吞咽、进食、说话等功能。常伴全身不适。

溃疡愈合后经一段间歇期又可复发。临床可见各型溃疡在同一患者口腔中交替出现。

三、诊断

溃疡发作具有周期性复发史，且病程有自限性。表现为散在分布的孤立圆形或椭圆形溃疡。轻型阿弗他溃疡数目不多，一般为 1 个或数个，灼痛明显。疱疹样阿弗他溃疡数目多，可达十几个至几十个，散在分布，不成簇，疼痛明显。腺周口疮表现为深而大的溃疡，愈合时间长，部分患者预后可有瘢痕形成。无身体其他部位的病损。

四、治疗

治疗原则是消除致病诱因，增进机体健康，减轻局部症状，促进溃疡愈合，延长溃疡的复发间歇期。目前治疗 RAU 的方法及所用药物虽然较多，但还没有特效药物。所以治疗时应针对每个病例的致病诱因和对药物的反应有侧重地选用治疗方法和药物。包括局部治疗和全身治疗。

（一）局部治疗

局部治疗的目的是保持口腔卫生，防止继发感染，消炎、止痛及促进溃疡愈合。作为被推荐为第一线的治疗方法，局部应用糖皮质激素是目前世界各国治疗 RAU 最常用的方法，可减轻 RAU 的症状，但在减少溃疡复发方面几乎无作用。

1. 消炎类药物

（1）含漱剂：用 0.05% 氯己定含漱液或复方氯己定液，或用 0.1% 依沙吖啶液、0.1% 西吡氯铵液或 1% 聚维酮碘液等。

（2）药膜：可用抗生素、激素、止痛药、中药或其他有消炎抗菌作用的药膜贴于溃疡面，除有药物作用外还能保护溃疡面。

（3）激素软膏：有较好的消炎、止痛作用。用于溃疡面可减轻疼痛，促进愈合，如曲安奈德、醋酸氟轻松或氯倍他索口腔软膏等。

（4）中药散剂：常用养阴生肌散、锡类散、冰硼散等。除药物本身的清热生肌作用外，这些不溶解的细微粉末用于溃疡面还能吸附溃疡表面的渗出液，起到吸附剂的作用，可减少外界的刺激，减轻疼痛，促进愈合。

（5）含片：西地碘片、地喹氯铵或西吡氯铵含片，具有广谱杀菌收敛作用。

（6）碱性成纤维细胞生长因子局部喷雾剂：在缓解疼痛和促进愈合方面疗效确切。

（7）超声雾化治疗：将庆大霉素、地塞米松注射液加入生理盐水 500 mL 中制成雾化液，每次 15~20 分钟，可起到消炎、促愈合作用。

2. 止痛类药物

在进食前或疼痛明显时，可选用 1%~2% 利多卡因或苯佐卡因液或凝胶，有良好的止痛作用。

3. 理疗

用激光、可见光或微波治疗仪照射溃疡，有减少渗出、促进愈合的作用。

4. 局部封闭治疗

对长期不愈或疼痛明显的溃疡，如重型溃疡，可作黏膜下封闭注射。常用地塞米松2 mg（1 mL）加等量 2% 利多卡因或曲安奈德，注射于溃疡基底下方的结缔组织内，有止痛促愈合作用。方法为每周注射 1~2 次。一般注射数次即可，不宜长期使用。

（二）全身治疗

1. 维生素类药物

维生素可以维持上皮正常的代谢功能，促进病损愈合。水溶性维生素，如维生素 B_1、维生素 B_2、维生素 B_6、维生素 B_{12} 及维生素 C 等多是辅酶的组成部分，在身体的代谢功能中发挥重要的作用，所以，给予适量的维生素可以提高机体的自愈能力，一般可给维生素 C，每次 0.1~0.2 g，每天 3 次。复合维生素 B，每次 1 片，每天 3 次，当溃疡发作时服用。

2. 抗生素类药物

当 RAU 患者有继发感染时可全身使用抗生素，如青霉素类、头孢菌素类、大环内酯类、磺胺类药等广谱抗生素。但不同种类的抗生素具有不同程度的抗菌作用，其抗菌作用的强弱因微生物种属的不同而异。同时在应用上也存在毒性反应、过敏反应、双重感染、细菌耐药性等问题。如四环素对正在发育中的儿童不宜使用，以免形成四环素牙；磺胺类药抗原性高，过敏者较多，使用时要详细询问用药过敏史。应根据药敏试验严格选用药物，不要滥用。用药过程中密切观察，避免种种不良反应。

3. 免疫制剂

（1）免疫抑制剂。

1）糖皮质激素：该药具有抗炎、抗过敏、免疫抑制等多种作用，长期应用有不良反应。如有胃溃疡、糖尿病、活动期肺结核等的患者应禁用或局部慎用。糖皮质激素在 RAU 患者中使用能降低或抑制黏膜的炎症反应，因而减轻溃疡急性期的组织破坏，从而使愈合期缩短。因此，对于溃疡数目多，特别是不断复发以致几乎没有间歇期的患者可以考虑全身或局部使用激素类药物。口服常用药物为泼尼松，局部使用的激素类药物有曲安奈德、氯倍他索、地塞米松等。一般用中小剂量，短疗程。根据病情考虑用药量，如泼尼松每天服 15~30 mg，分 3 次服用。一般按此剂量用药后约 5 天左右病情可得到控制，即旧病损渐愈合，无新溃疡发生。此时可开始减量，每天减量 5~10 mg。总疗程 7~10 天即可完全停药。

2）沙利度胺（反应停）：沙利度胺原为一种镇静剂或抗麻风药，后因可致海豹肢畸形儿而退出市场，近年来，由于发现其具有免疫抑制等多种作用而被重新启用。

沙利度胺具有免疫调节、抗增殖效应，因此用于镇静、抗炎、免疫抑制、抗血管生成等方面。国内外临床研究显示该药用于治疗口腔黏膜坏死性黏膜腺周围炎有较好效果。

用法及剂量：开始治疗时每天 50 mg，一次口服。根据病情变化可增至每天 100 mg。可连续用药 1~2 个月。

药物不良反应最严重的是可致畸胎，故孕妇及年轻人禁用。其他有口干、头昏、倦怠、恶心、腹痛、循环障碍及下肢水肿等不良反应。但每天剂量 100 mg 时，患者一般无不良反应。

（2）免疫调节剂。

1）左旋咪唑：原是一种驱虫药，现经研究证明，它对 T 淋巴细胞、吞噬细胞及抗体的形成均有调节作用。在治疗疾病时，主要是修复无反应性或低反应性患者的免疫功能，恢复外周血中低反应或无反应的 T 淋巴细胞和吞噬细胞的功能，并可启动淋巴母细胞成熟为功能性 T 细胞，所以能增强机体的抗感染能力和治疗反复发作性和炎症性疾病。据报道，左旋咪唑临床使用约半数以上患者有效，能延长复发间歇期。

剂量及用法：左旋咪唑每片剂量为 25 mg，每次可服 50 mg，每天 3 次，每周服药 3 天。因左旋咪唑可使白细胞减少，故白细胞计数低者禁用。用药者每 1～2 周应复查白细胞计数，如低于 4 000/mm³ 时应停药。一疗程为 2～3 个月。如用药已 1 个月但效果仍不明显或无效时可停药。

左旋咪唑的不良反应为在部分患者中有轻度胃肠道反应及神经系统不良反应，如有头痛、头晕、鼻出血、皮疹、白细胞减少等，极个别患者可出现心律失常。临床应用时应重点关注。

2）聚肌胞：为干扰素诱导剂，是一种糖蛋白。具有免疫佐剂作用，能刺激单核—吞噬细胞系统，增强巨噬细胞的吞噬功能，从而提高抵抗力。剂量为每次 1～2 mg 肌内注射，2～3 天一次。2～3 个月为一疗程。

（3）免疫增强剂。

1）胸腺肽：为一种细胞免疫增强剂，能促进和调节淋巴细胞（主要是 T 淋巴细胞）的发育，使之分化为成熟的淋巴细胞，从而起到调节机体细胞免疫功能的作用。

剂量及用法：每次 20～50 mg 作肌内注射。隔天一次，可连续用药 1～6 个月。

2）胎盘球蛋白或丙种球蛋白：这两种球蛋白含有多种抗体，可增加机体对多种细菌和病毒的抵抗力，预防继发感染及促进愈合。

剂量及用法：用量为 3 mL 作肌内注射。溃疡急性期时注射 1 次，必要时 1 周后可重复注射 3 mL。不宜长期使用，因使用过多可造成对人体免疫反应的抑制，称为反馈抑制。同时还需注意这两种药物均为异体蛋白，故可能产生过敏反应，有些人注射后可能很快发生面部发红、意识障碍等过敏现象，故胎盘球蛋白和丙种球蛋白不宜盲目滥用。

3）转移因子：转移因子是从人的白细胞、淋巴组织或脾脏中提出的因子。过去认为有种属特异性，人类只能用人的提取物。但现在普遍用动物（牛或猪）的脾脏提取转移因子应用于临床，也收到提高免疫功能的效果。其作用是能转移细胞的免疫功能，使没有致敏的淋巴细胞致敏，增加巨噬细胞的吞噬功能，可以抗细胞内感染。

剂量及用法：1 mL 中有 5×10⁸ 的细胞透析液称为转移因子 1 单位。每次取 1 mL 于淋巴回流较丰富的腋下或腹股沟处作皮下注射，每周 1～2 次。10 次为一疗程。一般用一疗程即可。

4）厌氧棒菌菌苗：厌氧棒菌是健康人及动物皮肤、阴道及口腔尤其在牙周袋内等处的常驻菌。因血清中常有自然抗体，一般不致病。可从拔牙后的血液标本中培养分离出此种菌属，再制备成灭活菌苗应用于临床。它对免疫系统有激活功能，作用于单核细胞、巨噬细胞，增加吞噬功能。对于严重的腺周炎型口疮治疗效果较好。

剂量及用法：开始每次用 0.5~1 mg（0.5~1 mL）作皮下注射，每周 1 次。证明患者能耐受后用量可递增到每次 1 mg，最多不能超过 15 mg。超过 1 mg 时，可多点注射以减轻对局部皮肤的刺激。用药时间 1~3 个月。

不良反应为少数人有低热，个别人有高热，持续 1~2 天，不需特殊处理即可自行消退。局部注射处肿痛或形成硬结，一周左右可渐消退。

4. 雌性激素

妇女发病与月经周期有关者可考虑试用雌激素。如用己烯雌酚 0.1 mg，每晚服 1 次，自月经后第 5 天起连服 20 天。其作用是促进肌层蛋白质及核酸的合成。不良反应为使上皮增生、角化，血清三酰甘油及磷脂升高，引起水钠潴留及血栓形成等，故慎用。

5. 微量元素

有人发现有些患者血清锌含量降低，补锌后病情好转。用 1% 硫酸锌糖浆，每次服 10 mL，每天 3 次。硫酸锌片剂每片 0.1 g，每次服 1 片，每天 3 次。也可应用葡萄糖醛锌、甘草锌等制剂以补充体内锌含量。

维酶素为核黄素的衍生物，含有人体所必需的多种维生素、氨基酸、微量元素和一些辅酶，对患有复发性阿弗他溃疡且有胃肠道症状者有一定效果，可促进溃疡愈合。用法为每次服 1 g，每天 3 次。本药无不良反应，可长期服用。

轻型阿弗他溃疡数目少，病损浅，全身症状轻或无全身症状，故治疗偏重于局部用药。一般除支持治疗外，不用其他药物。以上局部用药可酌情选用 1~2 种，全身配合服用维生素 C 及复合维生素 B。一般数天即可愈合，相比自然愈合病期缩短。如间歇期短、溃疡发作频繁的病例，要全身用调整免疫药物或中药。

疱疹样阿弗他溃疡局部治疗与轻型基本相同，但因其溃疡散在多发，波及多个部位，因之可采用超声雾化方法治疗，使药物能够直接黏附于多数溃疡表面而发挥药效。可随疾病严重程度及治疗反应选择相应药物。炎症反应重局部含漱剂可采用 0.25%~0.5% 金霉素溶液或复方氯己定含漱液，也可短期使用抗生素以达到控制炎症防止继发感染的目的。全身可酌情给予支持疗法，以提高抗病能力，有利于溃疡愈合。

重型阿弗他溃疡局部治疗的药物与轻型基本相同。但因溃疡面积大，病期较长，易有继发感染。特别是溃疡发作间歇期短又经久不愈时，局部用药可酌情使用糖皮质激素，如局部封闭治疗，有较好的抗炎作用，并可抑制淋巴细胞的浸润，促进溃疡愈合。局部作紫外线照射也可促进溃疡愈合。氦氖激光、氧化碳激光也可用于局部照射，促进正常代谢，使溃疡易于愈合。

（陈　彬）

第三节　白塞病

白塞病（BD）又称白塞综合征、贝赫切特综合征或眼—口—生殖器综合征。1937 年，由土耳其皮肤科医师 Behcet 首先报道。该病是一种慢性、全身性血管炎症性疾病，主要症状有反复发作的口腔和生殖器阿弗他溃疡、虹膜睫状体炎及皮肤结节性红斑等，并且可使全身多个器官受累。目前普遍认为白塞病的病理基础是非特异性血管炎，可累及全身各大、中、小动静脉。

由于各系统及器官病损发生的时间先后不同。有些患者先出现 1～2 种器官的病损，之后才有其他器官的病损，由此给诊断带来一定困难。目前本病的治疗尚缺乏有效的根治性药物，但药物治疗可减轻症状、控制病情及预防多系统受累，特别是降低死亡率。

一、病因

白塞病的病因和发病机制尚未完全阐明，从其发病过程及病理生理学改变分析，其与机体免疫有密切关系，最基本的病理表现为血管炎。推测可能的发病机制为一个或多个抗原（如细菌、病毒、热休克蛋白、S 抗原或其他自身抗原等）刺激巨噬细胞活化，活化的巨噬细胞激活 T 淋巴细胞和中性粒细胞，引起大量炎性因子、黏附因子的产生和释放，或直接造成组织器官损伤，引发该病。但其反复发作且迁延不愈的原因迄今不明。可能与免疫细胞凋亡，或 BD 患者本身具有遗传易感性有关。

1. 感染因素

最初认为与病毒感染有关，也有认为与链球菌和其他细菌感染有关。有研究者通过原位杂交技术在 BD 患者的外周血淋巴细胞中发现有单纯疱疹病毒基因。在患者的血清中可以检测到抗单纯疱疹病毒抗体以及针对该病毒的循环免疫复合物。皮内注射链球菌抗原可以诱导 BD 患者口腔溃疡中有较高的链球菌检出率。但至今无有说服力的证据。

2. 免疫学异常

白塞病患者的细胞免疫和体液免疫均有异常。体液免疫研究发现 BD 患者体内抗内皮细胞抗体（AECA）、抗磷脂抗体、抗淋巴细胞抗体增加，尤其是 IgA 表型 B 细胞增加，但产生自身抗体的 $CD5^+$、$CD19^+$ 细胞水平较低。细胞免疫研究方面，BD 患者的外周血及组织标本中均可见 T 细胞活性增加，伴有 Th1/Th2 细胞的失衡，$CD4^+$ 和 $CD8^+$ T 细胞的改变。此外，在活动期的 BD 患者体内促炎症因子有明显增加，并且与疾病的活动性有关，BD 患者体内的多种细胞因子水平如 IL-2、IL-4、IL-6、IL-10、IL-12、IFN-γ 均较健康对照组升高，IFN-γ/IL-4、IL-12/IL-4 的比例在活动期较缓解期增加，可作为活动期及伴有组织损伤的标志物。

3. 纤维蛋白溶解系统功能低下

有人认为本病发生可能与纤维蛋白溶解系统功能低下有关，其造成微循环障碍而导致血流缓慢，红细胞聚集，血栓形成，致组织缺血坏死而形成病损。国内有学者曾观察白塞病患者手指甲皱、舌菌状乳头及眼球结膜的微循环变化，发现 2/3 的患者均有微循环障碍的表现。

4. 遗传因素

白塞病患者的发病具有明显的地区性分布，临床也发现有家族发病的倾向。BD 与 HLA-B5 及其亚型 HLA-B51 有相关性，国外一些研究发现白塞病患者 HLA-B5 及 HLA-B51 抗原阳性率增高，携带 HLA-B51 基因的人群更容易患 BD。1987 年，北医大第一医院及口腔医院曾检测 40 例白塞病患者 HLA 频率，结果发现患者中 HLA-B5 阳性率占 57.5%，而对照组仅为 10.1%。说明白塞病发病存在遗传因素。

二、临床表现

本病的基本特征为非特异性血管炎性病变。病损反复发作，有自限性。可同时或先后侵犯多个器官。其临床表现复杂多样。

（一）基本症状

1. 口腔溃疡

90%～100%的患者在病程中均可发生复发性阿弗他溃疡，且常为疾病的初发症状。口腔的病损多数表现为反复发作的小溃疡，与复发性阿弗他溃疡基本相同，仅少数为深溃疡。溃疡可发生于唇、舌、颊、腭及龈等部位，一般10天左右可以愈合。

2. 眼部病损

发生率为50%～85%。一般眼部损害发生较晚，大多发生于起病1～5年之内，男性受累较女性多见，且症状及预后也较重。损害可发生于眼球各部组织，眼球前段病损可表现为结膜炎、角膜炎，较严重的有虹膜睫状体炎和前房积脓；眼球后段病变包括脉络膜炎及视网膜炎，视神经炎和视神经萎缩等可导致视力减退，甚至失明。眼部损害为白塞病严重的并发症之一，因而对临床怀疑为本病的患者应及早进行眼科检查，并定期随访。

3. 生殖器溃疡

发生率约为75%。男性多见于阴囊、阴茎和龟头，少数发生于尿道，也可引起附睾炎。女性多在大小阴唇常见，阴道及宫颈也可发生。此外，两性均可在肛门或直肠发生溃疡。与口腔溃疡相比，生殖器溃疡一般发生较晚，溃疡大小与口腔溃疡相似或较深，疼痛明显。复发率一般低于口腔溃疡，发作间隔期较长，为数月或1年至数年。

4. 皮肤病损

为白塞病的常见症状之一。发生率仅次于口腔溃疡，为56%～97%。皮肤病损多种多样，以结节性红斑、毛囊炎、疖肿等较为常见。皮肤针刺反应阳性是临床诊断白塞病的指标之一，该反应是患者的皮肤对损伤的反应性增高而在皮肤损伤部位出现丘疹、脓疱或毛囊炎样损害。针刺反应阳性率在不同国家患者中有所不同，可从10%～75%不等。

上述4种基本症状中，以口腔溃疡发作最多且其中半数以上为初发症状。口腔溃疡可与其他症状同时出现或交替出现，也有口腔溃疡反复发作数年或十余年后再出现其他症状者，也有其他症状早于口腔溃疡出现者。如皮肤病损约有1/3为本病首发症状。

（二）特殊症状

1. 关节病变

以非侵蚀性、不对称性关节受累为特征，以大关节病变为主，多侵犯膝、腕、肘、踝等大关节，膝关节发生率最高。主要表现为关节疼痛，少数有红肿，但不形成化脓性关节炎，易复发。在BD患者中较为常见。

2. 心血管系统病变

白塞病的基本病变是动静脉血管炎，动、静脉血管均可发生病变，引起身体各部位如肺、肾等相应的症状，如咯血、肾性高血压等；导致血管梗死或动脉瘤等。心血管损害也可发生于心脏，引起心脏扩大、心肌炎和心包炎等。

3. 消化系统病变

可发生非特异性消化道溃疡及消化道出血，有腹痛、腹泻、腹胀等症状。

4. 呼吸系统病变

由于血管的病变可引起咳嗽、胸痛、肺间质纤维化，严重者可出现大量咯血而危及生命。肺部 X 线检查出现阴影等为肺梗死的表现。

5. 神经系统病变

发病率为 5% ~ 50%。中枢神经系统症状较周围神经多见，男性多于女性，预后较严重，临床应引起高度重视。中枢神经系统的大脑、脑干、小脑、脑神经和脊髓均可受累。其中脑干和脊髓病损是本病致残及死亡的主要原因之一。主要表现为脑膜脑炎综合征、脑干综合征或器质性精神错乱综合征。其症状早期有头痛、头晕、记忆力减退，之后有语言障碍、共济失调、颈强直、偏瘫等发生，严重时引起呼吸麻痹而死亡。周围神经系统病变较少且症状较轻，表现为局部麻木不适等。

6. 发热

部分患者有反复发热病史，呈高热或低热。此类患者伴有结节性红斑或关节、肺部症状时，易被误诊为风湿病或结核等。

本病病程长，有的可达数十年，各种症状可能反复发作，又可自行缓解。口腔及皮肤病损预后无明显后遗症。眼部病损严重者有失明的危险。除少数因严重内脏或神经损害而死亡外，多数患者在屡次复发后可自然痊愈。

三、诊断

由于组织病理学及实验室检查缺乏特异性，白塞病诊断主要依据临床表现进行综合分析。临床主要根据口、眼、生殖器及皮肤表现，如有 2 个以上的基本症状即可成立诊断。但如基本症状不全，特殊症状又先发时，诊断则比较困难。应仔细询问病史，是否曾经有各器官的患病史，并追踪随访。皮肤针刺反应阳性，可作为诊断白塞病的参考。此外，半数以上 Behcet 病患者血清中 HLA-B5 阳性，故检查患者血清中 HLAB5 或亚型 B51 可作为诊断的参考资料。

白塞病国际诊断标准如下。

（1）反复发作的口腔溃疡（1 分）。

（2）生殖器溃疡（2 分）。

（3）眼损害（2 分）。

（4）皮肤针刺反应（1 分）。

（5）血管炎表现（1 分）。

具备第 1 条，其余 4 条出现 2 条即可诊断。如没有口腔溃疡，需具备 2 ~ 5 条中的 3 条方可诊断，即评分 ≥3 分可诊断 BD。

四、治疗

目前尚无有效的根治方法，但是只要接受正规治疗，是能够缓解症状、控制病情发展的。本病除局部对症治疗外，全身系统治疗及调理是非常必要的。

对于口腔病损，除对少数病情较重的患者应用糖皮质激素外，采用中西医结合治疗仍是目前比较有效而不良反应较少的方法。局部治疗与复发性阿弗他溃疡基本相同。在病情缓解期，口腔内无病损时无需用药。溃疡发作时，局部用消炎、对症及促进溃疡愈合的药物。全身应予支持治疗及调整免疫治疗。又因本病具有血管炎及微循环障碍的特点，故采用活血化瘀的中成药，如复方丹参等，对改善病情是有利的。对有各系统症状的患者应与各有关科室配合治疗。本病的全身治疗药物主要包括以下几种：糖皮质激素是本病的主要治疗药物，可以减轻各种症状，尤其能够改善黏膜溃疡和关节疼痛，对有眼部受损和中枢神经受损者宜及时应用较大剂量。可静脉应用大剂量甲泼尼龙冲击，1 000 mg/d，3～5 天为一疗程。

对于仅有口腔和外生殖器溃疡的 BD 患者，局部激素类药物可以作为一线治疗药物；眼角、结膜炎可应用激素眼膏或滴眼液，眼色素膜炎须用散瞳剂以防止炎症后粘连，重症眼炎者可在球结膜下注射糖皮质激素。

（一）免疫抑制剂

是治疗本病的另一类重要药物，可以阻止疾病进展，与糖皮质激素有协同作用，并能减少糖皮质激素的用量，常用的有环磷酰胺、氨甲蝶呤、硫唑嘌呤等。此外还有环孢素 A，对眼病变有效，但停药后易复发。

（二）非甾体抗炎药

如阿司匹林，有抗血小板聚集作用，可用于有血栓形成者；其他如布洛芬、吲哚美辛、萘普生、舒林酸、双氯芬酸也可选用，它们对关节痛、关节炎有效。

（三）其他药物

如秋水仙碱，可抑制白细胞趋化，减少刺激与炎症反应，对关节病变、结节红斑、口腔和生殖器溃疡、眼色素膜炎均有一定的治疗作用，常用剂量为 0.5 mg，每天 2～3 次。应注意肝肾损害、粒细胞减少等不良反应。

沙利度胺用于治疗严重的口腔、生殖器溃疡。宜从小剂量开始，逐渐增加至 50 mg，每天 3 次。妊娠妇女禁用，以免引起胎儿畸形。

白塞病多数情况下不会危及生命。少数患者可能发生严重或致命的并发症，如脑膜脑炎等中枢神经系统病变。也可有胃肠道穿孔引起急性腹膜炎，大血管病变引起主动脉瘤，破裂后可立即致命等。

患者在日常生活中应当注意：生活应有规律，劳逸适度，症状显著时宜适当休息。少吃辛辣食物，保护口腔黏膜。不要戴隐形眼镜，防止角膜溃疡。

（郭晓倩）

第四节　理化性损害

口腔黏膜的理化性损害是指由于机械性、化学性及物理性刺激等明确的原因而引起的口腔黏膜病损。

一、创伤性血疱及溃疡

（一）病因

机械性刺激等因素对口腔黏膜的损伤可形成创伤性血疱或创伤性溃疡，按刺激时间不同又可分为持久性及非持久性刺激因素。持久性机械刺激如口腔内龋齿破坏后的残冠、残根、尖锐的牙尖、经磨耗后的牙齿锐缘、不良修复体的卡环、义齿的牙托等均是长期存留在口腔内可以引起创伤性损害的因素。非持久性机械刺激如脆、硬食物的刺激，咀嚼不慎时的咬伤，刷牙时用力不当，口腔科医师使用器械操作不当等均可对黏膜造成损伤，而成为非持久性的刺激因素。

（二）临床表现

由于机械性刺激因素的力量大小和受刺激的时间长短不同，机体对刺激的反应也不完全相同，故形成各有特点的病损。

1. 压疮性溃疡

由持久性机械刺激引起的一种口腔黏膜深溃疡。多见于成年人，尤其是老年人。病损多发生在刺激物的邻近或与刺激物接触的部位。早期受刺激处黏膜发红，有轻度的肿胀和疼痛，如及时除去刺激，黏膜可恢复正常，否则可形成溃疡，溃疡外形与刺激物形状一致。因为黏膜长期受刺激，故溃疡可波及黏膜下层形成深溃疡。溃疡边缘轻微隆起，中央凹陷，如有继发感染则溃疡表面有淡黄色或灰白色假膜。局部淋巴结可触及。

儿童乳牙的慢性根尖炎，当牙槽骨已遭受破坏，再加以恒牙萌出时的压力，有时可使乳牙根尖部由牙槽骨的破坏部位穿破牙龈表面黏膜而暴露在口腔内，形成对黏膜的刺激，引起压疮性溃疡。牙根尖部往往直插入溃疡当中，此种情况以上唇及颊黏膜多见。

因为形成压疮性溃疡的刺激是缓和而长期的，故溃疡表面多为炎性肉芽组织而缺少神经纤维，所以疼痛不很明显，但有继发感染时疼痛可加重。

2. Riga 病或称 Riga Fede 溃疡

是专指婴儿舌系带由于创伤而产生的增殖性溃疡，多见于舌系带短的婴儿。因为舌系带较短，初萌出的下切牙切缘又较锐，所以当吸吮或伸舌时，舌系带易受下切牙切缘刺激，而长时间的摩擦就可形成溃疡。开始时在舌系带处充血、发红、肿胀，久之，上皮破溃即形成溃疡。由于持续不断的摩擦，溃疡面渐扩大，长久得不到治疗即可转变为增殖性、炎症性、肉芽肿性溃疡。触之较坚韧，因此影响舌的运动，患儿啼哭不安。

3. 增殖性病损

病损多见于老年人。由于义齿的基托边缘不合适引起的长期而缓和的慢性刺激使组织产生增殖性炎症病变，常见于腭部及龈颊移行部。黏膜呈坚韧的肉芽肿性增生，有时伴有小面积溃疡。有时仅有炎症性增生而无溃疡面。患者一般无明显的疼痛症状。

4. Bednar 口疮

专指婴儿硬腭后部由于创伤引起的擦伤。如婴儿吮吸拇指或较硬的人工奶头，或大人给婴儿清洗口腔时力量太大，均可造成对上腭的擦伤，形成浅溃疡。病损多为双侧对称分布。婴儿常哭闹不安。

5. 自伤性溃疡

好发于青少年。青少年性情好动，常用铅笔尖捅刺黏膜。发生于右利手者，溃疡好发于左颊脂垫尖或磨牙后垫处；左利手者，反之。咬唇颊者，溃疡好发于下唇、双颊或口角处。溃疡深在，基底略硬或有肉芽组织，疼痛不明显。

6. 黏膜血疱

常因咀嚼时不慎咬伤黏膜或脆硬食物对黏膜摩擦而引起。咬伤者多见于颊、口角和舌黏膜，形成的血疱较小；而食物摩擦引起者多见于软腭或咽部黏膜，形成的血疱较大，且易破裂。血疱破裂后可形成溃疡，比较疼痛。小血疱不易破。如将疱中血液吸出且无继发感染，1~2 天即可愈合。

（三）诊断

（1）在病损附近或对颌可发现机械性刺激因素。如为溃疡，则溃疡外形往往与刺激物的形态一致。且在上、下颌静止或运动状态时，溃疡与刺激物的摩擦部位有相对应关系。

（2）如未发现刺激物，可仔细询问患者。其往往有受创伤的病史，而无溃疡反复发作史。

（3）除去刺激因素并局部用药后，溃疡在 1~2 周内即可愈合。如果仍不愈合，溃疡又较深大，或基底有硬结等要考虑作活检，以便进一步明确诊断，除外特殊性病损。

（四）治疗

（1）首先除去刺激因素：如拔除残冠、残根，调磨尖锐牙尖，修改不合适的义齿等。轻度的创伤只要除去刺激因素，甚至不需药物治疗，几天内即可愈合。

（2）局部治疗：以预防继发感染，促进溃疡愈合为原则。用 0.1% 依沙吖啶液含漱。局部用养阴生肌散或抗菌、消炎、止痛的药膏均可。

（3）如有继发感染，局部淋巴结肿大、疼痛等，要根据情况给予抗生素。

（4）对 Riga 病首先消除刺激，如改变吮奶方式，暂时用勺喂奶，以免吸吮时牙齿切缘刺激舌系带。对增生性溃疡患者，有人主张局部用 5%~10% 硝酸银烧灼，如溃疡表面有坏死时可考虑使用，以除去表面的坏死组织。用药时应隔离好唾液。用药次数不宜太多，1~2 次即可。此方法现较少应用。一旦溃疡愈合、患儿稍大时可结合手术治疗，矫正舌系带过短。

二、化学性灼伤

（一）病因

某些苛性化学物质，如强酸、强碱等，误入口腔，或口腔治疗用药不慎，将酚、硝酸银、三氧化二砷等药物接触了正常口腔黏膜，可使黏膜发生灼伤。

（二）临床表现

化学物质引起损伤的特点是使组织坏死，在病损表面形成一层易碎的白色坏死薄膜。如拭去此坏死层即露出出血的红色糜烂面。病损不深，但非常疼痛。

（三）治疗

首先要用大量清水冲洗病损处，尽量稀释和洗净致伤的化学物质。因病损往往为大面积的浅溃疡或糜烂，故非常疼痛，局部可使用表面麻醉药，如 1%~2% 利多卡因液等含漱止痛。病损处涂抗菌消炎的药物或收敛性药物。如无继发感染，一周左右可痊愈。

三、热损伤

（一）病因

口腔黏膜的热损伤并不多见。偶因饮料、茶水或食物过烫引起黏膜的烫伤。

（二）临床表现

轻度烫伤仅见黏膜发红，有轻微疼痛或麻木感，并不形成糜烂或溃疡。但热损伤严重时可形成疱疹。疱破溃后变为糜烂或浅溃疡，疼痛明显。

（三）治疗

病损仅发红未糜烂时，一般局部不需用药，数小时内症状可渐缓解。如有水疱或已糜烂则局部应用抗菌消炎药物。最初 1～2 天疼痛较重时，局部可用 1%～2% 利多卡因液含漱止痛。如无继发感染一般在一周左右痊愈。

四、放射性口炎

放射性口炎又称放射性黏膜炎，是因放射线电离辐射引起的口腔黏膜损伤，多为头颈部恶性肿瘤行放射线治疗的患者。根据 X 线照射剂量、患者年龄和健康状况等不同，可发生不同程度的口腔黏膜损伤。一般可分为急性损害和慢性损害。急性放射性口腔黏膜炎是头颈部肿瘤放疗过程中常见的并发症之一，90%～97% 的患者出现不同程度的黏膜炎。一般当靶区照射剂量达 20～30 Gy 时，患者开始出现相关症状，轻者疼痛，影响吞咽、进食及语言等，严重者可因损伤严重被迫暂停或终止治疗。慢性放射性口炎往往在放射线照射 2 年后出现，以唾液腺破坏、口腔干燥、味觉异常为主要症状。

（一）病因

各种电离辐射（X 线，α、p、γ 射线及电子，核子和质子）作用于人体，细胞核的 DNA 吸收辐射能，导致可逆或不可逆 DNA 合成和细胞分化方面的变化，破坏了细胞正常代谢，引起细胞基因突变，导致细胞组织和器官发生一系列反应和损伤。放射线在杀死癌细胞同时，也不同程度地损伤了正常组织。放射性口腔炎是头颈部放疗最常见的并发症。

（二）临床表现

放射性口炎损害的程度和过程取决于电离辐射的性质、照射剂量及其面积和总疗程、个体差异等。放射线照射后短时间内的黏膜变化称为"急性损害"，照射后 2 年以上出现的症状及变化称为"慢性损害"。

一般在照射后第 2 周，当剂量达到 10 Gy 左右时可出现黏膜反应。急性放射性口炎主要表现为口腔黏膜发红、水肿、糜烂、溃疡，糜烂面表面覆盖白色假膜，易出血，触痛明显，伴口臭、进食困难等；严重者口腔黏膜出现大面积溃疡，可伴发出血、继发感染等，甚至影响到放疗的正常进行及治疗效果。

目前常用的有关急性放射性口炎的分级方法有两种。

（1）WHO 推荐的 4 级评价法。Ⅰ度：口腔黏膜出现红斑、疼痛。Ⅱ度：口腔黏膜出现红肿、溃疡，但患者能进食。Ⅲ度：口腔黏膜出现溃疡，患者能进流质饮食。Ⅳ度：口腔黏膜出现溃疡，患者不能进食。

（2）美国肿瘤放射治疗协作组织（RTOG）急性放射损伤分级标准（5 级）。0 级：口腔黏膜无红肿、疼痛及吞咽困难，与健康黏膜相同。1 级：黏膜有轻度充血症状，稍有痛感，不需要止痛药物治疗。2 级：发生斑点状黏膜炎，疼痛为中度，需要止痛药物治疗。3 级：有片状黏膜炎，炎性反应区域占照射区域的 50%，疼痛感为重度，极为明显，需要接受麻醉药物治疗。4 级：炎性区域占放射区域比例大于 50%，反应严重，有出血、溃疡及坏死病变，需停止治疗，或者改变营养供给路径。

慢性放射性口炎往往在放射线照射 2 年后出现，以唾液腺破坏、口腔干燥、味觉异常为主要症状。主要体征是口腔黏膜广泛萎缩、变薄、充血，舌体出现萎缩性舌炎。口干症状长期存在，并伴有烧灼痛。口腔念珠菌感染是常见的并发症。同时可见猖獗龋、牙龈出血、张口受限等其他口腔并发症。全身症状包括厌食、疲倦、头痛、记忆力下降、失眠等。

（三）诊断

头颈部肿瘤接受放疗的患者接触放射线后出现口腔黏膜损伤。

（四）治疗

以对症治疗为主。

1. 急性放射性损害的治疗

可根据口腔内 pH 选择正确的漱口液，给予超声雾化吸入，每天 2 次。可减轻黏膜水肿，稀释分泌物，促进溃疡愈合，减少疼痛。溃疡处可用锡类散或口腔溃疡膜等贴敷，或采用糖皮质激素类软膏或贴片，如醋酸地塞米松贴片。该药具有抑制局部血管渗透性，抑制炎细胞、吞噬细胞和白细胞在炎症部位聚集及溶酶体释放等抗炎、抗免疫和抗过敏作用。疼痛剧烈可用局部麻醉药 1% 利多卡因饭前含漱，可起到镇痛、消炎、消肿的作用；或采用低温疗法即放疗前将冰袋置于照射野皮肤黏膜 30 分钟，然后立即放疗。冰敷使颊黏膜温度下降，使口腔黏膜血管收缩，黏膜组织氧含量降低，对放射反应减弱，从而保护或减轻放射对口腔黏膜的损伤。此外，生物制剂如 GM-CSF 或碱性成纤维细胞生长因子（b2FGF）等可用于急性放射性口炎的治疗，上述药物具有减轻炎症、促进伤口愈合修复等功能。

2. 慢性放射性损害的治疗

有真菌感染者，可用制霉菌素或氟康唑片。但长期使用抗真菌药应注意肝肾功能。口干症状明显者可用人工唾液或促进唾液分泌的药物，如胆碱受体激动剂等。

3. 中医中药治疗

中医认为放射性口腔反应是火毒蕴结或兼血络被瘀或兼热盛伤阴所致，治疗首选清热解毒、降火滋阴等中药加以治疗。可选用养阴清热方，或选用中药活血生津冲剂、参麦饮等治疗。

4. 全身支持治疗

加强营养，给予高蛋白、高维生素、高热量的饮食。不能进食者应给予营养支持，必要时可给鼻饲饮食。

（五）预防

（1）应嘱患者使用氟制牙膏，保持口腔卫生，养成餐后刷牙漱口的习惯，使用波浪形软毛牙刷，有效清洁牙齿和牙间隙，保持口腔清洁。

（2）多喝水，患者开始放疗的当天起，每天饮水要大于 2 500 mL，也可用金银花、麦冬泡水喝，以保持口腔湿润。应多嚼口香糖，多作咀嚼运动，以减轻张口困难。

（3）放疗前先去口腔科作详细检查，积极治疗龋齿及其他牙齿疾病。若拔牙，应等伤口愈合后方可开始放疗。如有不合适的义齿，应先矫正，尽量避免对口腔黏膜的不良刺激。

（4）放疗期间，加强营养，给予高蛋白、高维生素、高热量的饮食，勿食过冷、过热、过硬食物，忌辛辣刺激性食物。遵医嘱用淡盐水或其他消炎防腐类漱口液漱口预防口腔感染。淡盐水的配制方法是：在 500 mL 温开水中加盐 3 ~ 4 g（约小半匙）即可；如发生真菌感染，则选用 2% ~ 4% 碳酸氢钠漱口，并含化制霉菌素。

（5）中药漱口液有清热解毒之功效，作用缓和且口感好，不但可以预防口腔感染，而且对上呼吸道感染也有一定的预防作用。

五、化疗诱发的口腔黏膜炎

恶性肿瘤是严重威胁人类健康的常见疾病，化疗是肿瘤综合治疗中最主要的手段之一，由于化疗药物的选择性非常差，通常在杀伤或抑制肿瘤细胞的同时，对机体正常细胞尤其是处于增殖期的正常细胞也可造成损伤，因此常引起各种不良反应。化疗药物引起的不良反应有500多种，包括骨髓抑制、消化系统反应、心脏毒性、口腔炎或严重组织坏死等。轻者可无临床表现，严重者可发生败血症等全身并发症。

化疗诱发的口腔黏膜炎又称化疗性口腔黏膜炎，是肿瘤化疗常见的并发症之一。常规的化疗以及高剂量的骨髓造血干细胞移植均可导致口腔黏膜充血、水肿、糜烂或溃疡形成。常见的引起口腔黏膜炎的抗肿瘤药物有烷化剂、抗代谢药和生物碱类药物等。接受骨髓移植患者所出现的口腔损害是目前临床治疗中的棘手问题，可导致患者住院天数延长及治疗费用增加。

（一）临床表现

正常情况下，口腔黏膜细胞的更新周期为7~14天。放化疗干扰细胞的有丝分裂，降低其再生能力。化疗后口腔炎一般在治疗后5~10天即可出现，通常持续7~14天。最易受损的部位是非角质化的黏膜如唇、颊、软腭、舌底及舌腹。化疗性口腔炎的典型临床表现为颊、软腭及舌等口腔黏膜散在红斑、水肿，进而形成溃疡或继发感染。患者可有明显的口腔疼痛，进食、说话困难或出现张口受限等。

（二）诊断及分级标准

1. 诊断

主要基于病史及临床表现，如果口腔黏膜广泛充血发红，可考虑做细菌或真菌培养。

2. 化疗性口腔黏膜炎的分级标准

目前常用的有世界卫生组织（WHO）口腔毒性评分体系及美国国立癌症研究院通用毒性评估标准（NCI-CTC），前者包括对患者症状及功能状态的整体评估，后者侧重于对化疗后总体功能状态的评价。2009年，美国国立卫生研究院（NIH）和美国NCI-生物医学信息学和信息技术中心（CBIIT）对之前的NCI-CTC标准进行了修订，发布了通用不良事件术语标准4.0版（CTCAE v4.0）。

（1）世界卫生组织（WHO）抗肿瘤药毒性反应分级标准。0度，无反应；Ⅰ度，黏膜红斑、疼痛；Ⅱ度，黏膜溃疡，能进食；Ⅲ度，黏膜溃疡，只能进流食；Ⅳ度，黏膜溃疡，不能进食。

（2）美国国立癌症研究院通用毒性评估标准（NCI-CTC 4.0版标准）。1级不良反应是指较轻微的不良反应。通常无症状，且不需要对机体进行干预治疗，也不需要进行介入或药物治疗。2级不良反应是指中等程度的不良反应。通常有临床症状，且需要在本地进行药物或其他方面的干预治疗，这类反应可能影响机体的功能，但是不损害日常生活与活动。3级不良反应是指较为严重的不良反应。可能造成不良后果，通常症状复杂，需要进行外科手术或住院治疗等积极的干预治疗。4级不良反应是指可能对生命构成潜在威胁的不良反应。这类反应往往可致残，甚至导致器官损害或器官功能的丧失。5级不良反应是指死亡。

（三）治疗

1. 支持治疗

要指导患者在用药之前，保持口腔的清洁，饭前饭后可用生理盐水漱口，选择软毛牙刷，有牙龈炎或龋齿要及时治疗。化疗期间还要注意患者的营养状况，为其提供高热量、高蛋白、高维生素且易消化的流食或半流饮食。对3级和4级口腔黏膜炎如严重影响进食者，可给予静脉补液或肠外营养或经肠营养支持。

2. 对症治疗

可采用消炎、防腐、止痛的措施，以缓解症状，促进溃疡愈合。可根据情况，局部选用如0.2%氯己定漱口液，或2%~4%碳酸氢钠漱口液。疼痛明显者，可采用2%利多卡因凝胶或含漱液饭前含漱；或采用糖皮质激素类软膏或贴片，以达到抗炎、抗免疫和抗过敏作用。其他药物如：冰硼散、锡类散、西瓜霜片等也有一定的缓解疼痛、促进溃疡愈合作用。

3. 促细胞生成制剂的应用

如应用单核细胞集落刺激因子（GM-CSF）或角质形成细胞生长因子以减轻疼痛及促进黏膜病损的恢复。

4. 口腔降温处理

根据所用药物血浆浓度半衰期的长短，在药物浓度达到最高峰之前实施口腔内降温，如病损处可用冰块含服，使黏膜细胞接触的抗癌物质浓度降低，从而减轻口腔炎的症状。

5. 并发感染的处理

根据感染情况可选用相应的抗生素。

6. 中医中药治疗

临床上根据化疗性口腔炎的特点，可分为实证和虚证两类：实证多为心脾积热所致，治疗可采用清热解毒、消肿止痛的治法，如用凉膈散加减治疗；虚证则为阴虚火旺所致，治法宜滋养阴血、清降虚火，可采用地黄汤或四物汤加减治疗。

（郭晓倩）

第五节　细菌感染性疾病

一、球菌性口炎

球菌性口炎是急性感染性口炎的一种，主要是以各种球菌感染为主。由于细菌种类不同，引起的病损特征也有差别。临床表现虽常以某种细菌感染为主，但常为混合性感染。本病损害以假膜为特征，所以又称为膜性口炎或假膜性口炎。多见于婴幼儿，偶见于成人。

（一）病因

正常人口腔内存在一定数量的各种细菌，为人群共有常驻菌，一般情况下并不致病。但当内外环境改变，身体防御能力下降时，如感冒发热、传染病、急性创伤、感染，以及滥用激素、化疗和放疗后等，口内细菌增殖活跃、毒力增强、菌群失调，即可发病。以金黄色葡萄球菌、溶血性链球菌或肺炎链球菌致病为多。

（二）临床表现

起病急骤，多伴有头痛、发热、白细胞增高、咽痛和全身不适等表现。口腔黏膜和牙龈充血发红、水肿糜烂，或有表浅溃疡，散在或聚集融合成片。由于疼痛影响进食，唾液增多，有较厚纤维素性渗出物，形成灰白色或黄色假膜。多伴有轻度口臭和尖锐疼痛。局部淋巴结肿大压痛。经过数天体温恢复正常，口腔病损需持续一周左右愈合。

1. 葡萄球菌性口炎

葡萄球菌性口炎为金黄色葡萄球菌引起的口炎，多见于儿童，以牙龈为主要发病区。牙龈充血、肿胀，有灰白色薄假膜，由纤维素性渗出物组成，易被拭去，牙龈乳头及龈缘无破溃、糜烂。在舌缘、颊咬合线处可有充血、水肿，灼痛明显。涂片可见大量葡萄球菌，进行细菌培养可明确诊断。

2. 链球菌性口炎

链球菌性口炎在儿童发病率较高，常伴有上呼吸道感染、发热、咽痛、头痛、全身不适。呈弥散性急性龈口炎，受累组织呈鲜红色。唇、颊、软腭、口底、牙槽黏膜可见大小不等的表浅上皮剥脱和糜烂，有略微高起的假膜，剥去假膜则留有出血糜烂面，不久重新被假膜覆盖。有轻度口臭和疼痛。涂片可见大量革兰阳性球菌，培养可见大量链球菌，即可明确诊断。

3. 肺炎球菌性口炎

肺炎球菌性口炎好发于硬腭、口底、舌下及颊黏膜。在充血、水肿黏膜上出现银灰色假膜，呈散在斑块状。涂片可见大量肺炎链球菌。有时并发肺炎，但也可在口内单独发生。本病不常见，好发于冬末春初，老人及儿童易罹患，体弱成人也可发生。

4. 卡他性口炎

卡他性口炎的发病因素有多种，如上呼吸道感染、肠道紊乱、服用某些抗胆碱能药物或抗生素、局部刺激、过度劳累及全身抵抗力下降等。口腔表现为黏膜绒毛状充血，表面针尖大小出血点，有时上覆小斑片状薄的白色假膜。上下唇内侧黏膜、双颊黏膜、软腭及咽部为好发部位。主诉有口腔发热、灼痛感或苦涩感。

（三）治疗

主要是消炎控制感染。给予抗生素类药物，可根据细菌药物敏感试验加以选择。止痛是对症处理的重要措施，局部涂擦1%丁卡因外膏，或用1%～2%利多卡因溶液饭前或痛时含漱。口腔病损的局部含漱或湿敷治疗不可缺少，保持口腔卫生，控制和预防继发感染，可选用0.1%依沙吖啶或0.01%醋酸氯己啶等溶液含漱。病损局部外用养阴生肌散、西瓜霜等喷撒，或用含抗生素、激素、止痛药物等制成的软膏和药膜，以达到消炎止痛、促进愈合作用。

二、坏死性溃疡性龈口炎

坏死性溃疡性龈口炎又名奋森口炎、战壕口炎。本病在经济发达的国家和地区已很少见，但由于20世纪80年代后艾滋病的全球流行，坏死性溃疡性龈口炎已成为艾滋病的重要口腔表现之一。

（一）病因

本病病原体为梭形杆菌、奋森螺旋体，大量存在于病变部位。患者服用甲硝唑等抗厌氧菌药物可明显降低螺旋体、梭形杆菌的数量，同时临床症状得以消失。目前认为，本病是多种微生物引起的机会性感染，营养不良、精神紧张、过度疲劳、吸烟等导致局部和全身免疫功能降低是本病的易感因素。

（二）临床表现

本病为急性感染性炎症，发病急骤，症状显著，多见于儿童及青壮年。早期好发于牙龈，前牙多见，主要特征为牙龈乳头"火山口"样坏死溃疡，表面被覆灰白色假膜。病损可波及牙龈边缘。如急性期未得到及时治疗或者患者抵抗力较低时，病损可波及对应的唇、颊黏膜，形成坏死性龈口炎。当免疫功能极度降低，患者可能并发感染产气荚膜杆菌，导致面部组织迅速变黑、坏死、脱落，并向肌层蔓延，形成走马疳。此时，由于组织分解毒性产物和细菌毒素，患者可发生全身中毒症状。

患者口腔有特异性腐败恶臭，病损疼痛，触之易出血。常伴有唾液黏稠、低热、全身乏力、颏下或下颌下淋巴结肿大及压痛等症状。病情恶化可致死亡

（三）诊断与鉴别诊断

根据临床表现可以作出诊断。患者突然发病，牙龈坏死溃疡，牙尖乳头消失，有特殊腐败臭味，牙龈自动出血、触痛，唾液黏稠混有血液。对应唇、颊等处黏膜，可有形状不规则的坏死性溃疡。涂片有大量病原微生物。白细胞数增加，淋巴结肿大。

本病需要与以下疾病进行鉴别诊断。

1. 急性疱疹性龈口炎

病原体为单纯疱疹病毒，口腔黏膜表现有散在或成簇小疱疹，疱破裂呈表浅、平坦、边缘整齐的小圆形溃疡。可侵犯牙龈，主要为附着龈，不侵犯龈乳头。病程约一周，有自限性。患者多为 6 岁以下婴幼儿。

2. 球菌性口炎

口腔黏膜广泛充血，牙龈也可充血，并易出血，但龈缘无坏死，颊、舌、唇等部位多见。可见表浅平坦的糜烂面，上覆黄色假膜。也可见于附着龈，但无恶臭及腐败气味。涂片镜检可见大量各种球菌，如链球菌、金黄葡萄球菌及肺炎双球菌等。

（四）治疗

应及早给予抗感染治疗，同时配合支持疗法，以控制感染、消除炎症，防止病损蔓延和促进组织恢复。

1. 牙周治疗

去除大块牙石，保持口腔清洁。

2. 局部治疗

3% 过氧化氢反复清洗患处，0.05% 氯己定溶液含漱，去除坏死组织。

3. 全身治疗

给予青霉素、头孢拉啶等广谱抗生素或者甲硝唑、替硝唑等抗厌氧菌活性较强的药物。

4. 支持疗法

全身应给予 B 族维生素、维生素 C、高蛋白饮食，加强营养。必要时给予输液，补充液

体和电解质。

三、口腔结核

结核病是常见的慢性传染病之一。人体抵抗力降低时因感染结核分枝杆菌而发病。结核病为全身性疾病，各个器官均可受累，以肺结核最为多见。口腔结核虽有原发病例，但极少见，大多继发于肺结核或肠结核等。在口腔黏膜多表现为结核性溃疡、结核性肉芽肿。少数口周皮肤的结核性寻常狼疮可向口腔黏膜蔓延。

（一）病因

病原菌为结核分枝杆菌，是一种革兰阴性杆菌。往往在身体免疫功能低下、抵抗力降低时易被感染而发病。口腔病损多因痰中或消化道的结核菌而引起。

（二）临床表现

1. 结核初疮

临床上少见。可发生于牙龈、拔牙窝、咽、舌、移行皱襞、颊、唇等处。多见于免疫功能低下或体质较差的儿童，口腔黏膜可能是结核分枝杆菌首先侵入的部位。一般经 2～3 周的潜伏期后，在入侵处出现小结节，并可发生顽固性溃疡，周围有硬结。患者无明显疼痛。

2. 结核性溃疡

结核性溃疡多为继发性感染，可发生于口腔黏膜任何部位，病程迁延，多持续数月以上。病变由浅至深逐渐发展，直径可达 1 cm 以上，成为发生于口腔黏膜的深溃疡。溃疡外形不规则，以溃疡底和壁多发性粟粒状小结节为典型临床特征。溃疡边缘不齐，微隆起呈倒凹状，表面多有污秽的假膜覆盖，溃疡基底及四周无明显硬结。患者疼痛程度不等。

3. 结核性寻常狼疮

寻常狼疮是原发于皮肤的结核病灶，可由口周皮肤向口腔黏膜发展，表现为黏膜上一个或数个发红的小结节。结节逐渐扩大、融合、破溃形成溃疡。一般病程缓慢，疼痛不明显。

因口腔黏膜结核多为继发感染，所以患者常有口腔以外的结核病灶，主要是肺结核或肠结核等，或有结核接触史。

（三）诊断

口腔结核的诊断需要结合病史和临床表现，并进一步通过病原学和组织病理学检查明确诊断。

1. 仔细询问病史

对于无复发史且长期不愈的溃疡需要详细询问病史，明确有无与结核患者接触史，是否为易感人群，是否存在呼吸系统症状、午后低热等与结核病相关的全身表现。

2. 临床特征

出现典型结核性溃疡的临床特征。

3. 影像学检查

对于可疑病例拍胸部 X 线片，必要时进行肺部 CT 检查。

4. 病原学检查

对可疑患者给予病原学检查。

（1）病损组织涂片齐—尼抗酸染色法：该方法简单、快速，但敏感性不高，要求标本中结核菌量多，需连续检查 3 次以上以提高检出率。涂片染色阳性说明病变组织中有抗酸杆菌存在，但不能区分结核菌和非结核分枝杆菌。由于我国非结核分枝杆菌病发病率较低，故检出抗酸杆菌对诊断结核病有重要意义。有时因取材关系未能找到结核菌时，不能轻易排除结核感染的可能，需进一步进行结核菌分离培养。

（2）结核菌分离培养：结核菌改良罗氏培养基分离培养是诊断结核病的金标准。该方法灵敏度高于涂片镜检法，可直接获得菌落，并易与非结核分枝杆菌鉴别。缺点是培养时间长，需 4 ~ 8 周，培养阳性率只有 30% ~ 40%。

（3）聚合酶链反应：该方法快速、灵敏，可作为结核病病原学诊断的重要参考指标。

（4）血清抗结核抗体检查：血清学检查可作为诊断结核病的辅助手段，但该方法特异性和敏感性较低。

（5）结核菌素试验：当结核菌感染过的个体再次接触结核菌蛋白时，机体发生迟发型变态反应。结核菌素试验是采用抗原纯化蛋白衍生物（PPD）皮下注射的方法激发机体的超敏反应，从而辅助诊断结核病，因此又称为 PPD 试验。由于我国是结核病高流行国家，儿童普遍接种卡介苗，因此 PPD 试验常出现假阳性结果，对诊断结核病意义不大，但对于未接种过卡介苗的儿童则提示患儿结核菌感染或体内有活动性结核病。只有出现 PPD 试验呈强阳性时，表示机体处于超敏反应状态，才对临床诊断具有参考价值。另外，PPD 试验对 HIV 感染、器官移植等免疫抑制的患者缺乏足够的灵敏度。因此该试验目前正被 γ 干扰素释放试验逐渐取代。

（6）γ 干扰素释放试验（IGRAs）：是利用结核分枝杆菌特异的早期分泌蛋白作为抗原以刺激待检者外周血 T 细胞，采用酶联免疫吸附法或酶联免疫斑点法定量检测 T 细胞释放 γ 干扰素的浓度或分泌 γ 干扰素的细胞数量，从而判断是否感染结核分枝杆菌的免疫学诊断技术。该方法具有较高的灵敏度和特异度，是目前用于诊断和筛查潜伏性结核感染的最有效方法。

5. 组织病理学检查

对病变组织活检后进行组织病理学检查，根据结核结节等特殊的病理学改变即可作出诊断。

（四）治疗

1. 全身治疗

结核病治疗以早期、规律、全程、适量、联合为原则，多采用化疗方案。整个治疗过程分为强化和巩固两个阶段。根据患者对抗结核药物的耐受性、肝肾功能情况、是否存在多耐药结核等情况推荐个体化治疗。根据 2004 年美国疾病控制预防中心公布的结核病治疗指南，常用一线抗结核药物有：异烟肼、利福平、利福布汀、利福喷汀、吡嗪酰胺、乙胺丁醇。二线治疗药物包括：链霉素、卷曲霉素、卡那霉素、阿米卡星、环丝氨酸、乙硫异烟胺、环丙沙星、氧氟沙星、左氧氟沙星、加替沙星、莫西沙星、对氨基水杨酸等。通常联合使用几种抗结核药物以提高疗效、缩短疗程，或者使用固定剂量的复方药物。

分离到结核菌株后均应进行药敏试验。大多数活动性结核病患者的初始治疗至少应包括异烟肼、某种利福霉素、吡嗪酰胺和乙胺丁醇。用药时间至少持续 6 个月以上。

2. 局部治疗

口腔局部除注意控制继发感染及对症治疗外，还可于病损处给予抗结核药物，如病损局部注射链霉素 0.5 g，隔天 1 次。

（罗礼文）

第六节　病毒感染性疾病

一、单纯疱疹

单纯疱疹是由单纯疱疹病毒引起的口腔黏膜及口周皮肤以疱疹为主要症状的感染性疾病。单纯疱疹病毒（HSV）的天然宿主是人，侵入人体可引起全身性损害及多种皮肤黏膜疾病。口腔、皮肤、眼、会阴、中枢神经等都是该病毒易于侵犯的部位。儿童及成人均可罹患，有自限性，但也可复发。

（一）病因

单纯疱疹病毒属于脱氧核糖核酸（DNA）病毒中的小疱疹病毒，含有病毒的遗传信息，具有复杂特征。血液学遗传上分为 I 型和 II 型单纯疱疹病毒。I 型主要引起口腔、口周的皮肤和黏膜及面部、腰部以上皮肤和脑部的感染；II 型主要引起腰以下皮肤和生殖器感染。口腔单纯疱疹病毒感染 90% 以上为 I 型，也有少数为 II 型。人感染单纯疱疹病毒后，大多数无临床症状，约 10% 有轻度不适。当疱疹病毒接触宿主易感细胞，病毒微粒通过胞饮作用或病毒包膜与宿主细胞膜融合而进入细胞，在胞内脱去其衣壳蛋白质进入胞核，其核心的核酸在细胞核内合成蛋白质与氨基酸，并利用宿主细胞氨基酸和酶，重新复制病毒微粒，完成后通过胞质、细胞膜向周围扩散，引起急性发作，称为原发感染。人接触单纯疱疹病毒后体内逐渐产生抗体，由于抗体生成不足，再有如上呼吸道感染、消化功能紊乱、过度劳累、外界创伤等刺激因素存在，全身免疫功能可发生改变，引起潜伏细胞内的病毒活跃繁殖，从而引起的复发称为复发感染。

原发感染单纯疱疹病毒存在于完整疱疹液内，口腔黏膜感染病毒沿着感觉神经髓鞘向上蔓延到神经节细胞并潜伏于此，如三叉神经节等。少数病毒可进入中枢神经系统而引起脑炎、脑膜炎。病毒还可潜伏于泪腺、唾液腺，在适当刺激下及机体抵抗力下降时，潜伏病毒在上皮细胞内复制和扩散，而引起复发。

据研究，单纯疱疹病毒可能与鳞癌发生有关，如何引起细胞癌变尚不清楚。实验表明，如外界条件改变，单纯疱疹病毒可使细胞发生转化并分裂繁殖，可能发生突变。现多认为 I 型单纯疱疹病毒可能与唇癌发生有关。

本病传染途径为唾液飞沫和接触传染。有报道医师接触患者而被感染，患者之间也可发生交叉感染。表明对此病应注意预防和消毒隔离，防止传播扩散。

（二）临床表现

1. 原发性疱疹性龈口炎

多见于 6 个月 ~ 5 岁儿童，以 6 个月 ~ 2 岁最易发生。6 个月前由于新生儿体内有来自母体的抗单纯疱疹病毒抗体，因此很少发病。单纯疱疹病毒进入人体后，潜伏期约 10 天左右，患儿有躁动不安、发热寒战、头痛、咽痛、啼哭拒食等症状。2～3天后，口腔出现病损，可发生于任何部位，如唇、颊、舌以及角化良好的硬腭、牙龈和舌背。开始时口腔黏膜发红、充血、水肿，并出现针头大小、壁薄透明的小水疱，散在或成簇发生于红斑基础上，1～2mm大小，呈圆形或椭圆形。疱易破溃，留有表浅溃疡并可相互重叠融合成较大溃疡，覆盖黄白色假膜，周围充血发红。发病期间唾液显著增加，口臭不明显，有剧烈自发性疼痛，局部淋巴结肿大压痛。2～3天后体温逐渐下降，整个病程为7～10天。部分患者在口周皮肤、鼻翼、颌下等处并发疱疹。本病多为初发，也称原发型疱疹性口炎，成人较少见。

2. 复发性疱疹性口炎

原发型疱疹感染愈合后，30%～50%的患者可复发，多见于成年人。为成簇小溃疡，多在上呼吸道感染、发热、全身不适、抵抗力下降情况下发生。由于机体有一定免疫力，全身症状较轻。病损多发生于硬腭、软腭、牙龈、牙槽黏膜等部位。根据临床表现分为唇疱疹和口内疱疹两种，以唇疱疹为多见。

唇疱疹表现为以口唇为主的疱疹性损害，多在唇红部和邻近皮肤发生，也见于颊、鼻翼、颌部。局部发红略高起，以发疱开始，常为多个成簇小疱，单个疱少见。病损经常复发，并多在原发的位置发生。局部感觉灼热疼痛、肿胀发痒，继之红斑发疱，呈粟粒样大，疱液透明稍黄，水疱逐渐高起扩大，相互融合，疱液变为浑浊，后破裂或干涸结黄痂。并发感染则呈灰褐色，疼痛加重，痂皮脱落后不留瘢痕，但可有暂时性色素沉着。肿大淋巴结持续7～10天后消退。本病有自限性，可自行愈合。

口内疱疹是较少见的临床类型，好发于表面角化并与下方骨膜紧密固定的黏膜上，如硬腭、牙龈及牙槽嵴黏膜。表现似唇疱疹，为成簇的小水疱或小溃疡位于牙龈或硬腭。局部疼痛不适，具有自限性，一般愈合缓慢。免疫缺陷者及接受化疗、免疫抑制剂治疗患者的口内疱疹常为慢性且病损分布广泛，愈合迟缓。

（三）诊断

根据临床病史及症状表现，婴幼儿多发，急性黏膜疱疹口炎特征，全身伴有发热、咽痛、淋巴结肿大压痛，病程有自限性和自行愈合的特点，不难作出诊断。发病期可取疱疹液或唾液作病毒接种证实诊断，或取疱疹基底涂片，可见气球变性细胞、多核巨细胞及核内包涵体，但特异性不高。血液抗单纯疱疹病毒抗体效价明显升高，如成人血液中有这种抗体，说明有过原发感染。病毒分离培养对诊断有重要意义，但需在实验室进行。

（四）鉴别诊断

本病应与疱疹性咽峡炎、疱疹样口疮、手足口病、多形性红斑、坏死性龈口炎等区别。疱疹性咽峡炎是柯萨奇病毒A引起的急性疱疹性炎症，有类似急性疱疹性口炎的前驱症状，但发作较轻，全身症状多不明显，病损分布限于口腔局部，如软腭、腭垂、扁桃体等处，丛集成簇小水疱，疱破溃后形成溃疡，无牙龈损害，病程7天左右。口炎型口疮有反复的口腔溃疡史，成人多见，全身反应轻或无，损害无疱疹期，散在分布无成簇性，角化差的黏膜多见，无口周皮肤损害、牙龈的广泛充血或疱疹。手足口病口腔疱疹及溃疡多在舌、颊及硬腭，很少侵犯牙龈。多形性红斑口腔损害以急性渗出为主，皮肤病损在面部、手背、手掌多见，为特征性的靶形红斑。

（五）治疗

治疗原则为抗病毒对因治疗、全身支持疗法、对症处理和防止继发感染。主要目的是缩短疗程、减轻痛苦、促进愈合。

1. 抗病毒治疗

目前尚缺乏十分有效的抗病毒药物或疫苗。阿昔洛韦对于严重病例可酌情应用，全身治疗应在发病早期（发病 72 小时内）进行，且小儿慎用。口服每次两片（每片 100 mg），每天 5 次，连续服 7 ~ 10 天。

2. 支持疗法

应充分休息，给予高能量、易消化、富于营养的流食或软食，口服大量多种维生素。损害重、疼痛显著影响进食者，酌情给予静脉点滴葡萄糖注射液及维生素。

3. 对症治疗

体温升高、炎症明显及痛重者，给予解热、镇痛、消炎药物以控制病情、缓解症状、消除感染、促进恢复。

4. 局部治疗

可用 1% ~ 2% 普鲁卡因溶液含漱，或 0.5% ~ 1% 达克罗宁、2% 利多卡因凝胶局部涂擦，均可达到减轻疼痛的作用。0.1% 依沙吖啶溶液局部湿敷，有助于消除继发感染。也可辅以含漱液和油膏类制剂含漱或外用。唇疱疹可用氦氖激光照射以止痒镇痛、促进疱疹液体吸收结痂并缩短疗程。

对复发频繁患者可酌情选用聚肌胞、丙种球蛋白、转移因子等，以调节或增强免疫功能。有关 HSV 的疫苗尚在研制中。

二、带状疱疹

带状疱疹是由水痘—带状疱疹病毒（VZV）所致的病毒感染性疾病。特点是沿神经走向发生的疱疹，呈单侧性分布，疼痛剧烈。疱疹单独或成簇地排列并呈带状，故而得名。本病痊愈后很少复发，小儿感染 VZV（初发感染）临床表现为水痘，成人表现为带状疱疹。

带状疱疹病毒可侵犯面、颈、胸、腰部神经，1/2 以上患者胸神经受侵，15% ~ 20% 侵犯三叉神经，以眼支受侵较多。三叉神经带状疱疹可侵及口腔黏膜。带状疱疹病毒主要侵犯感觉神经，只有少数侵犯运动神经，如面神经。

（一）病因

本病病原体为水痘—带状疱疹病毒，属 DNA 病毒，与 HSV 同属疱疹病毒。一般认为第一次接触带状疱疹病毒可发生全身原发性感染——水痘。病毒可通过唾液飞沫或皮肤接触而进入人体，可经皮肤黏膜进入血管，或侵犯神经末梢，以后潜伏于脊髓神经的后结节或脑神经髓外节、三叉神经节，病毒被激活则引起带状疱疹。激活因素如上呼吸道感染、传染病、外伤、药物、恶性肿瘤、免疫缺陷病等。有人认为儿童感染本病毒可发生水痘，也可不发生症状成为隐性感染。

（二）临床表现

本病多发于春秋季节，发生前可有发热、倦怠、全身不适、食欲减退等前驱症状。患侧皮肤有烧灼感及神经性疼痛，疼痛程度不一。也可无前驱症状，直接出现疱疹。疱疹与疼痛可沿神经分布发生，开始发病时皮肤可见不规则红斑，继而出现密集成簇的疱疹，呈粟粒大小的透明小水疱，疱壁紧张，周围有红晕。几天之内陆续出现水疱，继而疱疹变浑浊，逐渐吸收干涸结痂。小水疱也可破裂成糜烂面，最后结痂脱落。皮肤可留有暂时性色素沉着或淡红斑，一般不留瘢痕。如只发生皮疹而不成为水疱者，则为顿挫型带状疱疹。

口腔颌面部带状疱疹与三叉神经被侵有关，损害可见于口外如额、眼、面颊、唇口、颏部，口内如腭、舌、颊、龈等部位。可侵犯 1 支或 2 支以上，但多为单侧且不超过中线。若侵犯面神经膝状神经节，可发生面瘫、外耳道耳翼疼痛及耳部带状疱疹、口咽部疱疹、耳鸣、味觉下降等，称为膝状神经节综合征。

胸、腰、腹、背部及四肢也可发生，多局限于一侧，少数可超过中线。全身可有发热不适等症状。重者可并发肺炎、脑炎等，甚至导致死亡。病毒侵犯眼部，可发生结膜炎、角膜炎。病毒侵犯运动神经、睫状神经节，随部位不同，可有面瘫、外耳道疼痛、耳聋、唾液腺分泌障碍等症状。

随着年龄增长，本病症状也多加重，病程也随之延长。有的患者痊愈后神经症状可迁延数月或更长时间。

（三）诊断与鉴别诊断

根据临床病史和症状表现，疱疹成簇沿神经呈带状排列，单侧发生，疼痛剧烈等特点，易于作出诊断。

应与单纯疱疹、手足口病、疱疹性咽峡炎等区别。

带状疱疹症状比单纯疱疹病情要重，起疱疼痛明显，病损为单侧，溃疡比单纯疱疹的溃疡大，病程也比单纯疱疹要长，单纯疱疹一般 1 周左右，带状疱疹一般在 2 周以上。带状疱疹很少复发，而单纯疱疹则易复发。

（四）治疗

减少疼痛、缩短疗程、促进愈合为其治疗目的。带状疱疹的治疗原则同单纯疱疹。严重 VZV 感染及波及眼的带状疱疹应使用口服抗病毒药物，可以选阿昔洛韦、伐昔洛韦或泛昔洛韦；用抗病毒治疗可选用阿昔洛韦，宜早期使用。也可用干扰素每天 100 ~ 300 万 U 肌内注射。免疫增强治疗可选用转移因子、胸腺肽。皮质激素虽可抑制炎症、减少神经疼痛后遗症发生率，但因可抑制免疫功能，而有使带状疱疹扩散的可能，因此应慎用。

针对疼痛可用抗抑郁、抗惊厥类药物，如卡马西平每天 600 ~ 800 mg，分 3 次服用。每天或隔天肌内注射维生素 B_1 100 mg，维生素 B_{12} 500 μg，隔天肌内注射 1 次。局部激光照射，有止痛和缩短疗程作用。

三、手足口病

手足口病是由柯萨奇 A16 型（CoxA16）病毒、肠道病毒 71 型（EV71）引起的流行性皮肤黏膜病。为侵犯手、足、口部的疱疹性疾病，主要发于儿童。自 1957 年在新西兰流行以来，各国也先后多有报道，我国报道也在增多。

（一）病因

本病主要是由柯萨奇 A16 型病毒和肠道病毒 71 型引起的感染，也可由柯萨奇 A5、A100、B5、B2 病毒等所致。本病传染性很强，患者和隐性感染者均为传染源，飞沫经空气由呼吸道直接传播，也可由消化道间接传播。

（二）临床表现

本病多发于儿童，男女无明显差异，发病多无季节性，春季发病稍多。婴幼儿易患，潜伏期2~5天。全身症状轻微，可有低热、头痛、咳嗽、流涕、食欲不佳等症状。口腔颊、龈、硬腭、舌部、唇和咽部黏膜出现疼痛性小水疱，周围绕以红晕。水疱可相互融合，疱很快破裂，形成灰白色糜烂或表浅溃疡。因疼痛影响进食、吮乳，并有流涎。皮损和口腔损害可同时或稍后出现，呈散在或密集分布于手、足，包括手背、手掌、足底及指、趾，以外侧、伸侧多见。皮损为红斑、丘疹、水疱，丘疹呈黄白色椭圆形，水疱米粒至豌豆大，孤立而不融合，疱壁厚而紧张，周围有红晕。有时可在足背、肘、膝、臂、下肢出现斑丘疹。本病一般在2周以内痊愈，严重型病例病情进展较快，除口腔黏膜和手足的病损外，全身症状重，可发生脑膜炎、脑炎、脑脊髓炎、肺水肿、循环障碍等。

（三）诊断与鉴别诊断

本病发生具有特征性的部位及病损形态，根据发病季节、流行性及患儿易发等特点，即可确定诊断，必要时可进行病毒分离检查。本病应与口腔疱疹性疾病区别，如疱疹性咽峡炎、疱疹性口炎、多形性红斑、口蹄疫等。口蹄疫为牲畜病，发病极少，成人多见，往往有动物及乳制品接触及应用史。

（四）治疗

一般可用抗病毒药物，如可选用板蓝根等中药抗病毒治疗。严重者可酌情使用阿昔洛韦、左旋咪唑、聚肌胞等药物。

局部主要防止继发感染，可局部湿敷和外涂抗炎软膏。保持口腔卫生。对患者进行隔离，以免发生流行。

对于严重型病例应及时住院全面检查、监测并行中西医结合治疗。如控制颅内压升高，酌情应用糖皮质激素治疗，保持呼吸道通畅，吸氧以及对于呼吸循环衰竭进行治疗等。

（罗礼文）

第六章

牙慢性损伤

第一节 磨损

自牙齿萌出建𬌗后，牙体硬组织每天都会因摩擦而丧失。这种现象主要发生在𬌗面，也会发生在邻面。其程度与年龄呈正相关。根据牙齿硬组织丧失的原因、速度和危害，将其分为磨耗和磨损两种，但两者间并无截然界限。

磨耗是指在正常咀嚼过程中牙体硬组织的缓慢丧失。因牙髓腔相应部位有不断形成的继发性牙本质，牙体硬组织的厚度无明显降低。磨耗又称为咀嚼磨损，属增龄变化范畴。磨耗是生理性的，无明显危害，无须专门处理。

磨损是指正常的咀嚼运动之外，高强度、反复的机械摩擦造成的牙体硬组织快速丧失。磨损发生时，牙髓腔相应的部位可形成反应性牙本质。磨损也称为非咀嚼磨损，是病理性的，应采取措施加以防治。

一、病因

1. 刷牙不当

刷牙是维持口腔卫生的基本方法，但刷毛过硬、牙膏中颗粒过大、刷牙速度快、力度大及横向刷牙等都会造成磨损。

2. 咬合习惯不良

因某种职业或习惯，用较大的力度反复咬某种硬物也会导致牙齿的磨损。木匠、鞋匠用牙咬持钉子，缝纫者用牙咬持针或用牙断线，长期、大量嗑食瓜子，叼烟斗，用牙齿撑开发夹，用牙齿咬开啤酒瓶盖、咬开核桃等，都会造成牙齿特定部位的明显缺损。

3. 其他因素

磨牙症也称夜磨牙，是在非进食情况下发生的不自主的咀嚼运动，多在夜间睡眠中发生。因无食物的缓冲、缺乏唾液的润滑，加之往往用力大、速度快，会导致明显的牙齿磨损。

二、临床表现

后牙的磨损一般重于前牙，后牙磨损又常以𬌗面为重。磨损以牙体硬组织进行性丧失为临床特征，牙釉质可均匀性变薄，或呈小凹坑样表现，甚至裸露出牙本质，出现牙本质敏感。因磨损不均，常见高耸的牙尖、锐利的边缘。磨损处一般没有色素，表面坚硬光滑，与未磨损部位间没有明显界限。后牙邻面磨损重者因为邻牙间原来紧密的点状接触变成较为松弛的面状接触。检查中可有食物嵌塞、邻面龋以及牙周疾病等体征。

前牙磨损多见于咬合关系不好、有不良咬合习惯者。严重的前牙磨损可使牙冠明显变短。还有特殊习惯形成的特征性前牙磨损，如管乐演奏员和嗑瓜子形成的与器物形状相吻合的磨损。磨损可作为起因导致以下的症状或疾病。

1. 牙本质敏感症

一般是磨损等原因导致牙本质暴露出现的酸痛感，磨损愈快、愈重，酸痛感就愈明显。

2. 食物嵌塞

没有磨损的牙齿，邻面是凸的，牙与牙之间接触面积小（点接触）而紧，加之殆面上的嵴、沟等，利于食物溢出，偏离牙间隙，故不易发生食物嵌塞。而邻面磨损使牙齿之间出现缝隙，磨损又使殆面上的嵴、沟变得模糊，溢出作用减弱，因而造成食物嵌塞。

3. 牙髓和根尖周病

过度磨损会导致髓腔暴露，细菌侵入而引起牙髓病、根尖周病。

4. 颞下颌关节紊乱综合征

殆面的重度磨损可导致颌间垂直距离过短，从而引起颞下颌关节病损，出现相应的症状，如关节弹响、疼痛等。

5. 创伤

不均匀的磨损会导致高耸的牙尖和锐利的边缘嵴，这些牙尖和边缘嵴的抗折力差，很容易发生折裂，同时也容易咬伤邻近的软组织，如颊、舌黏膜等。

三、治疗

（1）戒除不良的咬合习惯，改善刷牙方法。

（2）发现高耸的牙尖和锐利的边缘，应通过调磨予以纠正。

（3）牙体缺损处如有空间应进行充填或粘接修复。

（4）牙本质敏感，牙髓、根尖周病和颞下颌关节紊乱综合征等症状出现时，应做相应处理。

（5）食物嵌塞者，应通过调殆、恢复接触关系等措施加以改善。

（6）磨牙症患者应通过戴殆垫、肌电反馈治疗，以及精神、心理干预等方法加以改善。

（张　涛）

第二节　牙酸蚀症

牙酸蚀症是因长期接触酸或酸酐造成牙体硬组织丧失的疾病。其脱矿过程与酸的关系明确，与细菌无关。如果酸来自外环境，一般破坏前牙的唇面；如果酸来自胃部，会破坏牙齿的腭、舌面。根据酸的种类和破坏程度，可有感觉过敏、染色、质地变软、缺损等临床表现。因釉柱被破坏，牙齿极易被磨损，有学者称其为"化学性磨损"。

让牙齿离开酸性环境是预防和阻止该病发展的关键。如果牙齿出现了敏感症状、牙髓炎等症状应做相应处理。

一、病因

酸或酸酐是直接的病因。根据来源，可将酸分为外源性和内源性两类。

1. 外源性酸

研究发现，制酸、汽车电池、电镀材料、化肥、酿酒行业有关人员是牙酸蚀症的高危人群，表明该病是典型的职业病。随着劳动保护法的贯彻实施，这类患者已明显减少。但因长期、大量饮用酸性饮料导致牙酸蚀症患者增加，酸性饮料包括可口可乐、果汁、醋、酒等。

2. 内源性酸

主要见于各种原因导致的胃液反流，如胃溃疡、食管裂孔疝、妊娠、酗酒、神经性厌食症等。其特点是酸蚀部位发生在牙齿的内侧，即腭、舌面。

二、临床表现

牙体硬组织出现渐进性、均匀的实质缺损，可伴有牙齿敏感症。环境中酸雾或酸酐引起者发生在前牙唇面。酸蚀的表现因酸的种类的不同而有所差异。由盐酸所致者表现为自切缘向唇面形成刀削状的光滑斜面，硬而无变色，切端可能因为太薄而折断；由硝酸所致者，多发生在牙颈部，表现为白垩状、染色黄褐色或灰色的脱矿斑块，质地松软，易崩碎而逐渐形成实质缺损；由硫酸所致者，不易引起酸蚀，因二氧化硫气体溶于水后所形成的亚硫酸是弱酸，对牙齿的腐蚀破坏不明显，仅有酸涩感。其他低浓度酸所致者，一般破坏发生在釉牙骨质界，轻者出现沟状损害、敏感、探痛，重者出现大面积深度破坏，如酸性饮料导致的牙酸蚀症；常有胃酸反流者，可引起后牙的拾面与腭面的凹陷性损害。

三、治疗

（1）牙体硬组织的治疗可采取复合树脂直接粘接修复或间接修复体修复。

（2）仅有牙本质敏感症的患牙，可进行脱敏处理。

（3）牙髓有病变者，应先行牙髓病治疗，再行牙冠修复。

（4）定期复查：对高危人群和已治疗者要定期复查，发现异常，及时处理。

四、预防

（1）控制饮食，减少酸性饮食的摄入。

（2）积极治疗消化系统的相关疾病。

（3）劳动保护。消除和减少劳动环境中的酸雾，是预防牙酸蚀症的根本方法。戴防酸口罩，定时用弱碱性溶液，如2%苏打液含漱，避免用口呼吸等是个人防护的有效措施。

（张　涛）

第三节　楔状缺损

楔状缺损是一种非龋性牙颈部慢性损伤（NCCL），是指发生在牙齿唇、颊面颈部的慢性硬组织缺损。典型的缺损由两个夹面组成，口大底小，呈楔形。楔状缺损往往发生在同一患者的多颗牙上。一般上颌牙重于下颌牙，口角附近的牙多于其他区域的牙。

楔状缺损的原因除了刷牙不当外，还包括龈沟液中的酸以及非正中咬合力等。楔状缺损可造成牙齿敏感、牙髓炎甚至牙齿横折等。调整咬合关系、改善刷牙方法是防治的根本措施。有症状者要进行相应的治疗。

一、病因

楔状缺损是由牙颈部解剖结构薄弱、应力疲劳、横刷牙磨损和酸蚀等综合作用在牙颈部形成的楔形缺损。病因包括内因、外因两个方面。

（一）内因

牙颈部标志性的解剖结构是釉牙骨质界，当釉牙骨质界表现为牙釉质和牙骨质端端相接或两者不相连时，牙本质极易受到物理和化学因素的破坏。加之牙齿受力时，应力集中于牙颈部。长期应力集中会导致牙齿硬组织疲劳。牙齿舌面受到的主要是压应力，唇颊面是拉应力，因拉应力的破坏性更大，故楔状缺损主要发生在唇颊面。牙颈部的牙釉质薄，甚至缺如，加之被龈沟包绕，龈沟内有酸性渗出物，这些因素使牙颈部硬组织的破坏更易发生。

（二）外因

刷牙不当与楔状缺损有密切关系。

（1）不刷牙的人较少发生楔状缺损，横向刷牙者，常有严重的楔状缺损。

（2）楔状缺损不发生在牙齿的舌面。

（3）唇向错位的牙楔状缺损常比较严重。

（4）楔状缺损的牙常伴有牙龈退缩、牙根暴露。研究还发现，楔状缺损的严重程度与牙刷刷毛的硬度、牙膏中颗粒的直径、刷牙的力度呈正相关关系。

二、临床表现

楔状缺损与年龄相关，即年龄越大，缺损越重。患者多有横刷牙习惯。罹患的牙齿为多颗甚至全口。常以口角附近的牙齿（尖牙、前磨牙）为重。患牙一般没有牙周病。楔状缺损可因深度不同而有不同表现。

1. 浅楔状缺损

损害局限在釉牙本质界或牙本质浅层内，可有轻度敏感症状。

2. 中楔状缺损

损害深度在牙本质中层或深层。遇到冷、热、酸、甜等刺激时，可有敏感症状，也有不出现敏感症状的患牙。临床检查可见典型的表现：缺损大致由两个夹面组成，口大底小，缺损处质地坚硬，表面光滑，边缘整齐，无染色。

3. 深楔状缺损

可导致牙髓腔暴露甚至牙齿的横向折断。这个阶段会出现牙髓病、根尖周病的相应症状。

三、治疗

（1）缺损不深、症状不明显者可以不做处理。

（2）有过敏症状可做脱敏治疗。

（3）缺损较深者可行充填修复。

（4）缺损达到牙髓腔，有牙髓感染或根尖周病时，应做相应的治疗。

（5）已经或几乎导致牙齿横折者，可在根管治疗术完成后，行桩核冠。

四、预防

1. 正确刷牙

正确地选用牙膏、牙刷，采用正确的刷牙手法。

2. 戒除不良习惯

避免咬异物、硬物等不良习惯。

3. 调整咬合

消除高耸的牙尖、锐利的边缘。必要时通过正畸、修复等方法恢复咬合关系。

（何志伟）

第四节　牙隐裂

牙隐裂是指发生在牙冠表面的、不易被发现的细小裂纹。牙隐裂可由牙齿结构的内因和过大的咀嚼力等外因引起。不同时期表现不同，早期因为局限在牙釉质，没有症状，随着裂纹的加深，向牙本质延伸，累及牙髓甚至导致牙体的折裂，会出现各种牙痛，如激发痛、自发痛、咬合痛等。

牙隐裂具有隐匿性，诊断难，确诊后疗效不确定。

一、病因

病因可以概括为内因、外因两个方面。

（一）内因

牙齿各部分的形态、厚薄和结构不同，抵抗外力的能力也不同。如𬌗面的深沟、牙釉质中的釉板等都是相对薄弱的部分，故在很多情况下，隐裂发生在点、隙、裂、沟附近。因磨损不均而存在高尖陡坡的牙齿，咬合时会受到较大的水平向分力，这种水平向力对牙齿的破坏性很大，可使窝沟底部的釉板向牙本质方向加深加宽。

（二）外因

在咀嚼中突然遇到沙砾、骨渣等，会使某个牙齿承受的咬合力骤然加大，这种突然变大的咬合力极易造成包括隐裂在内的牙体硬组织损伤，有文献称为"咀嚼意外"。事故中外力对牙齿的打击，医源性损伤如拔牙中的器械失控撞击对颌牙等，也都会导致牙齿隐裂。

二、临床表现

牙隐裂以第一磨牙好发，其次是第二磨牙和前磨牙；部位以前磨牙和磨牙的颊侧颈部、上颌磨牙的近中腭尖等多见。症状有激发痛、咬合痛、自发痛等。疼痛程度与裂缝的深度相关。

隐裂很难用肉眼发现。为了减少漏诊，要保持高度警惕。凡症状类似牙髓炎、根尖周炎的患牙，叩痛明显，但未发现龋坏、缺损等牙体硬组织病时，就要考虑到该病的可能。应仔细检查是否有裂线。要特别注意发育沟是否延长，上颌磨牙的隐裂线常与𬌗面远中舌沟重叠；下颌磨牙和前磨牙的隐裂线常与𬌗面近、远中发育沟重叠，并越过边缘嵴到达邻面或与𬌗面颊舌沟重叠。利用灯光和口镜多角度照射、深色液体（如碘酊、甲紫等）的浸染等，有助于发现裂线；棉卷咬诊、探针加力探诊时如出现明确的疼痛，即可确诊。

三、治疗

隐裂牙的防、治很难分开。牙隐裂的预防有两层含义：一方面在治疗患牙时，要防止其进一步裂开，保存患牙是首要目标；另一方面，除了主诉牙之外，还要检查其他牙，除了已经发生隐裂的牙外，还要注意有隐裂趋势的牙。

（一）消除创伤𬌗

高陡的牙尖、锐利的边缘嵴是长期的不均匀磨损所致。这种牙齿即使在正常的咀嚼过程中也会受到较大的水平向分力，极易造成牙齿的折裂，也容易造成软组织的咬伤。由这种牙齿形成的关系称为创伤𬌗。检查发现后，应调磨加以消除。这既是对已发生隐裂牙的治疗，也是预防其他牙齿发生隐裂的措施。

（二）根据症状估计隐裂线的深度，并根据深度进行处理

1. 浅隐裂

裂纹在釉牙本质界内，如果着色浅而无继发龋损者，用酸蚀法和牙釉质粘接剂光固化处理即可。

2. 中隐裂

裂纹达牙本质浅层、中层。往往着色深，已有继发龋。这种情况可以沿裂纹备洞，磨除裂纹后用自酸蚀粘接技术直接粘接复合树脂。

3. 深隐裂

裂纹到达牙本质深层，可能累及牙髓。这种情况应做牙髓治疗，治疗前应先行降𬌗，治疗期间可做带环保护，治疗完成后要及时进行冠修复。

（三）平衡咬合力

有的患者除了主诉牙之外，其余牙齿还有其他的问题。如伸长的第三磨牙，残根、残冠，缺牙等导致的偏侧咀嚼，应做全面处理。这样，才能使全口的咬合力被多数牙齿分担，防治个别牙齿负担过重而发生隐裂。

全部治疗结束后应随访。如果咬合痛不能控制，牙周反复肿胀，甚至出现窦道，应考虑拔除。

（何志伟）

第五节　牙根纵裂

牙根纵裂是指牙根发生纵形裂开。一旦出现，预后很差，往往需要复杂的治疗，甚至拔除。患者多为中老年人，牙位以前磨牙和磨牙多见。患牙有不同程度的咬合痛，可反复出现牙周脓肿。因为破坏发生在深部的牙根，检查不易发现，故影像学检查是关键的诊断依据。

一、病因

（一）内因

1. 解剖结构

从横断面看，牙根大体上有扁、圆两种。扁根的固位能力强而抗折能力差。下颌第一磨牙扁形的近中根发生纵裂的概率高于圆形的远中根。

2. 所在位置

全口牙中，以第一磨牙发生牙根纵裂的概率最高，因为第一磨牙的咬合力最大。

3. 饮食习惯

喜欢硬性食物者发生率高。常见的硬性食物包括甘蔗、蚕豆、硬质奶糖、烧饼等。

（二）外因

1. 外伤

承受的𬌗力过大，侧方力以及咀嚼中骤然遇到硬物的撞击力都可能造成牙根纵裂。

2. 医源性因素

（1）无髓牙：做过根管治疗术的牙齿被称为无髓牙，会因脱水而整体变脆，受力时牙根容易纵裂。

（2）过度的根管预备：充分的根管预备是根管治疗术成功的关键，但过度的机械预备会造成根管壁明显变薄，降低牙根的抗折能力。

（3）根充压力过大：加压和加温有助于根管的严密充填，但压力过大、温度过高，均可导致即刻或后来的根裂。

（4）根管桩：根管桩能够增加修复体的固位力，但会导致应力集中于牙根，促进根折的发生。根管桩中，有螺纹的与没有螺纹的、圆锥形的与圆柱形的、长的与短的、粗的与细的相比，前者均更容易造成根裂。

二、临床表现

（一）症状

病史询问常会发现有咬硬物史和（或）咬硬物的习惯。患者一般能指出患牙，可有牙髓病、根尖周病的表现，如冷热刺激痛、自发痛、咀嚼痛等；也可以有牙周病的表现，如咬合无力、松动，常有牙周肿胀等表现。

（二）体征

患牙多为磨牙。可能有高耸的牙尖，也可能做过根管治疗术，还可能有根管桩和冠修复体。患牙牙根可探及窄而深的牙周袋，叩痛明显。纵裂牙根断片分离后，可伴随出现广泛牙周组织破坏，形成牙周脓肿。X 线片对于诊断有重要作用，典型根裂的 X 线片特点是根管壁边缘整齐，早期牙根纵裂于根尖处变宽，根裂方向与根管长轴一致；牙根纵裂发生时间较长者，裂片会发生移动。

三、治疗

根裂患牙的预后很差。通常需拔除患牙或截除患根，待牙槽骨稳定后，再行义齿、种植等方法修复，恢复牙齿功能。

（一）拔除患牙

一般需拔除症状、体征明显，给患者带来较大痛苦的牙齿。如松动、咬合无力或疼痛患牙，牙周软组织反复肿胀。

（二）截除患根

如果是多根牙，冠根比、根分叉宽度、根分叉与牙槽骨的相对水平、牙周情况尚好，牙齿稳固，X线片显示牙槽骨的破坏局限于发生根裂的牙根，则可以考虑半切术，即去除病变的部分，另一半相对好的牙体组织则进行根管治疗术以及后续的修复治疗。如果是单根牙，牙根较长，根裂的部位和牙槽骨的破坏都在根尖附近，牙周情况尚好，牙齿稳固，可以考虑截根术，即去除根尖部分的牙根，保留冠方部分的牙根和牙冠。

在手术前应先进行完善的根管治疗，并进行疗效追踪。

（王　子）

第七章

口腔颌面部损伤

第一节　口腔颌面部损伤的急救处理

一、解除窒息

（一）原因

可分为阻塞性窒息和吸入性窒息两大类。

1. 阻塞性窒息

（1）异物阻塞：如血凝块、骨碎片、牙碎片以及各类异物均可阻塞呼吸道而发生窒息。

（2）组织移位：如下颌骨颏部粉碎性骨折或下颌体两侧同时骨折时，下颌骨体部前份的骨折段受降颌肌群（颏舌肌、颏舌骨肌和下颌舌骨肌等）的牵拉，舌整体向后下方移位，压迫会厌而造成窒息。在上颌骨发生开放性横断骨折时，上颌骨因重力、撞击力作用和软腭肌牵拉等因素向后下方移位而堵塞咽腔，引起窒息。

（3）气道狭窄：口底、舌根和颈部在损伤后，这些部位内形成血肿、严重的组织反应性肿胀均可压迫上呼吸道而发生窒息。在面部烧伤的伤员，还应注意可能吸入灼热气体而使气管内壁发生水肿，导致管腔狭窄引起窒息。

（4）活瓣样阻塞：受伤的黏膜盖住了咽门而引起的吸气障碍。

2. 吸入性窒息

昏迷的伤员，直接把血液、唾液、呕吐物或异物吸入气管、支气管，甚至肺泡引起的窒息。

（二）临床表现

前驱症状是患者烦躁不安、出汗、鼻翼扇动、吸气长于呼气，或出现喉鸣，严重时出现发绀、三凹体征（吸气时胸骨上窝、锁骨上窝、肋间隙深陷），呼吸急促而表浅；继之出现脉弱、脉快、血压下降、瞳孔散大。如不及时抢救，可致昏迷、呼吸心跳停止而死亡。

（三）急救处理

窒息是口腔颌面部伤后的一种危急并发症，严重威胁伤员的生命。急救的关键在于早期发现，及时处理。如已出现呼吸困难，更应争分夺秒，立即进行抢救。

对因各种异物堵塞咽喉部窒息的患者，应立即用手指（或裹以纱布）掏出，或用塑料管吸出堵塞物，同时改变患者体位，采用侧卧或俯卧位，继续清除分泌物，以解除窒息。对因舌后坠而引起的窒息，应迅速撬开牙列，用舌钳或巾钳把舌牵向口外。即使在窒息缓解后，还应在舌尖后 2 cm 处用粗丝线或别针穿过全层舌组织，将舌牵出，并将牵引线固定于绷带或衣服上，同时托下颌角向前，保持头偏向一侧，或俯卧位，便于分泌物外流。上颌骨骨折及软腭下坠时，可用夹板、木棍、筷子等，通过两侧上颌磨牙，将下坠的上颌骨托起，并固定在头部的绷带上。对口咽部的肿胀，可安置不同型号的通气管。如情况紧急，又无适当的通气管，应立即用 15 号以上的粗针头由环甲膜刺入气管，以解除窒息，随后行气管切开术。如呼吸已停止，应立即做紧急气管内插管，或做紧急环甲膜切开术进行抢救，待伤情平稳后再改用气管切开术。对于活瓣样阻塞，应将下垂的黏膜瓣缝回原处或者剪掉，必要时行气管切开术。对吸入性窒息，应立即进行气管切开术，迅速吸出气管内分泌物及其他异物，恢复呼吸道通畅。对这类患者，应注重防止肺部并发症。

二、止血

对于出血的急救，应根据损伤部位、出血的性质（毛细血管渗血、静脉出血、动脉破裂出血）和现场条件而采取相应的处置措施。

（一）指压止血

在紧急情况下，可将出血部位主要动脉的近心端，用手指压迫于附近的骨骼上，暂时止血，然后需用其他方法进一步止血。如在耳屏前，用手指压迫颞浅动脉与颧弓根部，以减少头顶及颞部区域的出血；在咬肌前缘压迫面动脉于下颌骨上，以减少颜面部的出血；在胸锁乳突肌前缘与舌骨大角交界处稍下方压迫颈总动脉于第 6 颈椎横突上，可减少头颈部大出血等。但此举有时可能引起心动过缓、心律失常，因而非紧急时一般不采用。

（二）包扎止血

适用于头皮、颜面等处的毛细血管和小动静脉的出血。先将移位的组织大致复位，在创口表面盖上敷料，用绷带加压包扎，包扎的压力要适当，否则可能会影响呼吸通畅。

（三）填塞止血

有组织缺损和洞穿性创口者，可用纱布填塞，外面再用绷带加压包扎。但在颈部或口底创口内，填塞时应注意保持呼吸道通畅，防止压迫气管发生窒息。对鼻道出血的患者，在明确无脑脊液漏时，可用油纱布填塞鼻道；效果不好时，可加用鼻后孔止血法。

（四）结扎止血

在创口内结扎出血的血管或在远处结扎出血动脉的近心端，止血效果确切可靠。颌面部严重的出血，如局部不易止血，可结扎颈外动脉。在紧急情况下可用止血钳夹住血管后，连同血管钳一起包扎后送运。

（五）药物止血

局部应用粉、胶、海绵、纤维等止血剂或凝血酶，要使药物与出血创面直接接触，并用纱布加压包扎。全身作用的化学止血药如酚磺乙胺（止血敏）、对羧基苄胺、卡巴克洛（安络血）等均可做为辅助用药，以加速血液的凝固。

三、伤口的包扎

包扎是急救过程中非常重要的一个步骤，包扎有压迫止血、暂时性固定、保护创面、缩小创面、减少污染、减少唾液外流、止痛等作用。颌面部受伤后常用的传统方法有三角巾风帽式包扎法、三角巾面具式包扎法、头颌绷带十字形包扎法、四尾带包扎法等。

四、伤员的运送

运送伤员时应注意保持呼吸道通畅。对昏迷的伤员，应采用俯卧位，额部垫高，使口鼻悬空，以利于引流和防止舌后坠。一般伤员可采用侧卧位，避免血凝块及分泌物堆积在咽部。运送途中，应严密观察全身和局部情况，防止发生窒息和休克等危急情况。

五、防止感染

口腔颌面部损伤的创面常被污染，甚至嵌入砂石、碎布等异物以及自身软硬组织碎片。感染对伤员的危害有时比原发损伤更为严重。因此，及时而有效地防止感染至关重要。在有条件进行清创手术时，应尽早进行。在无清创条件时，应及时包扎伤口，以隔绝感染源。伤口应尽早使用抗生素控制感染。在使用抗生素的同时，对少数伤员还可同时给予地塞米松，以防止局部过度肿胀。对有颅脑损伤的伤员，特别是有脑脊液漏出时，可采用易透过血脑屏障、在脑组织中能达到有效浓度的药物，如磺胺嘧啶、大剂量青霉素等。对伤口污染泥土的伤员，应及时注射破伤风抗毒素。

（王　子）

第二节　口腔颌面部软组织损伤

面部软组织创伤的处理，必须严格遵循外科原则，争取使伤口能获一期愈合。

一、伤口的准备

一切创伤的伤口都必须被看做是污染伤口，伤后6小时即发生感染。因此，伤口的处理越早越好。由于面部血运丰富，伤口在创伤后的缝合时间限制通常为伤后12～24小时内。

伤口应彻底清洁。在有毛发的部位，可用无菌敷料盖住伤口，剃去毛发，用肥皂及水冲洗。伤口本身用盐水反复清洁。

伤口边缘如有已失去活力或坏死的组织，应切除。受创伤的脂肪组织及筋膜应除去，但皮肤的切除必须保守。无活力的肌肉（不出血，切时也无收缩，已变色）应除去。

任何使伤口污染的物质，如沙粒、污泥等，必须细心而耐心地彻底清除。此类物质如遗留于伤内，将形成文身样的瘢痕，并将长期存在。在伤口准备阶段，清除此类物质是耗时的工作，但必须彻底除去。

如眉部有创伤，伤口准备时不可将眉毛剃去，因其可影响对位的准确性，且眉毛的生长非常慢，影响面容。

通常选用局部麻醉进行伤口的缝合。唇内或唇弓附近最好用不含肾上腺素的麻药，避免因血管收缩而使唇弓的"白线"不清楚，影响准确对位。如用含肾上腺素的麻醉药，最好在注射后等5~15分钟，以待血管收缩高峰消退后再缝合。

二、撕裂伤的缝合

清创必须保守。皮肤边缘在切除时应尽量垂直。移位的组织应准确复位，在唇红缘、眉部、眼睑、鼻孔区尤应注意。

选择较细缝线，最好用5-0尼龙线。用较小的缝针及持针钳。可用带细齿的组织镊，挟持皮肤时动作应较轻柔；或用皮肤钩牵引皮肤，以减轻对皮肤的创伤。

皮肤边缘应准确对位缝合。缝合时使两侧皮肤边缘稍外翻，应避免内翻。

要使瘢痕不明显，还必须预防感染。应消除死腔。止血应彻底，避免血肿形成。挟持皮肤边缘时动作应轻柔，以免发生组织坏死。这些步骤都有助于预防感染。

在早期处理伤口时，应避免使用复杂的成形外科方法修复，因可能感染而使皮肤丧失，使以后的修复更困难。有张力时，可潜行剥离皮下，再行缝合。

深部缝合应使用可吸收的细线，缝合时注意勿使皮肤移位。结扎线头应在深部（图7-1）。

缝线拆除宜早，以免产生缝线瘢痕。拆除时应拉线结向创口方向，防止伤口裂开。面部缝线一般可在术后第4或第5日拆除。

小的皮瓣撕脱应将其切成椭圆形，在皮下潜行剥离后缝合。较大的皮肤缺损不能直接缝合时，可用邻近皮瓣推进缝合，或以皮肤移植修复。

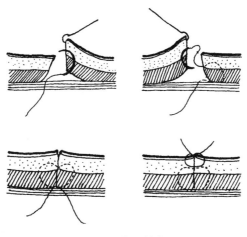

图 7-1 伤口缝合法

三、面神经损伤的处理

外眦旁垂线后的面神经损伤应修复，在此线内侧的损伤因分支细小，不易发现，修复困难。

将神经两端以锐利刀片切除少许，此时，如神经较粗，将两端对齐，作神经束缝合即可（图7-2），缝合应采用显微外科技术；如神经较细，则作神经外膜缝合。神经缝合时，张力应力求最小。如两端不能拉拢行端对端缝合，或缺损较大，最好用耳大神经移植修复。移植神经的直径应与面神经两端之直径相近，作神经外膜缝合。

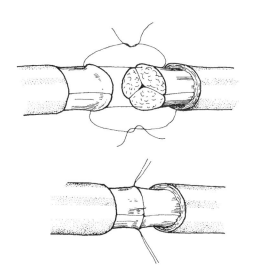

图 7-2 断裂神经缝合法

四、腮腺导管损伤的处理

任何撕裂伤如发生于腮腺导管区，皆应仔细检查有无腮腺导管损伤。如有导管损伤，应将一聚乙烯导管自腮腺口插入，并直接插入腺体端，然后缝合两端导管。插入之导管可缝合固定于颊黏膜，7～10 日后除去（图 7-3）。

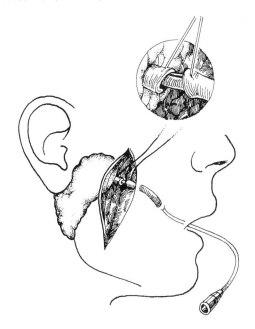

图 7-3 腮腺导管断裂的缝合法

通常，可将腮腺导管断裂分为 3 种情况处理。近心端（近腺体）的损伤修复困难，因壁薄，有时有一层腮腺组织包绕。修复困难时，可将断裂的两端分别结扎，使腮腺萎缩。结扎后，如腺体长期肿胀及疼痛，可辅以放射治疗，此种情况少见。咬肌浅面导管断裂时，以图7-3所述方法修复。咬肌远端（近口腔端）部位导管断裂时，直接缝合困难，可将远心端结扎，近心端斜行向下，穿过颊肌，引入口腔，在颊黏膜上作一开口并缝合于其上，插入聚乙烯导管并固定于颊黏膜。

（崔丽娟）

第三节 口腔颌面部硬组织创伤

一、牙损伤

牙损伤分为牙挫伤、牙脱位及牙折三类，单纯牙损伤常见于跌打和碰撞等原因，以上颌前牙多见。

牙挫伤表现为患牙松动、叩痛、咬合痛、冷热刺激痛。轻者不需特殊处理，医嘱避免患牙咬合及调磨对颌牙即可；松动明显者，可行牙周结扎固定。

牙脱位包括牙移位、半脱位、嵌入性脱位及全脱位。临床表现为患牙松动、疼痛及影响咬合，嵌入性脱位表现为牙冠变短。对于半脱位者，可用复位固定，再植适用于全脱位的情况。

牙折可因外力或咀嚼引起，可分为冠折、根折和根冠联合折裂。根折一般需借助 X 线明确诊断。龈缘以上冠折可保留牙根，择期行桩冠修复；根折近根尖者，也可固定牙体，酌情保留；根冠联合折裂一般不能保留，需拔除。

二、牙槽突骨折

由外力直接作用于牙槽突所致，多见于上颌前部。可单独发生，也可与颌面部其他损伤同时发生。可以是线形骨折，也可以是粉碎性骨折。

牙槽突骨折常伴有唇和牙龈组织的撕裂、肿胀、牙松动、牙折或牙脱落。当摇动损伤区的牙时，可见邻近数牙及骨折片随之移动，这是牙槽骨骨折的显著特征。骨折片可移位而引起咬合错乱。

治疗应在局部麻醉下将牙槽突及牙复位到正常解剖位置，然后利用骨折邻近的正常牙列，采用牙弓夹板、金属丝结扎和正畸托槽方丝弓等方法固定骨折。注意牙弓夹板和正畸托槽的放置均应跨过骨折线至少 3 个牙位，才能固定可靠。

三、颌骨骨折

颌骨骨折约占口腔颌面部损伤的 35%。颌骨骨折有一般骨折的共性，如出血、肿胀、疼痛、骨折移位、感觉异常和功能障碍等。但由于颌骨的解剖结构和生理特点，其临床表现和诊治方法与身体其他部位骨折又大不相同，最大的不同是由于上、下颌骨形成咬合关系，骨折时如处理不当，可影响咀嚼功能。

上、下颌骨通过咬合关系行使功能，当咬合关系紧密接触时，颌骨可耐受相当大的打击力，拳击运动员戴牙套就是这个道理，但上、下颌失去咬合关系的锁结时，受到打击时则容易发生骨折。

（一）临床表现

1. 下颌骨骨折

下颌骨占据面下 1/3 及两侧面中 1/3 的一部分，位置突出，易遭受损伤而导致骨折。下颌骨发生骨折的部位常与解剖结构有关，有些部位在结构上和力学上属于薄弱区域，如正中联合部、颏孔区、下颌角及髁突颈部，因此成为骨折的好发区。此外，还可以发生冠突和下颌支骨折。

直接打击髁突可发生直接骨折，当颏部或体部遭受打击时，髁突部由于应力集中，形成间接骨折，临床上容易漏诊。

下颌骨有较强大的升颌肌群和降颌肌群附着，骨折时，常常受附着在骨块上的肌肉牵引力方向和打击力方向的综合影响，使骨折块发生移位，导致各种形式的咬合错乱。

（1）骨折段移位：影响下颌骨骨折后骨折段移位的因素有很多，其中咀嚼肌的牵拉作用是主要因素。常因不同部位骨折、不同方向的肌牵引而出现不同骨折段移位。

1）正中联合部骨折：如为单发，由于骨折线两侧肌群牵拉力量相等，常无移位；如为两侧双发骨折，正中骨折段可因降颌肌群作用而向后下方退缩；如为粉碎性骨折或有骨质缺损，两侧骨折段受下颌舌骨肌牵拉可向中线移位，使下颌牙弓变窄。后两种骨折都可导致舌后坠，从而引起呼吸困难，甚至窒息。

2）颏孔区骨折：又称下颌体骨折。一侧颏孔区骨折时，前骨折段因降颌肌群的牵拉向后下方稍偏外侧移位，后骨折段因升颌肌群的牵引向上前方稍偏内侧移位；双侧颏孔区骨折时，两侧后骨折段因升颌肌群牵拉而向上前方移位，前骨折段因降颌肌群的牵拉向后下方移位，导致颏部后缩及舌后坠。

3）下颌角骨折：骨折线正位于下颌角，且骨折段都有咬肌及翼内肌附着时，骨折段可不发生移位；如骨折线位于肌肉附着前，前骨折段因降颌肌群作用向下内移位，后骨折段因升颌肌群作用向上前移位。

4）髁突骨折：髁突骨折的类型一般有 3 种（图 7-4）。发生在翼外肌附着的上方，仅在关节面上发生骨折或损伤，不受翼外肌牵拉的影响，称为囊内骨折或脱帽骨折。极少数情况也可出现髁突的纵劈型骨折（矢状骨折）。骨折位于关节囊以外，翼外肌附着的以下称为髁突颈部骨折。位于下颌切迹水平的骨折称为髁突基部骨折（髁突下骨折）。

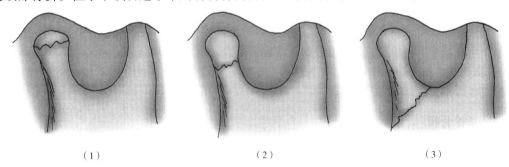

（1）　　　　　　　　　　（2）　　　　　　　　　　（3）

图 7-4　髁突骨折的类型
（1）囊内骨折；（2）髁突颈部骨折；（3）髁突下骨折

5）髁突颈部骨折：由于受翼外肌牵拉，折断的髁突向前、向内移位，但仍可位于关节囊内；但如打击力度过大，关节囊撕裂，髁突可从关节窝内脱位。

（2）咬合错乱：是最常见的体征，即使骨折段轻度移位，也可能出现咬合错乱，对颌骨骨折的诊断和治疗具有重要意义。

（3）骨折断端异常动度：正常情况下，下颌骨运动时是整体运动。发生骨折时，出现异常活动。

（4）下唇麻木：下颌骨骨折伴有下牙槽神经损伤时，会出现下唇麻木。

（5）开口受限：由于疼痛和升颌肌群痉挛，下颌骨骨折常会出现开口受限症状。

（6）牙龈撕裂：骨折处常可见牙龈撕裂、变色和水肿。

2. 上颌骨骨折

上颌骨是面中部最大的骨骼，主要占据面中1/3，左右各一，在中线相连，参与构成鼻腔外侧壁。上颌骨上方与颅骨中的额骨、颞骨、筛骨及蝶骨相连；上颌骨两侧与颧骨、鼻骨和泪骨相连，参与构成部分眼眶；上颌骨的后面与腭骨相连，参与构成口腔的顶部。由于上颌骨主要维持面中部的外形并邻近颅脑，因此，骨折时常常影响眼、鼻、咬合与容貌，严重时可并发颅脑损伤与颅底骨折。

上颌骨及其周围骨骼通过骨缝构成垂直的支柱结构，如颧上颌支柱、鼻上颌支柱、翼上颌支柱等，而牙弓、眶下缘及颧骨、颧弓、眶上缘则构成水平支柱。在解剖上，它们维持面部的外形，如高度、弧度和突度；在生物力学上，它们起着分散拾力、抵抗外力的作用。当上颌骨受到轻度外力时，外力常被这些支柱结构消散而不引起骨折；但当遭受较大外力打击时，上颌骨与其他骨骼的连接遭到破坏，可形成多个骨骼和多个结构的损伤。根据打击的力量和方向，常形成高、中、低位骨折。

（1）骨折线：上颌骨与鼻骨、颧骨和其他颅面骨相连，骨折线易发生在骨缝和薄弱的骨壁处，临床上最常见是横断型骨折。按骨折线的高低位置，将 Le Fort 骨折分为三型（图7-5）。

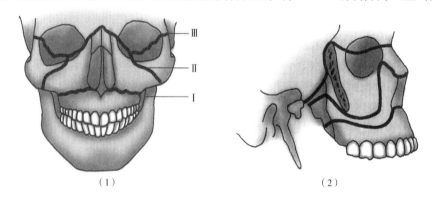

（1）　　　　　　　　　　　　　　　（2）

图 7-5　上颌骨 Le Fort 骨折线示意

（1）正面观：Le Fort Ⅰ、Le Fort Ⅱ、Le Fort Ⅲ型骨折；（2）侧面观

1）Le Fort Ⅰ型骨折：又称上颌骨低位骨折或水平骨折。骨折线从梨状孔水平、牙槽突上方向两侧水平延伸到上颌翼突缝。

2）Le Fort Ⅱ型骨折：又称上颌骨中位骨折或锥形骨折。骨折线自鼻额缝向两侧横过鼻梁、眶内侧壁、眶底和颧上颌缝，再沿上颌骨侧壁至翼突。有时可波及筛窦达颅前窝，出现脑脊液鼻漏。

3）Le FortⅢ型骨折：又称上颌骨高位骨折或颅面分离骨折。骨折线自鼻额缝向两侧横过鼻梁、眶部，经颧额缝向后达翼突，形成颅面分离，常导致面中部拉长和凹陷。此型骨折多伴有颅底骨折或颅脑损伤，出现耳、鼻出血或脑脊液漏。

临床上至今仍沿用上述 Le Fort 骨折分类，但实际上所遇到的上颌骨骨折的骨折线并不都是如此，也不一定两侧发生对称性骨折，如一侧为Ⅰ型，另一侧可能为Ⅱ型，这主要取决于撞击力的大小和方向。此外，还可发生上颌骨的纵行骨折，如腭中缝的矢状骨折等。

（2）骨折段移位：与下颌骨不同，上颌骨未附着强大的咀嚼肌，受肌肉牵拉移位的影响较小，故骨折块多随撞击力的方向而发生移位，或因其重力而下垂，一般常出现后下方向移位。

（3）咬合关系错乱：上颌骨骨折段移位必然引起咬合关系错乱。如一侧骨折段向下移位，该侧会出现咬合早接触。上颌骨与翼突同时骨折时，由于翼内肌向下牵拉，常使后牙早接触，前牙开𬌗。

（4）眶及眶周变化：上颌骨骨折时，眶内及眶周常伴有组织内出血、水肿，形成特有的"眼镜症状"，表现为眶周瘀斑，上、下睑及球结膜下出血，或有眼球移位而出现复视。

（5）颅脑损伤：上颌骨骨折常伴发颅脑损伤或颅底骨折，出现脑脊液漏等。

（二）诊断

首先应了解受伤的原因、部位及伤后临床表现，重点了解创伤力的方向和作用部位，然后再做全身及局部检查。

通过视诊，可观察面部有无畸形、眼球有无移位；有无创口、肿胀或瘀斑如"眼镜症状"等；行开闭口运动时，可发现开口受限、牙列与咬合错乱及颌骨异常活动等。其中，咬合错乱是专科检查中最重要的骨折体征。通过触诊，可明确骨折部位，如怀疑上颌骨骨折或面中部骨折，应重点触摸眶下缘、颧牙槽嵴有无台阶感，颧额缝有无凹陷分离，颧弓有无塌陷；以手指或器械摇动上颌前牙时，上颌骨是否有浮动感。检查下颌骨时，可将手指放在可疑骨折线两侧的牙列上和下颌缘处，两手做相反方向的移动，了解下颌骨有无异常动度和摩擦音。触摸耳屏前有无压痛，双手小指伸入外耳道，嘱患者做开闭口运动，感觉双侧髁突的动度是否一致；如动度不一致，则提示可能有髁突的间接损伤或骨折。此外，颏部闭合性骨折时，常在打击力相反方向伴有髁突和下颌角的间接性骨折。

X线片检查可了解骨折线的部位、数目、方向、类型、骨折段移位情况以及牙与骨折线的关系。下颌骨骨折可拍摄全口曲面体层片、下颌骨侧位及后前位片；髁突骨折可用关节体层及许勒位等；面中部（如上颌骨）骨折时，可拍摄颧骨后前位、华特位、颧弓切线位、上颌咬合片等，必要时可加拍颅底位，检查颅底。三维 CT 重建对骨折线及骨块移位的显示更为清晰，是全面了解颌面部骨折，特别是复杂骨折的常用辅助手段，对诊断和治疗均有重要作用。

（三）治疗

1. 治疗时机

颌骨骨折患者应及早进行治疗，但如合并颅脑、重要脏器或肢体严重损伤，全身情况不佳时，应首先抢救患者的生命，待全身情况稳定或好转后，再及时行颌骨骨折的处理。

2. 骨折治疗原则

为了避免发生错位愈合，应尽早进行骨折段的精确复位。坚固内固定协会（AO）提出的治疗原则已被国内外所认同，即骨折的解剖复位、功能稳定性固定、无创外科、早期功能性运动。其中，解剖复位即兼顾形态和功能，既要恢复颌骨的解剖形态，恢复其特有的高度、突度和弧度，又要重建伤前的咬合关系，恢复咀嚼功能。

3. 骨折线上牙的处理

在颌骨骨折治疗中，常利用牙行骨折段的固定，故应尽量保留牙，即使在骨折线上的牙也可酌情保留，但如骨折线上的牙已松动、折断、龋坏、牙根裸露过多或有炎症，应予拔出，以防感染或并发骨髓炎。儿童期骨折后，如恒牙胚已暴露并有感染可能时，也应去除。

4. 复位方法

颌骨骨折的复位标准是恢复患者原有的咬合关系。

（1）手法复位：主要用于新鲜并且移位不大的线性骨折，如牙槽突骨折、颏部线性骨折等，复位后做颌间固定。

（2）牵引复位：主要用于手法复位不满意或伤后 2~3 周已纤维性愈合的患者。

1）颌间牵引：主要用于下颌骨骨折的牵引固定。是在上、下颌牙列上分别安置有挂钩的牙弓夹板或正畸托槽，然后根据骨折需要复位的方向，在上、下颌的挂钩上套上橡皮圈做牵引，使其恢复到正常的咬合关系。颌间牵引既有牵引作用，牵引到位后，也有固定作用。但应注意，当同时伴有上颌骨骨折时，还需将上颌骨做坚固内固定或加用颅颌固定。

2）颅颌牵引：主要用于上颌骨骨折。传统使用的石膏头帽颅颌牵引技术已经逐渐被外牵引支架替代。

（3）手术切开复位：主要用于有软组织伤口的开放性骨折、闭合性颌骨复杂性骨折或已错位愈合的陈旧性骨折。随着固定材料的发展和切口技术的完善，手术复位越来越多地被采用，兼顾手术和美观要求的常用手术进路有冠状切口入路、睑缘下切口入路、耳屏前切口入路、下颌下切口入路、局部小切口入路、口内前庭沟切口入路。

5. 固定方法

（1）单颌固定：常用的有单颌牙弓夹板固定，将牙弓夹板横跨骨折线，安置到两侧健康牙上，用金属丝将夹板与牙体逐个结扎，利用健康牙固定骨折的方法。临床常用于牙槽突骨折及移位不大的颏部单线骨折。

（2）颌间固定：指利用牙弓夹板将上、下颌固定在一起的方法。其优点是能使移位的骨折段保持在正常的咬合关系上愈合。常用的方法有牙弓夹板颌间固定、小环间结扎固定和正畸托槽颌间固定。下颌骨一般固定 4~6 周，上颌骨 3~4 周。缺点是：由于上、下颌骨被固定，常影响患者进食、语言和口腔卫生等。目前，随着坚固内固定技术的引入和发展，单纯使用颌间牵引固定治疗颌骨骨折已逐渐被放弃，它主要用作坚固内固定前的咬合维持和确认，以及内固定后做短暂辅助治疗，以抵抗肌源性不良应力。

（3）坚固内固定（RIF）：是近 20 年发展起来的新技术。实践证明，这一技术比以往许多固定技术方法效果好，使用方便，舒适度好，大大缩短了术后颌间固定的时间，甚至可不用颌间固定。因而，目前在多数情况下，已成为颌骨骨折的首选固定方法。

6. 髁突骨折的治疗

迄今为止，对髁突骨折的治疗仍存在一定争议，正确的选择应视损伤情况、患者的症状和年龄等因素综合决定。

大多数髁突骨折可采用保守治疗。对于翼外肌附着上方骨折而无移位者，可不做颌间固定，采用弹性吊颌帽限制下颌运动，保持正常咬合关系即可，一般制动 1 ~ 2 周后配合理疗，进行开口训练。有轻度开𬌗者，可在患侧磨牙区垫上 2 ~ 3 mm 厚的橡皮垫，用颌间弹性牵引咬合关系恢复正常；然后撤除橡皮垫，继续固定 3 ~ 4 周。在愈合过程中，随着功能的需要，髁突可发生适应性改建。儿童髁突骨折、囊内骨折及移位不大的髁突骨折常采用此法。保守治疗应重视早期张开口训练，以防关节内、外纤维增生导致强直。

对髁突明显移位，闭合复位不能获得良好咬合关系，成角畸形大于 45°，髁突骨折片向颅中窝移位，髁突外侧移位或脱位并突破关节囊者，应行手术治疗。对于髁突粉碎性骨折而不能固定者，可手术摘除碎骨。

7. 无牙颌及儿童颌骨骨折的治疗

无牙颌骨折多见于老年人，经常见于下颌骨，因牙缺失以及牙槽突吸收，下颌骨往往变得纤细，加之老年骨质硬化且经常伴有骨质疏松，更易发生骨折，也不容易愈合。因此，对于闭合性及移位不大的骨折，可采取保守治疗，利用原有的义齿，恢复咬合关系，外加颅颌绷带固定；也可采用颌周金属丝结扎，将义齿固定在下颌骨上，恢复与上颌骨的咬合关系。

对于移位较大或不稳定的骨折，可考虑切开复位坚固内固定。因无法做颌间固定，故接骨板的强度应更大，跨度应更长，最好使用重建板，以便承载不良应力。无牙颌骨折要求恢复𬌗位即可，骨折愈合后镶复义齿。

儿童颌骨骨折较少见。儿童处于生长发育期，骨质柔而富于弹性，即使骨折，移位一般也不大。由于儿童期正值乳恒牙交替期，恒牙萌出后，其咬合关系还可以自行调整，因此，对复位和咬合关系恢复的要求不如成人高。但儿童颌骨骨折的治疗也有难度，表现在乳牙列的牙冠较短，牙根吸收而致乳牙不稳固，难以做牙间或颌间结扎固定；颌骨内有众多恒牙胚，而且骨密质较薄，采用内固定时，容易损伤牙胚，也不易固定牢靠。因此，儿童期颌骨骨折多采用保守治疗，如颅颌绷带、自凝塑胶夹板及牙面正畸带钩托槽黏结弹性牵引固定等。对于严重开放性创伤，骨折移位大或不合作的患儿，也可选择手术复位固定。固定可采用医用不锈钢丝，考虑到颌骨发育，也可选用可吸收板固定。用钛板固定时，要远离牙胚，螺钉最好选用单皮质钉，防止损伤牙胚和下牙槽神经。

四、颧骨及颧弓骨折

颧骨、颧弓是面部比较突出的部分，易受撞击而发生骨折。颧骨与上颌骨、额骨、蝶骨和颞骨相连，其中与上颌骨的连接面最大，故颧骨骨折常伴发上颌骨骨折。颧骨的颞突与颞骨的颧突连接构成颧弓，颧弓较细窄，更易发生骨折。

（一）分类

一般分为颧骨骨折、颧弓骨折、颧骨颧弓联合骨折及颧上颌骨复合体骨折等。

（二）临床表现

1. 颧面部塌陷

因骨折块多发生内陷移位，在伤后早期，可见颧面部塌陷；随后，局部肿胀，早期塌陷畸形并不明显，易被误认为单纯软组织损伤；数天后肿胀消退，又出现局部塌陷。

2. 开口受限

由于骨折块发生内陷移位，压迫颞肌和咬肌，阻碍冠突运动，导致开口疼痛和开口受限。

3. 复视

颧骨构成眶外侧壁和眶下缘的大部分。颧骨骨折移位后，可因眼球移位、外展肌渗血和局部水肿以及撕裂的眼下斜肌嵌入骨折线中，限制眼球运动而发生。

4. 瘀斑

颧骨、眶壁有闭合性骨折时，眶周皮下、眼睑和结膜下可有出血性瘀斑。

5. 神经症状

颧骨上颌突部骨折移位可造成眶下神经损伤，致使眶下区皮肤麻木。骨折如同时损伤面神经颧支，则发生眼睑闭合不全。

（三）诊断

根据病史、临床特点和影像学检查，对颧骨、颧弓骨折可明确诊断。

视诊时，应注意两侧瞳孔是否在同一水平线上，是否有眼球运动受限，观察两侧颧骨是否对称。触诊时，骨折局部可有压痛、塌陷移位，于骨折部位如眶下缘、眶外侧缘、颧弓、颧牙槽嵴处扪诊，可扪及骨台阶。自口内沿前庭沟向后上方触诊，可检查颧骨与上颌骨、冠突的间隙是否变小。X线片检查常用华特位和颧弓切线位，可见颧骨和颧弓的骨折线及移位情况，还可观察到眶、上颌窦及眶下孔等结构有无异常，颧弓骨折X线的特征性表现呈"M"或"V"形。三维CT可清晰显示颧骨、颧弓骨折的部位、移位方向。

（四）治疗

颧骨、颧弓骨折，如仅有轻度移位，畸形不明显，无开口受限、复视及神经受压等功能障碍等，可做保守治疗。凡有塌陷畸形、开口受限、复视者，均为手术适应证。虽无功能障碍但有明显畸形者，也可考虑手术复位内固定。常用的复位方法有巾钳牵拉复位法（用于单纯颧弓骨折）、颧弓部单齿钩切开复位法（用于单纯颧弓骨折）、口内切开复位法（用于单纯颧弓骨折）、颞部切开复位法、面部小切口切开复位固定法、头皮冠状切口复位固定法、上颌窦填塞法等。

五、眶骨折

眶骨折是累及眶缘和眶腔骨壁的骨折。单纯眶骨折并不多见，仅占面部骨折的4%～15%，但易并发颌面部其他骨折，颧骨、额骨、鼻骨和上颌骨 Le Fort Ⅲ 型骨折均易累及眶，甚至导致眼球损伤。如治疗不及时，常遗留明显畸形。

眶骨由向前突出的眶缘和围绕眶内容物的眶腔组成，呈圆锥形并略向外展。有多块骨骼参与组成眶，如颧骨构成眶外缘和部分外侧壁，蝶骨参与构成眶腔外壁；上颌骨参与构成眶下缘和眶底；额骨构成眶上缘和眶顶。此外，筛骨参与构成眶腔内壁，泪骨和腭骨也参与部分组成。眶的骨性特点是：眶缘骨质粗大，强度高，而眶腔骨壁薄而易碎，眶腔后部围绕视神经孔的骨质又变厚，以保护视神经。这些特点决定了面中部骨折常累及眶，尤其在 Le Fort Ⅲ 型骨折时。某些来自正前方的打击力可造成眶内压力急剧增加，致使眶腔下壁向下塌陷到上颌窦，发生特征性单纯眶底骨折，又称爆裂性骨折。

来自侧外方对眶内侧缘的打击，可造成鼻—眶—筛骨折，内眦韧带失去与上颌骨额突、鼻骨的附着而引起内眦不对称、眦距增宽、鼻根塌陷等畸形，严重影响面中部外形。

（一）临床表现

1. 骨折移位

眶骨折常可在眶下缘和颧额缝触及台阶感，眶内外侧骨折移位，可造成内、外眦韧带附着脱离，造成两侧眼裂不一致。鼻—眶—筛骨折的重要特征是鼻根区塌陷、内眦距变宽、内眦角下垂。

2. 眼球内陷

是眶底骨折和鼻—眶—筛骨折的重要体征。造成眼球内陷的主要原因如下。

（1）因眶底或内侧壁骨折，眶内容连同眼球向下、向内移位，或疝入上颌窦腔，或疝入筛窦内。

（2）眶底或内侧壁移位后，眶腔容积增大，眶内脂肪支持眼球的量不足。

3. 复视

眶底爆裂性骨折时，眶内容包括眼下直肌、下斜肌和眶壁骨膜均向下移位，使眼外肌出现垂直方向运动受限而产生复视。动眼神经受伤也可引起复视。

4. 眶周瘀血、肿胀

可有眶周皮下及结膜下出血。如眶内出血多，可使眼球突出。累及泪囊时，伤员常流泪不止。

5. 眶下区麻木

眶底和眶下缘骨折常挫伤或挤压眶下神经，引起该神经支配区域的麻木。

（二）诊断

根据病史，重点了解伤因和部位。当面中部存在多发骨折时，应注意有无眶骨折，检查时注意触摸眶缘的连续性，眼球有无运动受限，有无眼球内陷、复视和眦距变化。也可通过下直肌牵拉试验证实眶下壁骨折，方法是用丁卡因麻醉结膜后，以眼科有齿镊通过结膜夹住下直肌腱做牵拉试验，如眼球上旋受限，表明下直肌有嵌顿，提示有眶下壁骨折。内眦距变宽常是鼻—眶—筛骨折的体征，说明内眦韧带有断裂。X 线检查可选用华特位或体层片，观察眶、眶底及上颌窦情况，典型的眶底骨折表现为眶底骨质不连续，眶内容呈水滴状陷入上颌窦。普通平片对鼻—眶—筛区骨折常显示不清，但眶的二维或三维 CT 重建，可清晰显示该区骨折的移位，对诊断和治疗均有重要参考价值。

（三）治疗

眶底骨折应及时手术治疗。手术时机以伤后 1 周左右为宜，过早手术，伤区组织肿胀未消退；过晚手术，伤区可能错位愈合或形成瘢痕，难以达到满意效果。手术复位的目的是恢复眶下壁骨质的连续性，使嵌顿的下直肌和脂肪复位，恢复眶腔容积和眼球活动，改善眼球内陷和复视。

（崔丽娟）

第八章

颞下颌关节疾病

第一节　颞下颌关节紊乱病

颞下颌关节紊乱病是口腔科的常见病和多发病。部分病例病程迁延、反复发作、经久不愈，严重影响咀嚼功能和语言。本病发病率很高，其诊断和治疗所涉及的学科很多；许多口腔科医师对本病缺乏应有的认识；医源性颞下颌关节紊乱病也甚多，因此已引起国内外口腔医学界的广泛注意。

颞下颌关节紊乱病并非指单一的疾患，它是一组病因尚未完全清楚的临床症状和疾病的总称。它涉及咀嚼肌群和颞下颌关节或两者都涉及。一般认为有颞下颌关节区的疼痛，下颌运动异常、弹响或杂音三大症状，无风湿、类风湿等病史，而又不属于其他临床或病理上诊断已很明确的颞下颌关节疾病者，即属本病。

颞下颌关节紊乱病是一种慢性疾病，病期一般较长，几年或十几年。有的表现为一过性并可自愈，有的经常反复发作但常有自限性。随着年龄增加而症状减轻。预后一般良好。颞下颌关节紊乱病一般不发生关节强直。

一、病理变化

颞下颌关节紊乱病的病理变化为典型的退行性改变。在结构紊乱期，即使 X 线平片检查无骨质改变，但病理检查时，见髁突和关节盘均已发生退行性改变。在器质性破坏期，其实质属于退行性关节病的范畴，是继发性退行性关节病。

（一）关节盘的变化

肉眼见在关节盘后带及双板区之间有凹陷变薄区，且表面粗糙不平，甚至形成浅在的溃疡面。重时关节盘可发生穿孔，多见于双板区，在穿孔的四周为不规则的破裂边缘，盘穿孔周围组织有不同程度充血。

光镜可见穿孔或未穿孔关节盘的病理变化基本一致。关节盘的胶原纤维发生断裂及形成裂隙，胶原纤维呈玻璃样变，有时也呈嗜碱性变；中带及后带出现较多的软骨细胞，这些细胞变大，或成双或单个出现；前带及中带由前后一定方向排列的胶原纤维变成无定向排列；关节盘后带的胶原纤维中出现新生的毛细血管，双板区纤维化增加，局部血管减少，双板区可发生钙化；弹力纤维可以出现断裂。

电镜看到关节盘出现胶原纤维走行紊乱、扭曲、不规则增粗及断裂，有的胶原纤维水肿、横纹消失，弹力纤维溶解成片状。成纤维细胞的胞浆内线粒体肿胀、嵴变形或消失，有的胞浆内有大量空泡变性。双板区可见细胞破裂、崩解，细胞膜消失，细胞器进入细胞间质中；双板区可出现蚓状小体，在小体内有微细的纵行条纹，在其周围可见很多弹力纤维环绕。

（二）髁突软骨的变化

肉眼见髁突软骨面不光滑，有时可见部分软骨剥脱。

光镜可见关节表面带出现胶原纤维间水肿、松解，形成大小不同的纵裂和横裂，软骨可顺横裂剥脱。这些裂隙在肥大带中也可出现，但增殖带不明显。在髁突软骨基质也可发生变性及溶解，呈紫染颗粒状。当表面软骨和髁突骨质之间形成大的横裂时，则裂隙上方关节软骨全层剥脱，使髁突骨质暴露。

电镜见正常髁突最外有一层不甚清楚的纤维样物，也有人称为凝胶样物。病变的早期为凝胶样物消失，下面的一些胶原纤维束暴露于关节面上，在纤维束间存在着无结构的斑块，使关节面出现不规则的缺损，而失去原来的光滑。

在髁突表面覆盖的软骨中，部分成纤维细胞和软骨细胞的胞浆内线粒体肿胀，嵴变形、消失，双层膜结构模糊；有的胞浆内有大小不一的空泡状改变。在软骨的表层及深层可见蚓状小体，但在深层近钙化带处最为常见，其形态与关节盘中所见相同。

（三）髁突骨质的变化

在骨皮质和骨小梁中有的骨细胞消失，骨陷窝空虚，骨纹理结构粗糙，骨小梁出现不规则的微裂。上述现象均表明骨的活力明显降低，这些变化在显微镜下才能看出。由于骨微裂的形成，骨小梁由微裂处断裂崩解，而使相邻的骨髓腔彼此融合，形成假囊肿。有的骨髓腔内可见碎骨片及坏死钙化的组织。有的骨小梁的骨基质呈颗粒样嗜碱性变，然后溶解，剩下的胶原纤维呈网状结构。

当髁突表面的软骨组织破坏后，骨皮质可发生吸收，骨表面出现窝状凹陷，在凹陷内有多核的破骨细胞存在。病变继续发展可使皮质骨变薄、断裂，病变再严重时骨板破坏，此时，暴露于关节腔内的骨小梁也发生吸收。在吸收的表面有一层富有血管、成纤维细胞及少量炎症细胞的肉芽组织覆盖，这些肉芽组织也可进入骨髓腔内。

有时可见髁突的一部分骨皮质增厚，骨小梁变粗，骨髓腔变小且发生纤维化。病变较重时，部分骨质呈唇样增生，向关节腔突出，表面覆盖的软骨组织松解、断裂。

以上病理改变不一定同时出现，但骨细胞消失、骨陷窝空虚、骨纹理结构粗糙和形成微裂均是骨的早期变性改变，因此都能出现。

（四）关节囊的变化

光镜见部分滑膜增厚，部分滑膜变薄甚至脱落。增厚的滑膜呈双向分化，表层一两列细胞呈纤维细胞样，深层5~8列细胞呈上皮细胞样。滑膜表面被覆一层类纤维蛋白物质，其中有淋巴细胞浸润。滑膜下层组织及周围纤维组织均有明显的玻璃样变，这些胶原纤维之间有浆细胞、淋巴细胞浸润。

电镜见滑膜表面有中等电子密度、均匀的颗粒状或细丝状物堆积；滑膜细胞变性，细胞器明显减少，胞浆内有大量微丝；滑膜下的胶原纤维间有中等电子密度的无定形物质。

二、临床表现

颞下颌关节紊乱病的发展过程一般有 3 个阶段：功能紊乱阶段、关节结构紊乱阶段和关节器官破坏阶段。

这 3 个阶段一般显示了疾病发展的早期、中期和后期。早期的功能紊乱有的可以自愈或经治疗后痊愈，有的则逐步发展到后期的关节器官破坏即骨关节炎。但也有不少患者在某一阶段相对稳定而并不发展到另一阶段，即此病有自限性；有的则即使已发展到关节结构紊乱阶段，经过适当的治疗后，仍然可以恢复到病变的早期阶段。此外还可以见到两个阶段的症状同时存在或交替发生。

颞下颌关节紊乱病临床表现的症状极为复杂，归纳起来有 3 个主要症状，即下颌运动异常、关节和周围肌群疼痛、关节运动时杂音和弹响。

（一）下颌运动异常

正常的下颌运动，其自然的开口度约 4.0 cm（指患者自然大开口时的开口度，并非指最大开口度），开口型是"↓"，不偏斜，下颌下降自然而协调。平均时间为 1.6 秒。下颌下降时头颅无动度。下颌运动异常有以下 3 种。

1. 开口度异常

开口度过大，其自然开口度可明显地大于 4.0 cm，虽然开口度大，但其开口时间反而短，下颌下降甚快，肉眼可见两侧髁突外极突出于颧弓部呈半脱位。一般认为自然开口度小于 3.5 cm 即为开口度减小。明显过小为开口受限。

2. 开口型异常

开口时下颌下降偏斜"↙"或曲折或出现其他歪曲口型等。

3. 开口时下颌下降不自然不协调

如出现关节绞锁，即开口过程中髁突受阻后要做一特殊动作或稍微停顿后，下颌又可继续开大；下颌下降时间延长，可见下颌下降不自然而有紧张感；开口时头颅后倾及下颌下降时下颌颤动等。

（二）关节和周围肌肉疼痛

疼痛是患者就诊最重要的主诉。通常是在开口和咀嚼运动时关节区（有的患者感到耳内痛）和关节周围的咀嚼肌群或有关的肌群疼痛。疼痛的性质以持久性钝痛为多见，但是一般无自发痛及剧烈性疼痛。疼痛的部位如在关节本身或浅表的肌群，则患者可明确地指出；如在深部（翼外肌痉挛），患者常常不能明确指出，只能感到是在关节深部；不少患者有肌群的扳机点，并由扳机点引起远处的牵涉区疼痛。以上所述疼痛，除自觉疼痛外，均有压痛或压诊敏感。

扳机点是位于肌组织或肌筋膜内的一个小局限区。这个小局限区可被多种因素，如急性或慢性创伤，冷、热刺激，情绪紧张，肌群收缩等激发。它引起异常神经冲动，产生疼痛，并可通过中枢神经系统引起远处部位的牵涉痛。由扳机点引起的牵涉痛部位常常是一定的，扳机点在翼外肌，常出现关节处和颧骨区痛，咬肌深头的扳机点有典型的耳痛，咬肌浅头的扳机点常引起同侧上下后牙区痛，颞肌内的扳机点常出现颞区和上颌牙的牵涉痛等。

（三）关节运动时有杂音和弹响

正常关节在下颌运动时无自觉杂音，用听诊器检查也听不到杂音。不少患者往往对此症状不注意。有时只是在医师询问是否有此症状时，患者试做开闭口运动才发现有此症状。最常见的异常声音有以下 3 种。

1. 弹响音

即开口运动中有"卡、卡"的声音，多为单音，有时为双音。音调为中等频率，响度不等，轻度的除患者自己有感觉外，用听诊器能听到。中度的在触诊时也可感到弹响的振动，高度的他人也可闻及。这类弹响表示关节肌群功能紊乱或关节结构紊乱。

2. 破碎音

即开口运动中有"卡叽"、"卡叽"的破碎声音。多为双声或多声，音调虽然高，但响度只是中轻度，故必须用听诊器才能听到。这类杂音表示关节盘的移位、穿孔或破裂。如果有弹响—无弹响—破碎音的病史，常常说明关节有骨改变。

3. 摩擦音

即在开口运动中有连续的似揉玻璃纸样的摩擦音，高音调、低响度，必须用听诊器才能听到。这类杂音表示关节骨软骨面粗糙，是骨关节病的表现。

（四）头痛

近年来，许多学者发现咀嚼肌疼痛与头痛有明显关系，紧咬牙与头痛的严重程度有明显关系。

此外，颞下颌关节紊乱病还伴有许多其他症状，有的甚至很古怪，其机制尚待研究。如各种耳症——传导性耳聋、耳痛、耳鸣，耳阻塞感、耳闷，头晕目眩、平衡失调。各种眼症——眼球震颤、流泪、视物模糊、球后区痛、视力减退。各种痛症和感觉异常——眼眶痛，舌、鼻咽烧灼感，鼻窦痛，颈、肩、上肢痛，非典型面痛。有时还伴有口干、吞咽困难、读字或说话困难、睡眠紊乱、早衰、慢性全身疲劳、性功能紊乱等。

三、影像学诊断

颞下颌关节紊乱病影像学检查包括 X 线平片、体层摄影、关节造影、CT 及磁共振检查等。其中 X 线平片、体层摄影（包括平面体层摄影和曲面体层摄影）及 CT 检查主要用于关节骨性结构病变的检查，而关节造影检查和磁共振检查则主要用于关节盘病变及关节内软组织病变的检查。

（一）骨结构病变

颞下颌关节紊乱病关节骨结构病变为退行性病变或称为骨关节病改变，主要包括髁突硬化、破坏、骨质增生、囊样变、磨平变短，关节窝及关节结节硬化和关节窝变浅平、宽大等。

（二）关节盘病变

颞下颌关节紊乱病关节盘病变包括关节盘移位、穿孔，关节囊扩张、撕裂及关节盘附丽松弛等。其中关节盘移位和穿孔为最主要的表现，而关节囊扩张、撕裂及关节盘附丽松弛等则常相伴前两类病变发生。

1. 关节盘移位

关节盘移位包括可复性盘前移位、不可复性盘前移位、关节盘侧方移位及关节盘旋转移位。其中以关节盘前移位最为常见。

（1）可复性盘前移位：关节造影和磁共振检查均可对可复性盘前移位做出明确诊断。于关节造影侧位体层闭口位片、磁共振关节矢状位或斜矢状位闭口位片上，均可见关节盘本体部位于髁突横嵴前方，向前超出正常位置，以磁共振片上显示更为明确、清晰；在关节造影侧位体层开口位片、磁共振关节矢状位或斜矢状位开口位片上可见关节盘—髁突位置恢复正常，髁突横嵴部恰与关节盘中带相对应，关节盘三带分界清楚，关节盘后带与关节盘双板区界限清楚。在磁共振图像上，关节盘本体部（包括关节盘前、中、后三带）呈低信号影像，而关节盘双板区则呈中、高信号改变。

（2）不可复性盘前移位：为颞下颌关节紊乱病患者开口磁共振图像示关节盘—髁突位置关系、恢复正常开口受限的最常见原因之一，一般均以关节造影或磁共振检查作为客观的诊断依据。于关节造影侧位体层闭口位片、磁共振关节矢状位或斜矢状位闭口位片上可见关节盘本体前移，超出正常范围，且多较可复性盘前移位更为向前；于关节造影侧位体层开口位片、磁共振关节矢状位或斜矢状位开口位片上，可见前移位的关节盘并未能恢复正常位置，仍位于髁突横嵴的前方，且常因受到髁突向前运动的挤压而发生不同程度的变形。急性期不可复性盘前移位，关节盘变形往往不明显，但髁突向前的运动大多受限，而不能抵达关节结节顶的下方。诸多慢性期不可复性盘前移位患者，可发生适应性改变，此时可见关节盘变形明显，但髁突运动大致恢复正常，可以抵达关节结节下方，关节盘双板区可发生类似本体部样的改变。部分病程迁延的病例，可以发展为关节盘穿孔。

（3）关节盘侧方移位：包括关节盘内侧移位及外侧移位两种。主要依据磁共振关节冠状位或斜冠状位片诊断。关节盘外移位于磁共振关节冠状位图像上可见关节盘位于髁突外极的外侧，而关节盘内移位则可见关节盘位于髁突内极的内侧。

（4）关节盘旋转移位：对于关节盘旋转移位的研究极少，一般认为以磁共振成像诊断较为可靠。关节盘旋转移位分为前内侧旋转移位和前外侧旋转移位两种。在磁共振关节矢状位或斜矢状位闭口片上表现为关节盘前移位，在冠状位或斜冠状位片上表现为内移位者为关节盘前内侧旋转移位，而在冠状位或斜冠状位片上表现为外移位者，则为关节盘前外侧移位。

2. 关节盘穿孔

关节盘穿孔多为关节盘移位发展而来，也可因创伤等其他因素所致。关节造影对于关节盘穿孔的诊断具有重要价值，其敏感度优于磁共振检查。一般认为，当将造影剂（20%~30%泛影葡胺水剂）单纯注入关节上腔或下腔而关节上、下腔均显示有造影剂充盈时，则可诊断为关节盘穿孔。关节造影较常用于拍摄许勒位及侧体体层闭、开口位片，其一般均可满足临床诊断需要。关节造影后以高分辨率 CT 扫描检查，可以获得更为清晰的关节造影图像，但其放射剂量较大且用费较高，较难在临床上普遍使用。近年来问世的口腔专用锥形束 CT，可用于造影检查，费用较低，放射剂量也明显减少，更适用于临床，但国内目前仅少数单位拥有此类设备。

此外，磁共振检查对于关节盘穿孔的诊断也具有诊断参考价值，其主要表现为关节盘穿孔部位的"骨—骨直接相对"征象，局部关节盘组织连续性中断，低信号的髁突密质骨板与关节窝或关节结节的密质骨板之间无关节盘组织相分隔。但应注意，磁共振检查对于关节盘穿孔诊断的敏感度不够高，易于漏诊。

在由关节盘移位发展为关节盘穿孔的过程中，存在一个中间过程，即关节盘穿孔前改变，多发生于关节盘双板区。此时，关节盘双板区病变部位明显变薄，但尚未发生穿孔。在关节上腔造影侧位体层开口位片上可显示后上隐窝处有点状造影剂外溢。由于缺乏足够的影像学与手术观察的对照研究，对于关节盘穿孔前病变的影像学诊断尚缺乏足够的经验。

（三）滑膜炎和（或）关节囊炎

滑膜炎为关节滑膜衬里的炎症，可由感染、创伤等引起，也可继发于骨关节病及结构紊乱。关节囊炎为与关节囊和关节韧带拉伤有关的一种炎症。在关节内有较多积液时，许勒位片、关节侧位体层片或关节矢状位 CT 片均可见关节间隙增宽，髁突前下移位等改变；磁共振关节矢状位 T_2 图像可见关节腔内高信号影像。

（四）关节间隙改变

目前我国临床上最普遍用于观察关节间隙改变的 X 线检查方法为许勒位片及关节侧位体层片。但由于个体之间关节间隙变异较大，以及常规拍摄的许勒位片及关节侧位体层片存在投照技术上的缺陷，往往不能真实地反映患者准确的关节间隙情况，使得对于关节间隙的诊断价值存在较大争议。为此，国内外学者均对矫正许勒位和矫正关节侧位体层摄影方法进行了研究。其主要摄影原理为依据不同个体的髁突水平角及垂直角改变摄影角度或患者头位，以使其能较为准确地显示每个个体的关节间隙情况。但由于操作较复杂，很难在临床上普遍推广使用。近年来，用于临床的口腔专用锥形束 CT 可以根据患者髁突水平角及垂直角的情况进行调整，重建出多层面关节矢状位图像，更适用于关节间隙的观察。

颞下颌关节紊乱病关节间隙改变可以是对称性的，也可以是不对称性的，常见的关节间隙改变如下。①关节前间隙增宽，后间隙变狭窄，表现为髁突后移位。②关节前间隙变窄，后间隙增宽，表现为髁突前移位。③关节间隙普遍变窄，表现为髁突上移位。关节间隙普遍变窄除咀嚼肌功能紊乱和结构紊乱的原因外，晚期骨关节病由于髁突骨质增生明显和关节盘退行性变薄，也常可表现为关节间隙狭窄。此外，在髁突发育较大时，许勒位片上也可呈现出关节间隙变窄的 X 线征。此时进行体层摄影检查或在有条件时行口腔专用锥形束 CT 检查均有助于进一步了解关节间隙的变化情况。④关节间隙普遍增宽，表现为髁突下移位。除颞下颌关节紊乱病外，关节腔内积液、积血及占位性病变也可出现此征。

（五）关节运动

临床上若要了解髁突的运动度，可同时拍摄双侧许勒位片或关节侧位体层闭、开口位片进行比较观察。若欲观察关节盘及髁突在不同病理状态下的运动情况，则需进行动态观察。

1. 可复性盘前移位

瑞典学者 Isherg 和 Westesson（1982）对此类患者尸体颞下颌关节研究发现，在开口弹响发生时髁突和关节盘的运动过程如下。①髁突向前移动至关节盘后带的后面，自此位置迅速向下、向前至关节盘后带的下面，此时关节盘是静止的，此过程用时 0.012 ~ 0.036 秒。②已位于关节盘后带下面的髁突不再对关节盘施加向前的压力，关节盘向后运动越过髁突；同时，髁突迅速地向上运动并经关节盘中带撞击关节结节后斜面，从而恢复正常的关节盘—髁突关系，此过程约用时 0.002 秒。闭口弹响发生时，髁突和关节盘运动过程如下。①髁突向后、向下迅速运动，自关节盘中带的下面至静止的关节盘后带的下面，此过程用时 0.006 ~ 0.008 秒。②后部不再受髁突压迫的关节盘沿关节结节后斜面向前运动，髁突迅速向上移至已经空虚的关节窝（由于关节盘已移位向前），而经关节盘双板区碰撞关节结节后斜面。此过程约用时 0.002 秒。有学者对生存病例在进行关节造影后的动态 X 线录像观察中发现，在开口运动时，髁突在碰到关节盘后带之后迅速向前下移动，继而向前上移动；同时，关节盘向后反跳，恢复正常的髁突—关节盘关系；髁突横嵴与关节盘中带相对应。在闭口运动中，髁突由与关节盘中带相对应而向后上运动；同时，关节盘沿关节结节后斜面向前下运动而恢复至开口弹响发生之前的盘前移位状态。动态录像观察结果与 Isberg 和 Westesson 的观察结果是一致的。此类弹响由于关节盘前移位的程度不同，而分别发生开闭口初期、中期或末期的弹响。

2. 不可复性盘前移位

关节造影后动态 X 线录像观察证实，不可复性盘前移位患者在开、闭口过程中，关节盘不能恢复其正常位置，而恒定地位于髁突的前方。在开口时，由于髁突向前运动的压力，关节盘被压缩变形。关节盘变形程度不同，患者开口运动时所受到的阻挡力量也不同。关节盘变形不明显者，髁突向前运动明显受限，不能达到正常开口位置。关节盘变形、变小明显者，由于髁突向前运动所受到的阻挡力量减小，髁突向前运动常可达正常位置。

3. 翼外肌功能亢进

关节造影后动态 X 线录像观察表明，此类患者髁突向前运动过度，一般均明显超过关节结节，并撞击关节盘前带发生弹响。

4. 可复性盘外移位

对此类患者关节造影后进行后—前位动态 X 线录像观察，可以看到在开口、前伸及向对侧运动时，外移位的关节盘发生由外移位状态向内侧向的跳动复位，而在回返运动中，关节盘又自正常位置移位于髁突外侧。

5. 关节囊撕裂

此类病变常伴随关节盘穿孔发生，动态观察可见造影剂自关节囊撕裂处溢出的连续过程，特别是在开口运动时，造影剂自撕裂处外溢更易发生。

四、治疗

（一）治疗教育

治疗教育属于心理治疗，也是颞下颌关节紊乱病的病因治疗之一，应该有针对性地对每一个患者进行。它包括：①通俗地讲解颞下颌关节的解剖和生理运动，使患者理解发病原因和发病机制，这种解剖生理知识是患者作自我治疗必需的；②解说本病的性质，以解除患者的焦虑、恐癌等情绪，这些精神因素如不解除，将进一步加重肌群和关节症状；在解释关节症状时，应以患者能理解的名词作比喻，如翼外肌痉挛，可形容为"抽筋"；③告诉患者本病的预后一般都是良好的，有助于减轻患者精神压力；④解释精神因素、情绪紧张与关节症状的关系，使患者自己去找出发病的精神因素，从而消除不良的精神因素；在询问病史时，如果简单地询问发病前有无人事纠纷、工作纠纷或家庭纠纷等情况，患者通常是不会讲的，但如果医师清楚地讲解精神因素如何致病，实际上已起到治疗作用；⑤治疗教育中也包括医师启发患者对自己的疾病提出疑问，然后给以解释。

（二）自我治疗

自我治疗是颞下颌关节紊乱病的重要治疗环节之一，应该有针对性地对每一个患者进行，也是治愈后巩固疗效的重要方法。

1. 肌群训练

肌群训练不会在短期内奏效，但如果能坚持练习，会有明显效果。在肌群训练前，宜作10分钟局部热敷。训练以不产生疼痛为度。一般每日6次，每次6分钟。每个肌群动作连续作6次。根据不同的目的有不同的训练方法。

（1）协调开口肌群功能的训练：对翼外肌功能亢进的患者，或其他因开口过大造成半脱位、脱位者，可进行此训练。训练者以右手拇指指腹压于颏部，左手示指指腹置于左髁突处。开口时，右手拇指压颏部向下、向后作开闭口运动，但要控制颏点前伸，同时左手示指作监督，使髁突仅做转动运动。在髁突做转动运动的情况下，逐渐增大开口度。这样训练可以增强开口运动中的舌骨上诸肌肉的力量，而改善翼外肌功能状态。

（2）手术后训练：关节手术后，因为伤口疼痛、瘢痕形成或因翼外肌功能的损伤或丧失，患侧髁突滑动运动减弱或消失，结果造成对侧髁突代偿性滑动运动过大，形成开口偏斜，如不纠正，可继发对侧关节病，因此要做开口肌群训练。训练者应面对镜子，用示指钩住下中切牙。在开口时，使用温和的力量协助开口，并使下颌垂直下降，逐渐矫正开口时下颌偏向。对长期咀嚼肌痉挛造成部分肌组织挛缩者或因各种原因造成开口型异常者，也应进行此肌肉训练。

2. 纠正各种不良习惯

不良习惯可以靠重新"学习"来纠正，可以通过各种自身反馈来纠正。如有单侧咀嚼习惯者，可以在饭桌旁醒目处作一记号作反馈，经常自我暗示注意将单侧咀嚼改正为双侧咀嚼。如有紧咬牙习惯，可以经常用舌尖舐上前牙腭侧面，以使上下牙列分离，纠正紧咬牙习惯。其他如纠正头颈部不良姿势也应如此。

3. 气功疗法

气功疗法是中医具有民族特色的一种医疗保健运动。它是通过练功者发挥主观能动作用对身心进行自我调节、自我锻炼的方法。练习气功时，通过"意守丹田"、调节呼吸节律和排除杂念、入静等环节，使全身放松，过度紧张的肌群也会得到调整。每日1~2次或2~3次，每次十几分钟至半小时不等。

4. 其他疗法

如注意关节区保暖，每天洗脸时局部热敷，谨防吃过硬或大团块食物，谨防用切牙啃咬大块食物，打哈欠时控制过大开口等也是自我治疗的重要部分。

（三）药物治疗

1. 口服药物

（1）地西泮具有镇静、催眠、肌松弛和抗痉挛作用。每次2.5~5 mg，每日1~3次。

（2）双氯芬酸钠（扶他林）具有镇痛、抗炎作用。每次25 mg，每日3次，对有胃肠溃疡病史、肝功能损害的患者禁用。

（3）美洛昔康（莫比可）具有抗炎、镇痛作用。每次7.5 mg，每日1次。

2. 外敷中药

以下中药具有止痛、通筋活血作用，适用于各种咀嚼肌痉挛、滑膜炎。用法：将下述中药分成 2 包，用布袋装好密缝，先在冷水中将布袋浸泡 1 ~ 2 分钟，然后将药袋蒸开 15 分钟。趁热敷于关节区和肌群处。每日 1 ~ 2 次，每次 15 分钟。热敷时应同时作有节律的开、闭颌运动。用后将药袋放在冰箱内或悬挂在通风处下次再用。一剂可用 4 ~ 5 次。处方为：当归 15 g，白芷 9 g，薄荷 9 g，乳香 9 g，没药 9 g，田三七 9 g，红花 9 g，香附 9 g，川乌 9 g，细辛 6 g，丝瓜络 15 g。

3. 注射药物

（1）普鲁卡因封闭：普鲁卡因有调整肌肉张力的作用，当肌功能亢进时可降低其兴奋性。

1）适应证：翼外肌功能亢进、关节囊扩张伴关节盘附着松弛，因翼外肌上、下头功能不协调所致开口初弹响等。

2）具体方法：用 0.5% 或 1% 普鲁卡因 5 mL（不加肾上腺素），常规碘酒、酒精消毒后，刺点在下关穴处，即在颧弓和下颌切迹间。选用口腔 5 号黏膜针头（注意针尖要锐，否则在注射中容易刺伤肌组织），垂直进针 3.5 ~ 4 cm，回抽无血后逐渐推药。推药过程中，注入药物的同时慢慢抽出针头（此时应用一块无菌纱布压迫刺点，以免在抽出针头过程中经过翼静脉丛产生血肿而影响治疗效果）并且旋转针头的方向，使药液均匀地浸润在翼外肌中。首次可注射 5 mL。以后每次封闭的药量和间隔时间可根据封闭后开口度变化、弹响消失的程度及是否出现疼痛来调整。如用 5 mL 封闭后开口过大得到改善，髁突仍有正常滑动运动，弹响消失或减轻，患者不感到开口时关节疼痛，则说明封闭适宜。可以每日 1 次。如封闭后弹响虽然消失，但开口度明显变小，髁突滑动运动消失，则应酌情减量或隔日封闭。如封闭后不仅有上述反应，并且出现开口疼痛，则应待疼痛消除后再试作封闭，否则可以从翼外肌功能亢进发展成翼外肌痉挛。如经过封闭后临床症状已完全消除，还应继续封闭，不过次数递减为每周 2 次，再每周 1 次，每两周 1 次和每月 1 次等。半年可结束以巩固疗效。

（2）泼尼松龙混悬液局部注射：此药对关节囊、韧带及关节盘等处因损伤引起的炎症有抗炎和止痛作用，尤其在急性期疗效更为显著。注射这类药物的当天，局部疼痛有的可加重，1 ~ 2 天后逐渐好转，疼痛减轻。

1）适应证：骨关节炎、滑膜炎和关节囊炎。

2）具体方法：可做关节上腔注射。常规碘酒、酒精消毒后，请患者大开口，在耳屏前和髁突之间有凹陷区作为针刺点。选用口腔 5 号黏膜针头，进针后针头向前、向内、向上刺入 2 ~ 2.5 cm，抵到关节窝骨面（图 8-1），缓慢注入泼尼松龙混悬液 0.5 mL 与 2% 普鲁卡因 0.5 mL 的混合液。注药前必须认真回抽无血，禁忌将药液注入血管内。注入半量后，回吸时仍可将药液抽入针管者，说明药液在关节上腔内。有的患者在注射完毕后即感上、下后牙分离，不能咬紧，这也说明药液已注入关节腔内。注射完毕抽出针头时，必须用一块无菌纱布压迫刺点，然后迅速抽出针头并且同时请患者闭嘴咬牙。抽出针头后，还应压迫 2 ~ 3 分钟，以免形成局部血肿。一般第 2 次关节腔内注射泼尼松龙需待 3 个月之后，且不宜多次注射，每周注射 1 次，连续注射不宜超过 2 次。注射后应给患者止痛药备用。

（3）硬化剂注射。

1）适应证：关节囊扩张、关节盘诸附着松弛、复发性脱位等。

2）具体方法：在行注射硬化剂这个治疗前，可先试用50%葡萄糖注射液1~2 mL，做关节上腔注射，每周1~2次，连续注射3~5次。如无效，则改用无水酒精0.3 mL或5%鱼肝油酸钠0.3 mL做关节上腔注射。由于硬化剂对组织刺激性大，注射前应用上述方法先作局部麻醉。注射硬化剂时禁忌注入关节囊外，以免损伤面神经。硬化剂注射后，均有程度不等的局部水肿、疼痛，上下后牙分离，不敢咬合等反应，1周左右消退。此时开口度缩小，弹响消失。如患者在数月后又复发，可再做第2次注射。由于硬化剂可造成关节组织损伤，应慎用，且不宜多次注射。

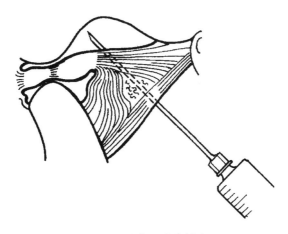

图8-1　关节上腔注射法

（四）物理治疗

1. 红外线疗法

红外线有降低周围神经兴奋性、减轻疼痛、松弛肌肉的作用，能降低交感神经的兴奋性，可缓解肌痉挛。

（1）适应证：慢性滑膜炎和关节囊炎、各种咀嚼肌痉挛、各类关节结构紊乱或骨关节病伴有疼痛。

（2）具体方法：可选用立地式、功率为600 W的口腔科红外线灯。治疗时要保护眼睛和耳部，因红外线主要是热能，长时间直接辐射眼睛易引起晶状体浑浊，甚至产生白内障。直接辐射耳部易引起耳郭烫伤，或引起鼓膜充血、疼痛。因此，治疗时必须用双叠小毛巾或有孔单遮盖眼睛和耳朵。戴墨镜也可以保护眼睛。照射时灯应垂直对准颞下颌关节区，灯距30~50 cm。红外线剂量大小可根据患者自己感觉、皮肤出现红斑反应等情况来判断，适当调整灯距，以免烫伤。由于面部经常接受太阳晒，所以红斑并不十分明显。若红斑明显，说明过热，应注意有无烫伤。为保护皮肤，照射前可涂以凡士林或硼酸软膏。每次治疗时间为15~30分钟，每日1次。7~10次为1个疗程。

2. 石蜡疗法

石蜡疗法可使局部皮肤温度迅速上升8~12℃，可引起皮肤微小血管的扩张，促进局部血液循环，加强新陈代谢。石蜡因有可塑性和黏滞性能与皮肤紧密接触，可使温热向深部组织传递。液蜡或半固体蜡在冷却过程中，体积逐渐缩小，对皮下组织有压迫作用，可促进炎性渗出液的吸收，因此对各种扭伤、挫伤及肌肉痉挛有消炎、止痛和解痉作用。

（1）适应证：与红外线疗法的适应证相同。

（2）具体方法：将已熔好的石蜡形成蜡块（称蜡块法）敷在患处（关节或关节周围的肌群）厚 2~3 cm，加以保温。每次敷半小时至 1 小时，每日或隔日 1 次。每个疗程 20 次。也可用蜡袋法，将已熔好的石蜡装入聚乙烯薄膜袋中，治疗前将其放入热水中使蜡袋吸热，到 50~60℃时即可敷于患处。此法比蜡块法温热作用强，简便清洁，但是不能发挥石蜡的机械压迫作用，可作为患者家庭治疗方法之一。

3. 钙离子导入法

利用直流电使钙离子进入颞下颌关节区以达到治疗目的的方法，称钙离子导入法。钙离子导入治疗颞下颌关节紊乱病的机制是阳电极本身有镇痛和解痉作用，钙离子也有镇静和解痉作用。药液氯化钙在直流电阳极的协同作用下，加强了镇静、止痛及解痉作用。为了利于药物离子的进入以增强疗效，还可先用红外线照射颞下颌关节、咬肌区局部 15 分钟后，再进行离子导入。

（1）适应证：翼外肌痉挛、各种咀嚼肌痉挛。

（2）具体方法：治疗前应检查局部皮肤有无感觉障碍、有无破损，如有破损应用橡皮膏贴盖保护。选用牙科直流电疗机。将 15% 氯化钙药液均匀洒在两个 60 cm² 大小、6~8 层白绒布制成的衬垫上，药量以湿润绒布垫为准。插好铅电极板，然后用绷带固定在两侧颞下颌关节区。作用极选用阳电极，非作用极的面积应大于作用极，宜用 120 cm² 大小衬垫，选用阴极铅电极板固定在患者一侧的前臂上。在进行电疗前应向患者做适当解释，消除其顾虑和紧张情绪，然后打开总开关。电位器应从零点开始调节，逐渐加大电流。电流量可根据患者感觉来定，以有刺痒感而又不引起疼痛为宜。一般使用 2~4 mA 即可，通电时间为 15~20 分钟，每日 1 次，10 次为 1 个疗程。每次治疗结束前应先将电位器恢复到零位，再关总开关和取下电极。局部皮肤可充血发红，一般在半小时至数小时可消退。不应有皮肤损伤。为保护皮肤，可在治疗后局部涂抹酚甘油制剂（处方为：甘油 28 mL，酒精 14 mL，1% 酚 1 mL，加蒸馏水至 100 mL）。

4. 超声药物透入疗法

选用氢化可的松作超声导入，既有超声物理作用又有可的松的药理作用，故有良好的抗炎、镇静和解痉效果。

（1）适应证：髁突骨关节炎、滑膜炎和关节囊炎。

（2）具体方法：可采用 CL-1 型超声波治疗机，其工作频率为 800 kc/s，声强输出功率为 0.5~2 W/cm²。共分 7 档，治疗声头面积为 10 cm²。治疗前先将患区擦净，涂上一薄层油质作为接触剂填补空隙以有利于声能的穿透，防止声头与皮肤之间声能的损耗。

患侧采用 5% 氢化可的松霜剂透入，将接触剂和可的松霜剂分别涂于健侧及患侧。然后采用超声波直接辐射移动法，即把声头紧贴于患区皮肤，声头与皮肤间尽可能避免有空隙，请患者握声头做缓慢均匀的移动。声头移动方式为螺旋式，移动过程中声头对皮肤压力应均匀。应连续超声，即超声射束不间断地连续发射，强度不变。这种超声作用均匀，热效应明显。所用剂量为 0.5~1.5 W/cm²，根据患者耐受程度而定，以有温热感而又不引起刺痛为宜。如引起骨膜刺痛，即为临界强度的信号，应将剂量适当减少。患侧治疗时间可比健侧稍长些，一般为 5～15 分钟，每日 1 次。5 次为 1 个疗程。

（五）𬌗治疗

𬌗、颞下颌关节及肌群是口—颌系统的主要组成部分，其间存在着形态与功能协调一致的关系。颞下颌关节紊乱病是口—颌系统的典型疾病之一。现已公认是由多因素引起，而𬌗因素是相当重要的致病因素。𬌗因素主要包括𬌗干扰、错𬌗、多数后牙缺失、𬌗过度磨耗、颌位不正常及垂直距离的改变等。

对𬌗的治疗主要有咬合板的应用及调改咬合两个方面。

1. 咬合板的应用

应用咬合板的目的在于调整𬌗形态与功能的不协调，但不改变原有的𬌗，除去咬合板后仍保留原有的咬合，是一种可逆性的𬌗治疗。

（1）咬合板的作用。

1）可以纠正下颌骨的不正常颌位。咬合板是置于上下颌牙列间的一种矫治器。由于𬌗的异常，闭口时循牙尖斜面的引导而使下颌咬至不正常的颌位。异常𬌗力的传入信息经牙周膜感受器输入大脑，经整合作用使肌群形成一个习惯闭合型。如果在上下牙列间置入咬合板，使原有的𬌗接触分离，则阻断了牙周膜对原有咬合信息的传入，而代之以牙与咬合板接触的新的信息，从而建立起符合肌群生理状态的闭合型，达到了治疗所要求的颌位，即下颌的治疗位。

2）使前牙恢复切道。由于前牙开𬌗而失去切道的患者，可通过咬合板使前牙恢复切道。

3）增高垂直距离。对垂直距离降低的患者，可适当增高其高度。对深覆𬌗者，可利用前牙咬合平面板起到后牙高度增长的作用。

4）控制副功能，如磨牙症。

（2）咬合板的类型和适用范围。

1）松弛咬合板：类似 Hawley 固位器，适用于上颌，可不作唇弓，前牙区加𬌗平面，使下前牙与𬌗平面呈点状接触，而后牙脱离接触。下前牙与咬合板接触所产生的传入信息，可增强张口反射，使闭颌肌群松弛，开颌肌群活跃。因后牙脱离接触，便于下颌重新调整颌位。适用范围有张口受限和磨牙症，如伴有深覆𬌗者则更适用。

2）稳定咬合板：为覆盖全牙弓的咬合板，可用于上颌或下颌，𬌗面平滑。在正中𬌗位时，咬合板只与对𬌗牙的工作尖呈点状接触，无尖窝锁结（图 8-2）。便于调整下颌的位置，有利于肌功能的恢复。其高度以不超过息止𬌗间隙为准。咬合板戴入后，原有的尖窝关系不复存在，有助于肌痉挛的解除。症状消除后逐渐降低𬌗面高度，在治疗性颌位的基础上，考虑𬌗的调整，以求得肌位与牙位一致。适用于肌功能紊乱的患者。

3）再定位咬合板：为覆盖全牙弓的咬合板，多用于上颌，调整患者的颌位，寻找一个弹响减少或消失的位置，然后用蜡𬌗在口中记录此位，上于𬌗架上制作咬合板。咬合板的𬌗面与对𬌗牙工作尖有明显的尖窝锁结关系，闭合时将下颌限制在预定的位置，以调整盘突关系（图 8-3）。适用于可复性关节盘前移位有弹响症状的患者。

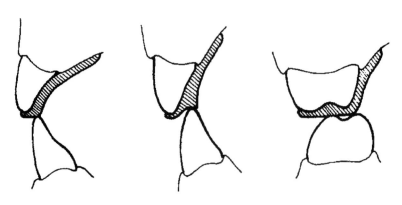

图 8-2　稳定咬合板与对殆牙尖接触示意图（仿 Ash）

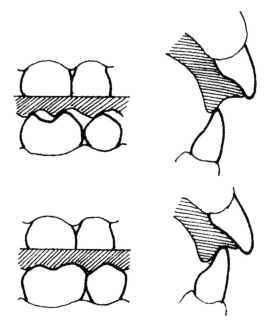

图 8-3　再定位咬合板与对殆牙尖接触示意图

4）枢轴咬合板：做法与稳定咬合板相同，仅在第二磨牙区加高，其总厚度约 2 mm。加高部分呈锥形，锥尖与对殆牙接触，其余牙与咬合板无接触，用于上、下颌均可。下颌骨前部可用头帽向上施力，使产生向上向前旋转的力；如白天不戴头帽时也可用手向上推移颏部，有助于髁突下降、关节间隙加宽、关节内压降低，使关节盘有复位的条件（图 8-4）。适用于不可复性关节盘前移位有张口或闭口绞锁的患者。需 24 小时佩戴，半流饮食，一周以后如张口度改善，出现弹响，说明有效，则将咬合板调改成针对解决弹响需要的咬合板。

5）调位性咬合板：制作方法与稳定咬合板相同，但殆面可有适当的尖窝关系，与义齿的殆面相似。覆盖全牙弓，可用于上颌或下颌，根据患者的咬合情况决定。如下颌 Spee 曲线过大，可作用在下颌；如上颌补偿曲线为反曲线，则可作用在上颌。其高度应在下颌姿势位以内。戴入后要定期调改其高度，直至症状消失，患者感到舒适为止。此咬合板的高度和颌位将作为下一步殆重建的依据。适用于殆过度磨耗垂直距离降低的患者。

6）软弹性咬合板：用空气压缩机，特制的软弹性材料，在模型上压制而成。有快速、方便、舒适的优点，适用于夜磨牙和紧咬牙的患者。殆面咬穿处，常可视为咬合高点所在处。经口内检查证实，能比较准确地作为调改咬合的标志。但其缺点在于不易抛光和自洁，殆面不便加高或降低。

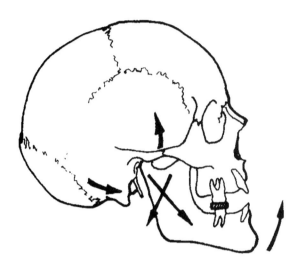

图 8-4 枢轴咬合板作用于下颌骨示意图

2. 调改咬合

调改咬合简称调殆，是一种直接在口内对咬合进行选择性调磨的方法，也是恒久性使咬合发生不可逆性改变的治疗方法之一。主要针对殆感染而言。

（1）殆干扰的危害：殆的生物学观点认为下颌向前运动时，前牙呈对刃而后牙无接触或轻接触；若后牙接触高于前牙，则前牙不能有效地发挥切割功能，致翼外肌用力过度而产生劳损，后牙受到创伤，牙周组织遭受破坏。下颌侧方运动时，工作侧接触而非工作侧不接触或轻接触；若非工作侧高于工作侧，为非工作侧殆干扰，致工作侧接触不紧，因此，肌群强力收缩欲达咬紧的目的，迫使该侧髁突前移，使关节韧带受到牵拉和损伤。为防止髁突再度前移及韧带继续受损，中枢神经系统经整合作用使工作侧出现肌痉挛，称为"Splinting Reflex"。

（2）调改咬合的适用范围：人群中的咬合情况可谓千姿百态，殆干扰也是普遍存在的，因此，殆干扰并非一种疾病，却是一种潜在的致病因素。所以说，并非所有的殆干扰都应调改，而是那些由于不正常的咬合力引起了组织损伤的才属调改的范围。其中包括牙周组织的损伤，肌功能紊乱和颞下颌关节紊乱。牙在行使咀嚼和吞咽功能时，上、下牙发生接触的时间，在 24 小时内仅有 17.5 分钟，因此，正常功能产生组织损伤的可能性较小，即使产生损伤，也有足够的休整时间使损伤得以修复。只有在出现磨牙症时，牙接触的时间才会显著延长，使组织受到损伤。当口—颌系统中牙周、肌群、关节任何一种组织出现损伤，此时检查出的早接触或殆干扰才属于调改的范围。虽然有人有早接触或殆干扰，但无组织损伤，说明殆与牙周、肌群、关节等组织在中枢神经支配下处于一个适应带内，存在着适应和代偿的关系，故不属于调改的范围。从这一观点出发是不主张"预防性调殆"的。尽管牙有

— 161 —

排列不齐、咬合不良，但无任何体征足以说明其咬合力的有害作用，都不应根据医师的主观意见擅加调改。如果从预防将来会有不良影响的角度加以调改，无疑是改变了口腔内的局部环境，破坏了牙与牙周、肌群、关节之间已经适应了的协调关系。反而需要经过神经肌群重新调整，以建立新的平衡协调关系。在调整过程中也可能出现新的不稳定因素，导致口—颌系统功能紊乱。

（六）正畸治疗

1. 错𬌗畸形与颞下颌关节紊乱病

现今大多数学者认为，颞下颌关节紊乱病可因神经肌群、𬌗、心理等多种因素而致，𬌗因素是其发病因素之一。𬌗因素是指𬌗干扰、𬌗障碍，其中大部分是由错𬌗畸形所造成。北京医科大学口腔医院正畸科对 608 例错𬌗畸形初诊病例检查发现，其中 103 例有颞下颌关节紊乱病的症状，占 16.9%。经进一步检查，这些病例中包括了颞下颌关节的功能障碍、结构紊乱及器质病变等各类异常。有学者对 550 名少年儿童颞下颌关节紊乱病的研究发现，其中 80.0% 的患者有不同程度的错𬌗畸形。在临床实践中常见引起颞下颌关节紊乱病的错𬌗畸形有以下 4 个方面。

（1）个别牙错位。个别牙的错位是造成颞下颌关节紊乱病错𬌗中的一个重要类别。常见的有：①上切牙舌向错位；②个别前牙反𬌗；③个别后牙锁𬌗；④个别后牙过长。

（2）长度不调。常见的有：①下颌后移前牙深覆盖；②下颌前突呈反𬌗面型前牙浅覆盖。

（3）宽度不调。常见的有：①一侧或两侧后牙覆盖增大；②后牙无覆盖关系，颊尖间呈覆𬌗关系；③一侧后牙反𬌗，颏部偏歪，颜面不对称畸形。

（4）高度不调。常见的有：①前牙深覆𬌗，切牙呈闭锁关系；②后牙缺失，颌间距离减小；③前牙开𬌗，颌间距离增大。

2. 颞下颌关节紊乱病的正畸治疗

正畸治疗是颞下颌关节紊乱病的重要而有效的治疗方法之一。由于牙位、颌位异常的错𬌗畸形造成的颞下颌关节紊乱病，正畸治疗是去除这类𬌗障碍的有效方法。

（1）个别上前牙舌向的错位或反𬌗：可使用上颌活动矫治器，在舌向错位牙上使用双曲舌簧推舌向错位牙向、唇向。当舌向错位牙伴有拥挤或间隙不足时，则应考虑使用局部开展牙弓或减数拔牙的方法，先为错位牙创造间隙使有利其唇向移动。个别前牙反𬌗矫正，常用上颌后牙𬌗垫活动矫治器。

（2）个别牙锁𬌗：常使用上下锁𬌗牙交互支抗牵引的方法。在锁𬌗牙上粘有带拉钩的带环，再以全牙弓𬌗垫活动矫治器（除锁𬌗牙外均置𬌗垫）抬高咬合、锁𬌗牙间，用橡皮弹力圈交互牵引。

（3）上前牙舌倾，前牙深覆𬌗呈闭锁关系：常用附有上前牙双曲舌簧的平面𬌗板矫治器进行矫治，平面𬌗板使后牙解除干扰性𬌗接触，双曲舌簧矫治舌向倾斜的上切牙，使之唇向移动而解除了因上切牙舌倾而对下颌处于远中位置的影响，使下颌有可能做生理性前伸调位。同时平面𬌗板对前牙深覆𬌗又有矫治作用。在矫治器去除后应做调𬌗而使𬌗关系保持稳定。

（4）下颌后缩，前牙深覆盖：可使用斜面导板活动矫治器，导下颌往前，矫治下颌后移位，重新建立口—颌系统的平衡关系。

（七）治疗性关节镜外科手术

随着关节镜技术的发展，治疗性关节镜外科技术的应用已日趋广泛，可使诸多患者免于关节开放性手术。

（1）重度可复性盘前移位或伴有严重绞锁者，可经关节镜使关节盘复位后，再行盘双板区滑膜下注射硬化剂、电凝、激光烧灼术或关节盘稳定缝合技术，以将关节盘稳定于正常位置。

（2）不可复性盘前移位一般首先采用关节盘前部松解术，扩大关节上腔前、后隐窝，拉伸关节囊外侧，解除关节盘周围粘连等，使关节盘恢复正常或接近正常的活动度，然后再采用前述关节盘稳定技术。

（3）关节盘穿孔病例常伴有严重骨关节病改变，应在清除穿孔边缘病变、烧灼肉芽组织之同时，进行软骨表面纤维松解组织清除、关节囊内清扫、髁突骨赘清除等。在伴有关节盘前移位之病例尚应进行关节盘复位及稳定技术处理。

（4）晚期骨关节病需行关节囊内清扫修整术。

（5）慢性症状严重的滑膜炎、关节囊炎，根据症状程度可行单纯关节冲洗术、粘连松解及关节灌洗术，双板区滑膜下注射泼尼松龙等，也可对炎症滑膜组织进行电灼或激光烧灼术。

（6）关节半脱位可采用关节盘双板区滑膜下注射硬化剂、电凝或激光烧灼，一般可取得良好效果。

（八）手术治疗

颞下颌关节紊乱病绝大多数可以通过各种保守治疗得到稳定、好转和痊愈。但是据统计，保守治疗中约有20%的患者对疗效不满意，其中严重者要手术治疗。虽然手术治疗不是颞下颌关节紊乱病的主要方法，但仍然是有效方法之一。常用的有以下3种术式。

1. 关节盘摘除术

自1909年Lanz首先报道摘除关节盘治疗颞下颌关节紊乱病以来，这种手术便成为最广泛使用的术式之一。它的适应证：①关节盘反复脱位致髁突运动时经常绞锁疼痛；②关节盘破裂造成关节疼痛和杂音；③外伤后造成不规则杂音和下颌运动不协调，并有顽固性疼痛；④关节杂音和弹响并疼痛且影响功能，经适当的保守治疗无效；⑤严重、持久的慢性进行性疼痛，并影响关节功能，经适当的保守治疗无效，关节镜外科治疗失败。

这种术式之所以能被广泛采用，主要是手术后关节区疼痛明显减轻、关节症状的缓解和功能改善。一般认为手术能解除或减轻疼痛与手术切断和切除支配关节区的感觉神经和切除作为疼痛重要来源的双板区有关；而关节功能的改善可能与手术后瘢痕使松弛了的关节囊变紧有关。

2. 关节盘摘除及插补术

由于观察到关节盘摘除后，关节骨均有退行性改变，因此有些学者主张关节盘摘除后关节间隙内应插补材料。20世纪80年代初，常用的插补材料是硅盘和聚四氟乙烯，它们的优点是容易剪裁。虽然不少学者报道许多成功的病例，但随访结果发现这些非生物代用品插补后发生移位、碎片脱落，有明显炎症细胞浸润和异物反应，有的甚至发生关节骨坏死。因此，目前又趋否定而提出只作为暂时性留置，术后1~3月再次取出。由于非生物代用品的这些缺点，不少学者主张用生物组织移植插补在关节间隙，如真皮、颞肌筋膜等。

3. 关节盘复位和修复术

关节盘修复的手术早在 1887 年就有报道，此后将近一个世纪未见到进一步的报道。到 20 世纪 70 年代，关节造影术获成功并很快得到推广，术前可以准确地做出各种关节盘的移位和穿孔的诊断，促进了本术式的发展。1979 年，McCarty 等又重新提出关节盘修复术，并有大量成功的病例报道。由于这种手术符合关节的生理解剖，保留关节盘，目前被很多口腔颌面外科医师广泛使用。手术适应证：①各种可复位或不可复位性关节盘移位；②关节盘双板区的松脱、损伤或穿孔；③上述各种关节盘病变伴髁突骨质破坏（同时行囊内高位髁突切除术）；④关节镜外科失败。根据关节盘移位的位置不同，关节盘复位的方式也不同，一般有：①关节盘向前内移位者，则在双板区从外侧向内侧作一楔形切除；②单纯关节盘前移位，则在双板区从外侧向内侧做一矩形切除；③关节盘前内移位而以向内移位为主者，则在关节盘外侧做组织块切除，并在修复时由前内向后外方向缝合。

（宁红亮）

第二节　颞下颌关节脱位

下颌髁突滑出关节窝以外，超越了关节运动正常限度，以致不能自行复回原位者，称为颞下颌关节脱位。

脱位按部位可以分为单侧脱位和双侧脱位，按性质可分为急性脱位、复发性脱位和陈旧性脱位，按髁突脱出的方向、位置又可分为前方脱位、后方脱位、上方脱位及侧方脱位，后三者主要见于外力损伤时。

临床上以急性和复发性前脱位较常见，后方脱位、上方脱位和侧方脱位比较少见。其脱位的方向、位置由打击的力量和方向决定，并常伴有下颌骨骨折和颅脑症状。

一、急性前脱位

（一）病因

在正常情况下，大开口末，髁突和关节盘从关节窝向前滑动止于关节结节之下方或稍前方。有咀嚼肌功能紊乱或关节结构紊乱的患者，在大开口末，例如打哈欠、唱歌、咬大块食物、呕吐、大笑等时，翼外肌下头继续收缩把髁突过度地向前拉过关节结节，同时升颌肌群发生反射性挛缩，就使髁突脱位于关节结节前上方，而不能自行复回原位。当关节部或下颌骨体部受到外伤，尤其在张口状态下颏部受到外伤，或在应用气管镜、开口器、全身麻醉经口腔插管使用直接喉镜时滥用暴力，均可使关节脱位。另外，牙科治疗尤其使用骨凿劈牙，去骨拔除下颌阻生牙，也是常见脱位原因之一。

（二）临床表现

急性前脱位可为单侧，也可为双侧。双侧脱位的临床表现如下。

1. 下颌运动失常

患者呈开口状而不能闭口，唾液外流，语言不清，咀嚼和吞咽均有困难。检查时可见前牙开𬌗、反𬌗，仅在磨牙区有部分牙接触。

2. 下颌前伸

颏部前突，两颊变平，鼻唇沟消失，脸形也相应变长。

3. 颜面外形异常

因髁突脱位耳屏前方触诊有凹陷而关节结节前方则隆起。在颧弓下可触到脱位的髁突。在多数牙齿缺失和无牙颌患者，上述特殊的颜面外形则不明显，因而脱位不被注意以致延误治疗，成为陈旧性脱位。X线片上可见髁突脱位于关节结节的前上方。

单侧急性前脱位的临床表现也如上述，只是以上症状仅显示在患侧，患者开、闭口困难，颏部中线及下前牙中线偏向健侧，健侧后牙呈反𬌗。

因暴力所致的颞下颌关节脱位，应与下颌骨髁颈部骨折相鉴别，后者𬌗中线偏向患侧（单侧骨折），或前牙呈开𬌗状态（双侧骨折），髁颈部有明显压痛、血肿，X线检查可见到骨折线。

（三）治疗

急性脱位后应及时复位，否则在脱位周围逐渐有纤维组织增生后，难以用一般方法复位。复位后应限制下颌活动。

复位前，术者应让患者做好思想准备，精神不宜紧张，肌群要放松，才能使复位顺利进行。必要时，复位前可给镇静剂。

1. 口内复位法

请患者端坐在口腔手术椅上，下颌牙𬌗面的位置应低于术者两臂下垂时肘关节水平。术者立于患者前方，两拇指缠以纱布伸入患者口内，放在下颌磨牙𬌗面上，并应尽可能向后，其余手指握住下颌体部下缘。复位时拇指压下颌骨向下，两拇指的用力逐渐增大，其余手指将颏部缓慢上推，当髁突移到关节结节水平以下时，再轻轻向后推动，此时髁突即可滑入关节窝而得以复位。有时在滑回关节窝时能听到清脆的弹响声（图8-5）。

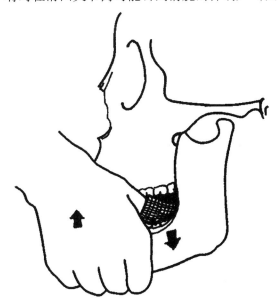

图8-5　颞下颌关节前脱位口内复位法

口内复位法当下颌复位时，由于咀嚼肌反射性收缩使上、下牙闭合甚紧可能咬伤术者的拇指，故在即将复位闭合时，术者拇指应迅速滑向颊侧口腔前庭区，以避免咬伤。当两侧同时复位有困难时，可先复位一侧，再复位另一侧。

2. 口外复位法

患者和术者的体位同口内法。复位时，术者两拇指放在患者两侧突出于颧弓下方的髁突之前缘，即下关穴处，然后用力将髁突向下后方压挤。此时，患者感觉下颌酸麻，术者同时用两手的示、中指托住两侧的下颌角，以环指、小指托住下颌体下缘，各指配合将下颌角部和下颌体部推向上后方。此时，髁突即可滑入关节窝而得以复位。这种口外复位法的优点是不需要将手指放入患者口内，复位时没有咬伤术者拇指的危险，不需要太大的按压力量。

临床上，有时由于脱位时间较长，咀嚼肌群发生明显痉挛，关节局部水肿、疼痛，或由于患者不能很好配合，手法复位常有困难。此时，宜先行局部热敷。在关节周围及咬肌神经封闭后再用上述方法才能得以复位。个别病例脱位时间长达数月，一般复位方法常常无效，此时，可试用全身麻醉，配合肌松弛剂进行复位。

下颌复位后，为了使被牵拉过度受损的韧带、关节盘各附着和关节囊得到修复，必须在复位后固定下颌 2~3 周，限制开颌运动。最大开口度不宜超过 1.5 cm。

二、复发性脱位

（一）病因

复发性脱位在临床上不常见，因为反复发作，有的甚至一天内频频出现脱位，所以给患者带来的痛苦很大。

复发性脱位常发生在急性前脱位后未予适当治疗，如复位后未制动或制动时间不够，被撕裂的韧带、关节囊等未得到修复。结果关节韧带、关节囊松弛。另外长期翼外肌功能亢进、髁突运动过度，使关节韧带和关节囊松脱。慢性消耗性疾病，尤其是老年人肌张力失常、韧带松弛常常发生顽固性、复发性脱位。

（二）临床表现

复发性脱位可以是单侧，也可为双侧。在大笑、打哈欠、进食等大开口时，患者突然感到下颌骨不能自如运动，前牙不能闭合。其临床表现与急性前脱位相同。有时几个月发作一次，有时一个月发作几次。顽固性、复发性脱位患者，仅轻微的下颌运动即可发作，甚至一天数次。由于患者惧怕关节脱位，不敢说话，经常用手托着颏部。关节造影可见关节囊扩大，关节盘诸附着松脱。

（三）治疗

治疗的方法很多，如做颌间固定，限制关节活动；关节囊内注射硬化剂，使关节囊发生纤维化；关节囊缩短术；翼外肌分离术和关节盘摘除术。

有的手术方法甚至完全相反。一些学者认为脱位主要是由于关节结节过低，采用关节结节加高术；另一些学者的观点却相反，认为髁突之所以不能回复原位是被关节结节所阻挡，主张削低关节结节。

以上各种方法之多说明尚缺乏一种比较满意的治疗方法。根据笔者经验，对轻症宜选用50% 葡萄糖注射液作关节囊内注射，并可多次注射。注射后应制动 1~2 个月，然后配合肌训练。如果效果不明显则改用硬化剂作关节囊内注射。对顽固的复发性脱位或上述方法治疗失败者，宜采用手术治疗。

三、陈旧性脱位

（一）病因

无论急性关节前脱位或复发性脱位，如数周尚未复位者称陈旧性脱位。由于髁突长期脱位于关节结节前上方，关节局部组织受到撕裂、挤压，因此，在关节周围常有不同程度的结缔组织增生，尤以关节后部为甚，并且相应的咀嚼肌群也有不同程度痉挛。脱位时间越久，这些变化越严重，复位也就越困难。

（二）临床表现

临床症状与前脱位相同，唯下颌可以做一定程度的开闭口运动。

（三）治疗

如上所述，由于陈旧性脱位已有组织学变化，治疗一般应以手术复位为主。可选用耳前切口，显露髁突后，用骨膜分离器插在脱位于关节结节前上方的髁突与颧弓之间，用力反复撬动，使之复位。如果脱位时间较长，由于关节后部结缔组织增生以及咀嚼肌群张力失调，一般不能完全退回到原关节窝内，只要将髁突退过关节结节顶点到关节结节后斜面即可（两侧脱位者应两侧同时撬动），术后配合颌间牵引，数天后可使下颌逐渐回到正常殆关系。切不可因手术时不能完全复位而误认为手术失败冒然将髁突切除。当然，如脱位时间过长发生纤维粘连，确实不能撬动移位的髁突则可切除其粘连部分。复位后应制动 2～3 周。

（宁红亮）

第三节　颞下颌关节强直

因器质性病变导致长期开口困难或完全不能开口者称为颞下颌关节强直。临床上可分为 3 类：第一类是由于一侧或两侧关节内发生病变，最后造成关节内的纤维性或骨性粘连，称为关节内强直，简称关节强直，也称真性关节强直；第二类病变是在关节外上、下颌骨间的皮肤、黏膜或深层组织，称为颌间挛缩或称关节外强直，也称假性关节强直；第三类是关节内强直和关节外强直同时存在称混合型强直。发生在幼年的关节强直影响下颌骨发育，严重的甚至伴有阻塞性睡眠呼吸暂停低通气综合征。

一、颞下颌关节内强直

（一）病因

颞下颌关节内强直多发生在 15 岁以前的儿童。化脓性中耳炎为最常见的原因。因为在解剖结构上，中耳与颞下颌关节紧密相邻，在儿童岩鼓裂处只有很薄的软组织隔开，当患化脓性中耳炎时脓液可直接扩散到关节。下颌骨骨髓炎、急性化脓性腮腺炎等也可扩散到关节。比较少见的是在患肺炎等高热病后，引起脓毒血症、败血症等所致的血源性化脓性关节炎。另一个常见原因是关节损伤，多数在儿童期下颌骨损伤，尤其是在颏部外伤时由对冲性损伤造成。使用产钳损伤了关节也可引起关节强直。此外，由类风湿关节炎所致的关节强直比较少见。

（二）临床表现

1. 开口困难

关节内强直的主要症状是进行性开口困难或完全不能开口。病史较长，一般在几年以上。开口困难的程度因强直的性质而有所不同，如属纤维性强直一般可轻度开口，而完全骨性强直则完全不能开口。有时在骨性强直患者用力开口时，尤其是儿童，下颌骨仍可有数毫米的动度，但这并非关节的活动，而是下颌体的弹性以及颅颌连结处不全骨化的结果。开口困难造成进食困难，通常只能由磨牙后间隙处缓慢吸入流食或半流食，或在牙间隙用手指塞入小块软食。

2. 面下部发育障碍和畸形

该症状多发生在儿童。由于咀嚼功能的减弱和下颌的主要生长中心——髁突被破坏，下颌骨的畸形随着年龄的增长而日益明显。表现为面容两侧不对称，颏部偏向患侧。患侧下颌体、下颌支短小，相应面部反而丰满。健侧下颌由于生长发育正常，相应面部反而扁平、狭长。因此，常常容易将健侧误诊为强直侧。双侧强直者，由于整个下颌发育障碍，下颌内缩、后移，而正常上颌显前突，形成特殊的小颌畸形面容。发病年龄越小，面下部发育畸形就越严重。有的还可伴发阻塞性睡眠呼吸暂停低通气综合征。

除了下颌发育障碍外，下颌角前切迹明显凹陷。下颌角显著向下突出。发生下颌角前切迹的一般解释是，患者经常力图开口，长期的下颌升颌肌群向上牵引与下颌体上的降颌肌群向下牵拉造成的。

3. 𬌗关系错乱

下颌骨发育障碍使颌面下部垂直距离变短，牙弓变得小而狭窄，因此牙的排列和垂直方向生长均受阻碍，结果造成𬌗关系明显错乱。下颌磨牙常倾向舌侧，下颌牙的颊尖咬于上颌牙的舌尖，甚至无接触。下颌切牙向唇侧倾斜呈扇形分离。如果关节强直发病于成年人或青春发育期以后，因下颌骨已发育正常或基本正常，则面部和𬌗关系无明显畸形。

4. 髁突活动减弱或消失

用两手小指末端放在两侧外耳道内，而拇指放在颧骨部固定，请患者做开、闭口运动和侧方运动。此时通过外耳道前壁，不仅能查明髁突有无动度，并且可对比两侧髁突运动的差别，以便确定诊断。关节内强直时没有动度或动度极小（纤维性强直），而健侧则活动明显。

（三）X线检查及诊断

在关节侧位X线片上，可见3种类型：第一种类型是正常解剖形态消失，关节间隙模糊，关节窝及髁突骨皮质有不规则破坏，临床上可有轻度开口运动，此种类型多属纤维性强直；第二种类型关节间隙消失，髁突和关节窝融合成很大的致密团块，呈骨球状；第三种类型致密的骨性团块可波及下颌切迹，使正常喙突、颧弓、下颌切迹影像消失。在下颌支侧位X线片上，下颌支和颧弓甚至可完全融合呈T形。第二型和第三型在临床上完全不能张口。

（四）治疗

关节内强直都必须采用外科手术。在施行手术前，必须有正确的诊断。首先要确定是关节内强直、关节外强直还是混合型强直；确定强直的性质是纤维性还是骨性；病变是单侧还是双侧以及病变的部位和范围，方能制定正确的手术计划。手术时应注意不能将患侧搞错。根据病变范围、程度可选用局部麻醉，如必须用全身麻醉，为了防止舌后坠发生窒息，应采用清醒插管术。术后在患者完全清醒后才可拔去气管插管。如伴有阻塞性睡眠呼吸暂停低通气综合征，术前应做多导睡眠图仪（PSG）检查。了解全身情况并请呼吸科专家会诊，做好术前、术后准备，方能手术。

纤维性强直可选用髁突切除术，骨性强直宜采用假关节成形术。手术原则如下。

1. 截开的部位

截开的部位即假关节形成的位置，应尽可能在下颌支的高位，越接近原来关节活动的部位，手术后关节功能恢复就越好。根据骨性愈合的位置和范围，常选择截开的部位有以下两种。①在髁突颈部截开，适用于纤维性关节强直或骨粘连范围小而局限于髁突而下颌切迹尚存在的患者。②在下颌切迹下，下颌孔以上的部位截开，适用于骨粘连范围较大，下颌切迹变得狭小或已消失的患者。对一些关节强直多次复发，骨粘连区极为广泛，无法在下颌孔以上部位截开的患者，只能采用在下颌孔以下部位截骨。

2. 截骨断面的处理

关节的功能结构，实际上是两个骨面既分离又保持接触的对立统一体，不仅活动，而且相对稳定。骨粘连区截开后，是两个面积较大的骨平面，接触面较宽，术后运动很不灵活。因此，应将截开的能活动的断面修整，使之形成一个体积较小的圆形骨突，不但有利于下颌运动，而且可减少再次骨性愈合的机会。

3. 保持截开的间隙

保持截开的间隙一般有两种意见。一种意见主张广泛切除截开处骨质，造成一个宽的腔隙，使两断端不再接触，切除骨质的宽度至少应在 1 cm 以上。这种方法对保持间隙、防止复发有一定效果。但是因为骨质切除太多，术后由于升颌肌群在咀嚼运动时的收缩，仍然不能完全避免使截开的间隙又逐渐缩小，最终导致两断端再重新接触愈合。因此，多数学者的另一种意见是，截开的间隙应保持在 1 cm 左右，并在此间隙插入各种组织或代用品。这种插补物可消除去骨后的死腔，减少肉芽组织形成，分离两个骨断面，有预防复发的作用。另外插补物还可维持去骨后间隙的距离，恢复原来下颌运动的支点，避免形成开𬌗。插入的组织较为常用的有去骨膜的肋软骨、大腿阔筋膜、带蒂的颞筋膜、真皮脂肪等。这些组织虽然有一定效果，但是有的最后转化为瘢痕，继之骨化而使截开的间隙又重新愈合。为此，有人使用各种金属或高分子化学材料等，但是也有插入物移位或碎裂，最后又重新被骨痂包埋而复发的可能。

如何保持截开的间隙是防止术后复发的关键，迄今仍然是本病研究的中心课题。

4. 双侧关节内强直的处理

双侧关节内强直最好一次手术，以便术后能及时做开口练习。如双侧同时手术，应先做较为复杂的一侧。如必须分两次手术，相隔时间也不宜超过 2 周。双侧关节强直手术后，发生开𬌗的机会很多，宜早期于磨牙区置薄橡皮垫并加用颅颌弹性绷带使下颌支下降或进行颌间牵引，以维持正常的𬌗关系；或者在假关节形成后，通过关节重建或植骨术等，保持原来升支的高度。

5. 手术年龄问题

儿童期患病的关节内强直，有的主张早期进行手术，以便尽早恢复咀嚼功能，以利于下颌及面部的正常发育；有的则主张在 12～15 岁手术，因为儿童成骨作用旺盛，手术后又难以坚持开口练习，术后容易复发，一旦复发不但进一步影响下颌发育，也给第二次手术增加困难。但是那些关节强直伴有阻塞性睡眠呼吸暂停低通气综合征的患者应及早手术。

6. 关节强直伴小颌畸形的处理

关节强直的患者，由于下颌骨发育障碍和下颌后移形成小颌畸形，尤以双侧强直更为明显。小颌畸形患者多伴有咽腔缩小，致入睡后舌后坠发出明显鼾声，常被憋醒不能安睡和平卧，造成患儿长期慢性缺氧，影响全身正常发育。对此，有人主张在作关节强直手术的同时，将健侧下颌截开，然后使下颌前移。对伴有阻塞性睡眠呼吸暂停低通气综合征的患者还可做颏水平截骨前徙术扩大咽腔。但是由于手术复杂，应严格控制适应证，恰当地选择病例，必要时可以分期手术。对儿童患者，有人应用带软骨的肋骨、跖趾关节或胸锁关节移植，用另一个生长中心取代已失去的髁突生长中心，对矫治面部畸形有很好效果。

（五）预防复发

无论何种类型的颞下颌关节强直，术后的复发问题一直尚未完全解决。一般资料说明其复发率约在 20%。导致复发的因素很多，目前的看法也不完全一致。

1. 年龄因素

一般资料表明儿童期手术比成人期的复发率高。说明儿童成骨作用旺盛，手术后难以坚持开口练习，容易复发。但是有的学者认为，早期手术，只要注意手术操作，消除复发的有关因素，特别是选择好插入物，可以减少复发。

2. 切骨的多少

切骨不够，两断端又重新愈合造成复发。切骨时应使下颌支从浅面到深面保持一样宽度，避免外宽内窄呈楔状的截骨后间隙，否则下颌支内侧部分又重新愈合造成复发。截骨后两断面修整成点面接触也有利于防止复发。

3. 插入物的放置

从国内外资料来看，假关节间隙内填入各种组织或代用品比不填入者复发率低。

4. 骨膜对复发的作用

假关节成形术后，可刺激骨膜下的成骨细胞使之活跃，容易形成新骨导致复发。因此，有人主张术中切断或尽可能切除内侧骨膜，以防止复发。但操作困难易损伤翼静脉丛引起出血，术后血肿更易造成复发。故对此点仍有争议。

5. 手术操作原因

手术中尽量减少创伤、有效止血，减少死腔、术后良好的包扎和预防感染等对减少复发也很重要。

6. 术后开口练习

多数学者强调术后开口练习有助于防止复发。一般术后 7～10 天即可开始练习（行植骨或下颌前移术者应延至两周以后）。根据开口度的不同，采用适当厚度的楔形硬橡皮块或阶梯形木块作开口器。开口练习时，将比较窄的一端置于磨牙区，逐渐增加塞入的厚度，使开口度逐渐增大。开口练习时应注意，开口器是放在两侧磨牙区，且应左右交替练习，以防𬌗关系紊乱；也可制作特殊开口器，这种开口器具有自动和被动两种力量相结合的练习作用。开口练习时间至少应在 6 个月以上。一般术后 1～2 个月内应日夜使用开口器，以后可改为白天练习。

二、颞下颌关节外强直

（一）病因

关节外强直常见的病因过去以坏疽性口炎（走马疳）最多，但现在坏疽性口炎已罕见。目前，常见病因是损伤，如上颌结节部、下颌支部位的开放性骨折或火器伤均可在上、下颌间形成挛缩的瘢痕；颜面部各种物理、化学的三度灼伤，造成面颊部组织广泛瘢痕形成，也是常见病因之一。临床上还可见因其他口腔内手术创面处理不当而造成的关节外瘢痕挛缩。此外，鼻咽部、颞下窝肿瘤放疗后，颌间软组织广泛地纤维性变，也可造成颌间瘢痕挛缩。

（二）临床表现

1. 开口困难

关节外强直的主要症状是开口困难或完全不能开口。在询问病史时，常有因坏疽性口炎引起的口腔溃烂史，或上、下颌骨损伤史及放疗史等。开口困难的程度因关节外瘢痕粘连的程度而有所不同。由于病理变化发生在关节外部，而不侵犯下颌骨的主要生长发育中心，因此，即使在生长发育期前患病，一般患者面下部发育障碍、畸形和殆关系错乱均较关节内强直为轻。

2. 口腔或颌面部瘢痕挛缩或缺损畸形

颌间挛缩常使患侧口腔颊沟变浅或消失，并可触到范围不等的索条状瘢痕区，但当瘢痕发生在下颌磨牙后区以后的部位时，则不易被查到。由坏疽性口炎引起者，常伴有软组织缺损畸形。由于损伤或灼伤引起的颌间瘢痕或缺损畸形，诊断比较容易。

3. 髁突活动减弱或消失

多数挛缩的瘢痕较关节内强直的骨性粘连有伸缩性，所以做开颌运动时，髁突尚可有轻微动度，尤其做侧方运动时活动更为明显，但如颌间瘢痕已骨化，呈骨性强直时，髁突的活动则可消失。

（三）X 线检查及诊断

在关节侧位 X 线片上，髁突、关节窝和关节间隙清楚可见。在下颌骨或颧骨后前位上，有些病例可见到上颌与下颌支之间的颌间间隙变窄、密度增高，有时可见大小不等的骨化灶，甚至在上、下颌骨之间或在下颌与颧骨、颧弓之间形成骨性粘连，这可称为骨性颌间挛缩。

临床上，因关节内强直和关节外强直的手术方式不同，故必须鉴别清楚。

（四）治疗

关节外强直除了个别瘢痕范围小而早期的病变可以用开口练习的保守治疗外，一般都必须手术治疗。基本方法是切断和切除颌间挛缩的瘢痕，凿开颌间粘连的骨质，恢复开口度，用皮片或皮瓣消灭创面。如果有唇颊组织缺损畸形，还应采用颌瓣或游离皮瓣移植修复之。

根据颌间瘢痕的范围不同，一般采用两种手术方式。

（1）颌间瘢痕区较局限，主要在颊侧黏膜或上、下牙槽骨间时，可采用口腔内切开和切除瘢痕，同时用开口器使口开到最大程度，然后取中厚皮片游离移植消灭创面；术后应维持在开口位，直到拆线。

（2）颌间瘢痕已波及上颌结节和喙突区或整个上、下颌之间时，若从口腔内进行手术，不仅不容易达到深部的瘢痕处，而且操作困难。如遇到深部动脉出血更难以止血。因此，对这种颌间挛缩，宜从下颌下缘切开，行口内外贯通手术，显露下颌支和喙突外侧面，切除喙突和下颌前缘部分骨质，由此进入上颌与下颌之间的瘢痕粘连区，切开和切除深部瘢痕。同时用开口器使口开到最大程度，然后取中厚皮片游离移植；也可采用颌瓣或游离皮瓣移植等消灭因切开、切除瘢痕而遗留的创面。术后应维持在开口位，直到拆线为止。

（于　洁）

第九章

口腔颌面部神经疾病

第一节　三叉神经痛

三叉神经痛是指在三叉神经分布区域出现阵发性电击样剧烈疼痛，历时数秒钟或数分钟，间歇期无症状。疼痛可由于口腔或颜面的任何刺激引起，约有 80% 因先反映为牙痛而常先就诊于口腔科。本病以中老年人多见，多数为单侧性。

一、病因

三叉神经痛分为原发性和继发性两种，原发性三叉神经痛是指无明显致病因素者；而继发性三叉神经痛则是指由于机体内的其他病变压迫或侵犯三叉神经所致。

二、临床表现

面部三叉神经分布区内反复发作的剧烈疼痛，性质多为针刺样、电击样、放射样或烧灼样，患者极其痛苦。多见于三叉神经第二支和第三支范围内，很少累及第一支，有时可同时累及两支或三支，偶为双侧性。发作多在白天，发作时间短，大多持续数秒至数十秒，极少延续数分钟，间歇期无不适。疼痛反复发作，开始时可为几天 1 次或 1 天几次，以后多致每天数十次。

三、鉴别诊断

应注意与小脑桥脑角肿瘤、鼻咽癌、多发性硬化症等所致的继发性三叉神经痛以及牙痛、偏头痛、副鼻窦炎、舌咽神经痛等鉴别。

四、治疗

由于三叉神经痛病因不完全明确，仍缺少理想的治疗方法，一般主张尽量采用药物治疗，确实无效者才采用神经阻滞或手术治疗。

（一）药物治疗

1. 卡马西平

此药为抗癫痫药物，是目前治疗三叉神经痛疗效最好的药物，有效率可达 100%。商品名有酰胺咪嗪、卡马西平、痛可定等。此药主要作用于中脑网状结构—丘脑系统，可抑制三叉神经脊束核至丘脑的多元神经反射。用法：每次口服 0.2 g，每日 3 次。最大剂量每日不超过 1.2 g。为减少抗药性及不良反应，应在能止痛前提下控制用药量及间断用药。症状不严重或早期患者开始可每日 1 次，每次 0.2 g，以后根据止痛效果，再酌情增加药量及用药次数。用药数周或数月后，如已无痛可试停药，痛时再间断用药。此药不良反应有头晕、嗜睡、共济失调等，少数人可有胃肠功能障碍。如出现皮疹、血尿、白细胞或血小板明显减少，应停止用药。长期用药者，应定期做血、尿常规检查及肝、肾功能检查。

2. 苯妥英钠

此药对三叉神经脊束核的突触传递有抑制作用。对多数病例有效。当卡马西平（酰胺咪嗪）疗效降低时与其合用，能提高疗效。用法：每次口服 0.1 g，每日 3 次，首二日用量加倍。用药数周或数月后暂停，如仍痛再用。此药缺点为用小剂量效果差，大剂量应用有明显不良反应（嗜睡、疲倦、幻觉等），长久应用可致牙龈增生。如果出现复视、眼球震颤及小脑综合征（眼球震颤、发音困难、共济失调），为急性中毒表现，应立即停止。

3. 维生素 B_{12}

每日 500 ~ 1 000 μg，肌内注射；或加入麻醉药内做神经干封闭。

4. 七叶莲

为木通科木瓜属。针剂（2 mL，5 g）每日 2 次肌内注射，每次 2 ~ 4 mL；片剂（4 g）每日 2 次口服，每次 3 片。

5. 山莨菪碱（654-2）

类似阿托品，可解除血管痉挛，并有镇痛作用。对三叉神经痛有一定疗效。针剂（5 ~ 10 mg）每日 1 次肌内注射；片剂（5 ~ 10 mg），每日 3 次，每次 5 ~ 10 mg 口服。

（二）三叉神经阻滞疗法

1. 无水乙醇注射疗法

常用无水乙醇或95%乙醇准确地注射于罹患部位的周围神经干或三叉神经半月节。目的是使神经纤维或节细胞凝固及蛋白变性，从而阻断神经传导而止痛。目前广泛应用于周围支封闭，安全，方便，复发后仍可再注射。一般剂量为 0.5 mL。先注入麻醉药，有麻醉效果后再缓慢注入乙醇 0.5 mL。

2. 甘油注射疗法

近年来，采用100%纯消毒甘油经卵圆孔注入半月神经节或用于外周神经注射治疗原发性三叉神经痛，均获得一定疗效。

（三）手术治疗

1. 病变骨腔清除术

对颌骨 X 线片显示有病变骨腔的患者，按口腔外科手术常规，从口内途径进行颌骨内病变骨腔清除。

2. 神经周围支撕脱术

主要适用于眶下神经和下齿槽神经。

（1）眶下神经撕脱术（口内进路）：在患侧尖牙凹部位，于口腔前庭黏膜转折处，作横行或弧形切口，长约 4.0 cm。切开黏膜和骨膜，自背面剥离，向上掀起面颊部软组织；显露骨面及眶下孔和眶下神经血管束。用纯分离法将神经游离；继在眶下孔处用止血钳夹住神经，尽量自孔内拖出，直至撕脱，随之再将其各分支也尽可能自皮下撕脱，按常规缝合创口。

（2）下齿槽神经撕脱术（口内进路）：沿下颌升支前缘及磨牙后区舌侧纵行切开口腔黏膜，继沿下颌支内侧骨面剥离，显露下颌小舌及下颌孔，在其上方寻找进入下颌孔的血管神经束，将神经分离出来，并用单钩或丝线将其牵出。用两把止血钳，分上下端夹住神经束，从中间切断，然后分别扭转止血钳，尽量将神经拖出撕脱。彻底止血后，置胶片引流，缝合软组织。

3. 半月神经节射频热凝术

又称经皮穿刺射频温控热凝术，此法是通过高频电流加热，使颅内三叉神经半月节及感觉根发生凝固及蛋白变性，从而阻断神经传导而止痛。本法的优点是止痛效果良好，复发率低（在 20% 左右），且可重复应用；较开颅手术简便、安全、无死亡，所以容易为患者接受。

4. 开颅手术

属脑外科手术范畴。常用的有三叉神经根部分切断术和微血管减压术。

（于　洁）

第二节　舌咽神经痛

舌咽神经痛是指发生在舌咽神经分布区域的阵发性剧烈疼痛。疼痛性质与三叉神经痛相似，但患病率较低。

一、病因

原发性舌咽神经痛的病因可能为舌咽神经及迷走神经发生脱髓鞘改变，引起舌咽神经的传入冲动与迷走神经之间发生"短路"的结果。在继发性病因中，包括脑桥小脑三角的血管异常和肿瘤、蛛网膜炎、椎动脉病，以及发生于颈动脉、咽、喉和扁桃体等处的颅外肿瘤等；也有人认为颅外血管疾患，如颈动脉闭塞和颈外动脉狭窄等也都可能成为本病的病因。

本病好发于 35~50 岁，阵发性剧痛位于扁桃体区、咽部、舌根部、颈深部、耳道深部及下颌后区等处。虽然每个患者的疼痛部位不尽相同，但一般不超出上述范围。疼痛呈间歇性发作，每昼夜的阵痛次数通常是早晨或上午频繁，下午或傍晚逐渐减少。但也可在睡眠时发作，此点与三叉神经痛不同。每次发作持续数秒至 1~2 分钟，性质为刺戳样、刀割样痛，也可表现为痛性抽搐。由于发作时患者咽喉部有梗死感或异物感，故常出现频频咳嗽的现象。

舌咽神经痛和三叉神经痛一样，存在"扳机点"，此点常位于扁桃体部、外耳道及舌根等处，触之即可引起疼痛发作。吞咽、咀嚼、打哈欠、咳嗽均可诱发疼痛。患者由于惧怕发作而少进饮食，故有时表现为脱水和消瘦。

舌咽神经痛发作时，除神经痛外，有时可伴有心律不齐，甚或心跳停搏；并可引起昏厥、抽搐和癫痫发作；有时还出现喉部痉挛感及唾液分泌过多等症状。

二、诊断

根据原发性舌咽神经痛的临床特点、疼痛部位、性质、神经系统检查无阳性体征,一般诊断并无特殊困难。此病需要与三叉神经痛、茎突过长、鼻咽癌侵及咽部,以及颅底面病变引起的神经痛相鉴别。继发性舌咽神经痛不常伴有其他脑神经障碍或其他的神经系统局部体征。

三、治疗

(一)药物治疗

治疗原发性三叉神经痛的药物,均可应用于本病的治疗。以浸有 4% 可卡因或 1% 丁卡因的小棉片涂擦局部、舌根部“扳机点”处,或用表面喷雾麻醉,可获得短时的止痛效果。对发作时伴有心动过缓、心跳停搏、晕厥、抽搐者,可给予阿托品 0.5 ~ 1.0 mg 静脉注射,或以颠茄酊 0.5 mL 口服以预防。

(二)封闭治疗

可用 1% ~2% 的普鲁卡因 5 ~10 mL(可加维生素 B_{12}、维生素 B_1 或适量激素)注射于患侧舌根部、扁桃体窝或咽壁的“扳机点”周围或舌咽神经干。通常不做舌咽神经干乙醇注射。

(三)手术治疗

对保守治疗无效者可行手术治疗,包括颅外舌咽神经干切断术或颅内舌咽神经根切断术,但应十分慎重和严格掌握适应证。

(四)病因治疗

如属继发性舌咽神经痛,应查明原因后进行治疗。应注意有无扁桃体、鼻咽及喉肿瘤,颅底肿瘤等。此外,还应检查是否有茎突过长和茎突舌骨韧带骨化的存在。

(徐宏宇)

第三节 面神经炎

面神经炎又称 Bell's 麻痹,是由于经过面神经管的面神经部分发生急性非化脓性炎症所致的周围性面肌瘫痪。

一、病因

病因不明,一般认为与病毒感染有关,耳后局部受风或着凉是最常见的发病诱因。

二、诊断

(1)多见于 20 ~40 岁,男性发病率明显高于女性。

(2)起病急,多在晨起后发现,可有局部寒冷刺激史。

(3)患侧口角下垂,健侧向上歪斜。上下唇不能闭合,鼓腮、吹气等功能障碍。

（4）眼睑闭合不全，睑裂扩大，伴结膜炎，溢泪。

（5）额纹变浅或消失，皱眉功能障碍。

（6）可伴有味觉、听觉、涎腺分泌、泪腺分泌等功能障碍。临床上可根据味觉、听觉、泪液检查结果判断面神经受损病变部位。

茎乳孔外——面瘫。

鼓索与镫骨肌神经之间——面瘫、味觉、涎腺分泌功能障碍。

镫骨肌与膝状神经节之间——面瘫、味觉、涎腺分泌及听觉功能障碍。

三、治疗

绝大多数患者可以完全恢复，少数患者可有不同程度的后遗症。治疗原则是立即采取改善面部血液循环的方法，促使面部水肿、炎症消退，以免面神经进一步受损，使面神经功能早日恢复；还应保护患侧暴露的眼角膜，免受损害或继发感染。

（一）物理疗法

急性期可在颌后至乳突区热敷及行红外线、超短波治疗，恢复期可用电按摩或碘离子透入，瘫痪面肌按摩。

（二）针刺疗法

急性期及恢复期均可应用，但急性期不宜较强烈刺激。

（三）药物治疗

（1）泼尼松 10～20 mg，每日 3 次，3 日后减量，服用 7～10 天。

（2）水杨酸钠 0.5 g，每日 1 次口服。

（3）维生素 B_{12} 500 μg 肌内注射，每日 1 次。

（4）地巴唑 10 mg，新斯的明 15 mg，每日 3 次。

（5）加兰他敏 2.5 mg，肌内注射，每日 1 次。

（四）手术治疗

经上述治疗 2 个月无效者，可考虑行面神经管减压术。如 2 年后仍有面瘫者可酌情考虑肌肉筋膜悬吊、神经移植等手术治疗。

（徐宏宇）

第十章

口腔颌面部肿瘤

第一节 颌骨良性肿瘤

颌骨良性肿瘤可分为两大类：牙源性和骨源性。牙源性良性肿瘤有成釉细胞瘤、牙源性腺样瘤、牙源性钙化上皮瘤、牙源性钙化囊性瘤等；骨源性患者有牙骨质瘤等，本节阐述牙源性良性肿瘤。

一、成釉细胞瘤

（一）病因与病理

成釉细胞瘤是最常见的牙源性肿瘤，占63%。虽然有不少学者认为，成釉细胞瘤可以从口腔黏膜基底层发生，连续组织病理切片表明肿瘤成分和覆盖的表面上皮完全融合，但近年很多学者认为是骨内病变向黏膜扩展的现象。周缘性成釉细胞瘤和骨组织无关，其组织发生来源仍是牙板残余。

成釉细胞瘤大体剖面呈囊腔或实性，腔内有黄色或黄褐色液体，有时可见闪闪发光的胆固醇结晶。肿物有包膜，但常不完整。镜下所见有两个基本类型：滤泡型和丛状型。滤泡型是最常见的，上皮细胞巢类似成釉器，中心疏松排列细胞也很像星网状层。上皮巢周边排列的是单层柱状细胞，细胞核的极性远离基底膜。上皮细胞巢周围常见玻璃样变物质。丛状型的上皮成分构成长的、分支状、相互吻合的条索或团块，周边也是高柱状细胞。中心是网状层但不如滤泡型明显。这两型中的间质都是成熟的纤维结缔组织。值得注意的是，如果纤维组织成分占主要地位，则应当和成釉细胞纤维瘤区别。成釉细胞纤维瘤在临床表现上类似成釉细胞瘤，但它具有完整的包膜，不具侵袭性，复发也极其少见。

成釉细胞瘤的组织病理学图像是多样的，除去上述两种基本类型外，尚可分为基底细胞、棘细胞、颗粒细胞等亚型。基底细胞型极其类似皮肤的基底细胞癌的组织相，肿瘤细胞较原始，周边细胞呈明显柱状而中心常为实性细胞团。棘细胞型主要是中心星网状细胞鳞状化生，甚至有角化珠形成。如果这种现象广泛而显著，有时可误诊为鳞状细胞癌。颗粒细胞型成釉细胞瘤的特点是在滤泡内有大而圆或多边形的细胞，细胞质内有密集的嗜伊红颗粒，细胞界限清楚，细胞核固缩呈偏心位。这种细胞常常部分或全部置换星网状层。成釉细胞瘤的囊性变是很常见的，囊变部分不仅限于滤泡，间质中也可见囊样间隙。囊腔大小不等，有时可以大到整个瘤体几乎全部为囊腔。上面这些亚型在同一肿瘤中的不同部位均可见到，只是所占比例有所不同。

成釉细胞瘤虽然分成很多亚型，但很多研究表明组织病理学类型和临床生物学行为并无直接联系。成釉细胞瘤组织病理学呈良性表现，生长缓慢，但可以引起广泛破坏以至累及重要生命器官，如累及颅底甚至侵入颅内而使外科手术不能彻底切除。

（二）临床表现

成釉细胞瘤最多见于青壮年患者，男性稍多，男女发病比例约为 1.5 : 1。由于本病起始于骨内，开始无任何症状，不少病例是在行 X 线检查时才发现，因此病期短者仅 1 天，长者可达 30 余年。从初发症状到就诊，平均病期 5 年。下颌好发，下颌与上颌发生比例为 10 : 1。下颌又以发生于下颌支与下颌体交界部位最多，其次为下颌体，两者约占下颌成釉细胞瘤的 80%。

病变逐渐生长发展而致颌骨膨大，出现颜面不对称畸形，常为患者就诊的主诉。颌骨多向唇颊侧膨胀，舌侧膨胀较少，可能系受舌制约的关系。大的病变可累及一侧下颌骨甚至整个下颌骨，包括喙突均为膨胀性病变。罕见侵入颞下颌关节者，故很少引起开口困难。上颌骨病变可以侵入上颌窦及鼻腔，导致呼吸不畅。少数病例可扩展入颞下窝、颅底。肿物持续增长压迫骨质变薄，变薄区如正是囊变部分则可扪及乒乓球样感甚至波动感。一旦骨皮质完全吸收而失去阻力，囊变部分液体可循阻力小的软组织处突入，给人以肿物生长加快的错觉。肿物巨大者可以压迫皮肤变薄；口腔内可在肿物表面有对牙的咬痕，牙齿可缺失或移位。继发感染破溃后可在口内或面部皮肤出现瘘口，罕见发生病理性骨折者。

（三）X 线检查

颌骨成釉细胞瘤在普通 X 线平片上主要表现为边界清楚的密度减低区，周边为密度增高的白色线条，无骨膜反应。成釉细胞瘤的 X 线表现可分为 3 个类型：①单囊型，如含有牙齿则和含牙囊肿无法区分，稍大者边缘可出现切迹；②多囊型，最常见，约占 60%。多囊型者囊形密度减低区大小相差悬殊，大如核桃，小如黄豆或绿豆，也有的大小相差不显著，颇似牙源性角化囊肿；③蜂窝型，为小如绿豆或黄豆粒大小的密度减低区所组成。邻近病变区的牙齿常移位或缺失，也可呈现牙根吸收。如果病变继发感染，周围边界常不清楚或囊腔间的分隔消失，不宜认为其有恶性倾向。

（四）诊断

根据临床及 X 线表现确诊成釉细胞瘤是很困难的，因为不少颌骨良性肿瘤或瘤样病变均有类似征象。临床诊断中有两点必须要肯定：一是病变确属良性，如必要可在术前作活检或术中作冷冻切片；二是要确定病变所累及的范围，可根据 X 线片确认，据此决定手术术式和切除范围。正确的定性诊断依赖手术后的组织病理学检查。

（五）治疗

颌骨成釉细胞瘤的治疗只有外科手术，其术式主要有肿物摘除或刮治术、矩形或部分骨切除术和颌骨切除术。

1. 肿物摘除或刮治术

适用于局限性、X 线表现呈单个囊形透影区的病变，特别是病变位于上颌骨的青少年患者。多个大的、界限明确的多囊性病变，患者拒绝颌骨切除者也可考虑刮治，术后需每 1 ~ 2 年进行 X 线复查。一旦确认复发，应根据具体情况采取治疗措施。

2. 矩形或部分骨切除术

下颌骨病变仅限于喙突及牙槽突而下颌支后缘及下颌体下缘皮质骨完好者，可在正常骨组织内将肿瘤及该区骨切除，保存下颌骨的连续性，可以获得良好的美容和功能效果。

3. 颌骨切除术

巨大的颌骨良性肿瘤或体积不大、X线显示颌骨骨质全部被肿瘤所替换或多囊形透影区呈蜂窝状，都应作颌骨切除术。上颌骨切除后可用赝复体或血管化组织瓣修复。下颌骨缺损则应作骨移植或其他代用材料修复。修复时机可选择在同期，也可二期进行。

理想的下颌骨移植材料应当是：①材料易得；②促进血管重建和刺激受区细胞诱导成骨，加速骨成长；③有良好的生物物理性能，如能提供良好的支持和固定，组织相容性好而不引起宿主的排斥反应等；④能尽快完全地为宿主体所替代，质量要和宿主骨相似或优于宿主骨。根据这些条件，理想的移植材料仍然是自体骨。但自体骨要从身体其他部位取材（髂骨和腓骨），患者要多受手术痛苦并有供骨区因手术而产生的并发症。有时所取骨达不到修复缺损所需要的量，塑形和功能修复也有一定困难。鉴于此，很多学者研究寻求各种植骨材料代用品，常用的有医用聚合物如塑料、尼龙、聚四氟乙烯等，金属和生物陶瓷、同种异体骨或异种骨等。目前以生物陶瓷为较有前途的骨代用品移植材料。

自体骨移植分游离骨和血管化骨移植，后者是指带有供血血管的移植骨块。游离骨移植的成活过程是移植骨坏死、吸收，产生孔隙，受区血管长入孔隙。沿血管长入的间充质细胞分化成成骨细胞附着在坏死骨架上，新生骨沉积于其表面，一年左右整个移植骨为新生骨所取代。坏死骨细胞壁释放一种糖蛋白，刺激周围由受区骨来的间充质细胞分化成成骨细胞形成新骨。这种由坏死骨细胞壁释放的糖蛋白称骨形成蛋白。自体松质骨较皮质骨有较多的成活细胞，包括造血细胞、网状细胞（原始的成骨细胞）和未分化血管周围细胞（间充质样细胞）。为了确保这些细胞成活，取骨和植入之间的间隔时间越短越好，不宜超过2小时并要保持骨块湿润度。但手术创伤使造血细胞变性，对成骨不起作用。网状细胞的成骨作用很小，只有未分化的血管周围结缔组织细胞分化成成骨细胞，对骨生长具有长时间的持续作用。

血管化骨移植常选用腓骨瓣或髂骨瓣。腓骨瓣的供血动脉是腓动脉，髂骨瓣的供血动脉为旋髂深动脉。血管化骨移植不发生坏死吸收而保持原来的形态结构，移植骨内的骨细胞和成骨细胞成活，加速了与受区骨的愈合。但血管化骨移植技术条件要求高，必须进行血管吻合。

最佳的生物陶瓷类移植材料是羟磷灰石，多应用于下颌骨作矩形骨切除的病例，它可以恢复牙槽嵴高度以利于义齿修复。

对于下颌骨区段缺损的病例，若无植骨条件，可行重建钛板植入桥接修复，以维持下颌骨的正常连续性。但重建钛板植入为非永久性修复方法，常在远期出现排斥反应，因钛板折断、松脱、外露等导致修复失败。

二、牙源性腺样瘤

牙源性腺样瘤或称腺样成釉细胞瘤，以往将此瘤作为成釉细胞瘤的一个组织亚型，经多年观察发现其具有临床病理特点。牙源性腺样瘤有较厚而完整的包膜，镜下见不同大小的上皮团呈结节状，间质很少。实性上皮团中的瘤细胞呈梭形或多边形，排列呈玫瑰花样结构，其间杂以点滴状嗜伊红物质，或者由立方状或柱状上皮构成腺腔样结构，腔内含有不同量均质性的嗜伊红物质。细胞分裂象极其罕见。临床上牙源性腺样瘤主要见于 20 岁左右的年轻人，女性较男性多。最常发生的部位是前牙部，上颌多于下颌。临床表现为缓慢生长的无痛性肿胀，与颌骨囊肿表现相似。X 线片也和含牙囊肿表现一样，但腔内有时可见密度较高的钙化物。外科手术刮治是最佳的治疗方法，术后复发极罕见。

三、牙源性钙化上皮瘤

牙源性钙化上皮瘤是 Pindborg 于 1956 年首先描述，有的文献称为 Pindborg 瘤。组织病理特点是肿瘤无完整包膜，瘤细胞呈梭形或多边形，呈片状排列，界限很清楚，细胞间可见细胞间桥。细胞质微嗜伊红，胞核较大，可见显著核仁，但分裂象极其罕见。另外的特点是在淀粉样变性的细胞内或其周围有钙化物，钙化呈同心圆沉积排列。一般认为淀粉样物质是肿瘤上皮细胞变性产物。临床表现类似成釉细胞瘤，下颌多于上颌，并多发生在前磨牙区域。其 X 线表现特点是病变常呈多囊形密度减低区，虽有一定界限但常并不十分明确。其原因是牙源性钙化上皮瘤无包膜或包膜不完整。最重要的特点是在密度减低区有钙化点，呈散在不规则团块。牙源性钙化上皮瘤也可发生于骨外软组织。治疗方式决定于病变大小，小的病变可以刮治，而大的病变有时需作部分骨切除。手术不彻底可以复发，但迄今未见有转移发生的报道。

四、牙源性钙化囊性瘤

牙源性钙化囊性瘤是一种囊性的牙源性良性肿瘤，含类似成釉细胞瘤的上皮成分和影细胞，后者可以钙化。这型肿瘤以往称为"牙源性钙化囊肿"，最早有 Gorlin 等于 1962 年作为一种独立的颌骨囊肿进行描述，但大量的临床病理观察表明，所谓"牙源性钙化囊肿"除大多数以囊性改变为主外，部分病例表现为实性病变或伴发其他牙源性肿瘤，其中少部分病例还可表现恶性特征。因此，2005 年 WHO 新分类中，将这几种变异型分别进行命名，将原先的囊肿型牙源性钙化囊肿命名为"牙源性钙化囊性瘤"；原先的肿瘤型牙源性钙化囊肿命名为"牙本质生成性影细胞瘤"；原先的恶性牙源性钙化囊肿命名为"牙源性影细胞癌"。本节所描述的牙源性钙化囊性瘤实际是指以往的囊肿型牙源性钙化囊肿。病变呈囊性，典型的组织病理表现囊壁上皮衬里为复层鳞状上皮，厚薄不一，由立方状或柱状细胞组成明确的基底细胞层，极其类似釉上皮。柱状细胞中细胞核的极性远离基底膜，基底层以上的上皮常类似星网状层。其主要特点是有成巢或成片的影细胞。影细胞体积较大，细胞质显著嗜伊红，呈颗粒状，固缩的细胞核移位至细胞的边缘。这种细胞对钙质有亲和力，细胞内常有钙化。影细胞可以穿透基底膜，伸入到其下的结缔组织，并常引起异物性反应。影细胞形成的机制尚不清楚，有认为是上皮不完全或异常角化；也有认为是变性的鳞状上皮。患者高峰年龄为 10~19 岁，男女性别差异不大。好发于上颌前磨牙区，病变多较为局限，有时也可发生于颌骨外的软组织内。X 线片表现为界限清楚的放射透光区，单房或多房，有时可伴发牙瘤发生。牙源性钙化囊性瘤手术摘除后较少复发。

五、牙骨质瘤

根据 WHO 的分类，牙骨质瘤有 4 种病变含有牙骨质成分，即牙骨质化纤维瘤、良性成牙骨质细胞瘤或真性牙骨质瘤、根周牙骨质结构不良、巨大型牙骨质瘤或称家族性多发性牙骨质瘤。

关于牙骨质瘤组织发生的理论很多，但现今一般认为本病发生自牙周韧带。这是一层附着于牙根和牙槽骨的纤维组织，具有形成牙骨质、骨及纤维组织的能力。在病理情况下，这些细胞可以产生骨或反应性增生性病变。根周牙骨质结构不良和巨大性牙骨质瘤属反应性增生改变，临床很少见并具自限性特点，不拟详细讨论。

（一）牙骨质化纤维瘤

牙骨质化纤维瘤、牙骨质骨化纤维瘤和骨化纤维瘤均属同一病变。病变特点是在富于细胞的结缔组织中散布着圆形、椭圆形或不规则形的牙骨质。结缔组织细胞呈长梭形，类似牙周膜的纤维组织。牙骨质大小不同，是一种周界明确、边缘染色深的无细胞结构物质，可以互相融合构成大的团块。可见到成牙骨质细胞。骨化纤维瘤结构基本与此相同，只是替代牙骨质的是成层状的骨小梁。如果有骨小梁结构，又有牙骨质小体，则称为牙骨质骨化纤维瘤。临床上牙骨质化纤维瘤无明显症状，多是 X 线常规检查时发现，一般是硬性、无痛性肿块，上颌及下颌前牙部是最常见的发生部位。这 3 种病变在 X 线片的表现基本类似，即在周界清晰的密度减低区内有大小不一成团的钙化物。采取保守的刮治术效果良好，无复发。

（二）良性成牙骨质细胞瘤

不常见。前磨牙及磨牙区是常见的发生部位，主要表现为颌骨膨胀而有畸形。X 线表现为界限清楚、密度增高不匀的团块，周围绕以一圈密度减低透影区。可见牙根吸收或牙齿移位。镜检病变为富含血管的纤维间质，其内包含不同量的成骨、成牙骨质细胞及成片的骨小梁和牙骨质。肿物均有一层纤维包膜，因此在 X 线片上其周边为密度减低区。保守性的刮除术可以根治。

（赵　华）

第二节　口腔癌

口腔癌是发生于口腔黏膜、软组织的恶性肿瘤。口腔的范围是从唇红缘内侧黏膜向后至硬腭后缘和舌轮廓乳头以前的组织，包括舌的游动部、口底、牙龈及颊，而软腭及舌根部属于口咽。发生于唇红缘黏膜的唇癌不属于口腔癌范畴，应称为唇红部癌。但很多研究报道并未将其严格区分而是划入口腔癌之内。

口腔癌在我国的发生率尚无确切的统计资料。据京、津、沪、穗四所肿瘤医院诊治的病例统计，口腔癌占全部恶性肿瘤的 2.7%，占头颈恶性肿瘤的 8.8%。美国和英国，口腔癌占所有恶性肿瘤的 2% ~ 3%；而在印度和东南亚一些国家口腔癌占全部恶性肿瘤的比例高达 40%。

根据流行病学调查研究，有证据表明口腔癌发生和下面 3 个因素有关，即吸烟的方式、酗酒和咀嚼槟榔烟块。重度吸烟者（每天 20 支以上）口腔癌的发生率高出非吸烟者 5 ~ 6 倍。吸鼻烟在南美颇为盛行，这一地区的口咽癌和下龈癌也就较多见。倒吸烟者（将燃烧着的烟头置于口腔内）和腭癌发生率高有显著关系。在印度和东南亚一些国家，咀嚼槟榔烟块极为盛行。这种烟块的成分有槟榔子、熟石灰、棕儿茶、烟叶等。槟榔烟块在不同地区成分有所不同，但烟草是必须具备的，因此无疑是最重要的致癌因子。不论以何种方式吸烟，其口腔癌发生的危险频率显然和用烟量及时间长短有关。酗酒者发生口腔癌的危险性增加，但酗酒者常有重度吸烟史，因此难以分析乙醇的致癌作用。此外尚有其他一些因素如营养不良、缺乏维生素及蛋白质、口腔卫生极差、尖锐的残根残冠刺激、不良修复体以及人乳头状瘤病毒等，但这些因素的作用是很微小的，只是在和主要致癌因素如吸烟方式、酗酒及咀嚼槟榔烟块相互作用中发挥其影响。

从组织病理学诊断分类看，鳞状细胞癌占口腔癌的90%。因此，本节主要讨论其有关诊断及治疗。

一、病理

分化好的鳞状细胞癌诊断不困难，癌细胞呈多边形、短梭形或不规则形，细胞质嗜伊红，细胞核呈不同程度异形性及分裂象，组成不规则条索及团块状，颇似复层鳞状上皮的棘细胞层。

未分化或低分化鳞状细胞癌为散在较小的癌细胞，胞质很少，核染色质很丰富，癌细胞无一定排列方式。未分化癌和恶性淋巴瘤有时难以区分，此时应作免疫组织化学染色，如确认有角蛋白存在，则系上皮性肿瘤，如普通白细胞抗原染色强阳性，而角蛋白和S-100染色均阴性，则无疑是恶性淋巴瘤。S-100还有助于确认恶性黑色素瘤。

疣状癌是鳞状细胞癌的一个类型，病理特点是上皮显著增殖变厚呈不规则乳头状或疣状增生。除向外生长外，还向下伸入到结缔组织中。但这并非真正的浸润性生长，因上皮和结缔组织间基底膜完整，伸入结缔组织的上皮网脚基本上在同一水平。结缔组织的乳头层有大量慢性炎症细胞，主要是淋巴细胞浸润。上皮分化甚好，极少见分裂象和细胞异形性。较大的病变其外突生长的上皮间存在裂隙，其内充满不全角化或角化物。疣状癌应和疣状增生区别，主要不同点在于疣状癌可伸入到其下的结缔组织中，而两者在临床上是无法区分的。

原位癌上皮也增厚，表面可无角化，个别细胞可有角化或角化珠形成，但基底层常整齐，基底膜完整。上皮细胞有明显的异形性，核分裂象常见。原位癌在临床也是难以确认的，一般诊断为白斑或红白斑等。

二、生长、扩展和转移

（一）原发癌的局部生长和扩展

口腔黏膜鳞状细胞癌开始为表面病变，不断增殖生长累及邻近的组织结构。口腔不同部位发生的癌由于其局部解剖关系而各有其特点。肌侵犯是最常见的，可以从肉眼所见及扪诊所触及的范围，沿肌或肌筋膜面扩展相当大的距离，特别是舌和口底癌。癌组织在软组织内扩展的确切范围很难确定，常导致切除不足而短期内复发。

鳞状细胞癌对神经的侵犯现象是很普遍的。Carter等分析报道61例口腔癌，31例（51%）组织病理学证实有神经侵犯。癌细胞一旦进入神经周围间隙，就可顺延神经扩展一段相当长的距离。神经干直接受肿瘤侵犯不常见，但神经纤维变性很常见，甚至出现神经节段性坏死。癌细胞对神经的侵犯是临床出现感觉异常、麻木、疼痛以及运动神经受累导致功能障碍的原因。

癌组织可以侵袭脉管系统。小静脉腔内有时可以见到瘤细胞团，但并不预示必然发生转移。较常见到的是瘤组织压迫致远端淋巴管扩张，呈现为软组织肿胀，舌及唇颊部最为明显。肿瘤对动脉侵犯不常见，浸润性癌初期围绕动脉生长却并不侵犯动脉壁，但由于持续压迫致血流量下降，动脉壁结构逐渐受到癌组织的侵蚀破坏，如为较大动脉受累，可以发生致命性出血。

骨膜及骨皮质，特别是皮质骨对癌组织的侵袭有一定抵抗力。癌肿对骨的侵犯主要从牙槽骨开始，由此侵入骨髓腔内。以往曾认为口腔癌可循骨膜淋巴管扩展，经 Marchetta 等细致的临床病理学研究以及临床实践证明否认了这一观点。

（二）淋巴结和远处转移

口腔癌患者中颈部淋巴结有无转移以及转移病变的情况是影响其生存率的重要因素之一。颈淋巴结转移率和原发病变的部位有关，口腔癌中以口底癌转移率最高，其次为舌癌及牙龈癌，唇癌转移率最低。

颈部淋巴结按其所在部位分为以下 7 组：颏下及颌下组、颈上深组、颈中深组、颈下深组、颈后三角组、颈前中央组和上纵隔组，或依次称之为Ⅰ～Ⅶ区。仅有Ⅰ、Ⅱ区转移者预后较好。Ⅳ～Ⅴ区有转移者预后较差。锁骨上窝有淋巴结转移则不能排除有纵隔淋巴结转移。

虽然淋巴结转移的数目和预后的关系存在不同意见，但较多研究报道认为淋巴结转移数目增加，生存率随之下降。Kalnins 等报道 340 例口腔鳞状细胞癌，颈淋巴结无转移者 5 年生存率为 75%。只有一个淋巴结转移者为 49%；2 个淋巴结转移者为 30%；3 个或更多淋巴结转移则 5 年生存率下降为 13%。双侧淋巴结转移，预后更差。

受累的淋巴结可以是局灶性的癌细胞浸润，也可以是整个淋巴结被癌组织所取代。癌组织侵犯至包膜外者预后差。Johnson 等报道，颈部淋巴结阴性者 5 年生存率为 70%；阳性而无包膜外侵犯者为 62%；如有包膜外侵犯者则降至 37%。他还指出，转移淋巴结直径大于 3 cm 则包膜外侵犯的可能性增加。包膜外侵袭导致淋巴结固定者预后很差。

口腔黏膜鳞状细胞癌远处转移（主要是肺）的概率明显低于头颈部其他部位。据 Memo 等分析报道随诊在 2 年以上的 5 019 例头颈部癌的远处转移率，依次为鼻咽癌（28.1%）、下咽癌（23.6%）、口咽癌（75.3%）；而口腔癌的远处转移率仅为 7.5%。

三、临床表现和诊断

口腔癌最初表现为上皮增殖性硬结，往往不为医患所重视。继而表层糜烂呈溃疡，表面呈红色间以少许白色小斑点，浅在而无坏死。自觉症状略感不适，偶有刺激性痛。此期也易被忽略而按一般黏膜溃疡对待。但仔细触诊会感到溃疡表面粗糙，边缘稍硬韧有棱缘感。进一步发展则溃疡中心坏死，边缘隆起呈堤状或似花瓣状外翻，或坏死现象不显著而呈结节菜花状增殖。患者此时自觉症状明显，常伴功能障碍，但此时已非肿瘤早期了。因此，口腔中一些好发部位如接近下颌磨牙的舌侧缘、颊黏膜的咬合线、上下牙龈的磨牙区等出现进展性溃疡，经一般治疗 2 周后无愈合倾向应高度警惕癌的发生。

确诊的方法是做活体组织检查。辅助检查最简便的方法是用甲苯胺蓝溃疡染色。方法是先以清水漱口，继用冰醋酸清洁溃疡面及其周围组织，然后用 1% 甲苯胺蓝涂抹全部病变及周围黏膜约 1 分钟后，再以冰醋酸清洗涂抹部并漱口以除去余色。病变区不能除色，阳性呈深蓝色。此时宜取组织做病理检查，不能根据染色阳性作诊断。

颈部检查必不可少，特别是颈上深的二腹肌群淋巴结。如发现肿大淋巴结应注意其部位、大小、数目、活动度及硬度等。肥胖患者或触诊困难者可作 CT 或 MRI 检查，也可考虑 PET-CT 检查。

口腔癌存在着明显的诊断延迟。诊断延迟是指自患者首次发现口腔症状至临床确诊的时间超出了一定的规定限度，针对的是时间概念，与误诊不同，分为患源性延迟和医源性延迟。前者是指患者自第一次注意到与疾病相关的口腔症状到第一次在医院就诊之间的时间超过一定限度；后者为患者首次就诊到确诊为口腔鳞状细胞癌的时间超过一定限度。笔者曾经对 102 例原发口腔癌患者做过详细调查，结果发现：患源性延迟发生率 81.37%，延长时间为 7 周；医源性延迟发生率为 71.57%，延迟时间 7 周；总的延迟发生率是 98.04%。诊断延迟直接影响着口腔癌病程的长短和"三早"的实现。减少"延迟"的发生以及缩短延迟时间的长度，都对口腔癌的治疗和预后有着非常重要的意义。

四、分期

恶性肿瘤的 TNM 分期是 1943 年法国学者 Pierre Denoix 倡导发展起来的。目前常用的临床分期方法是国际抗癌协会（UICC）设计的 TNM 分类法。T 是指原发肿瘤，N 是指区域性淋巴结；M 是指有无远处转移。根据原发肿瘤的大小及波及范围可将 T 分为若干等级；根据淋巴结的大小、质地、是否粘连等也可将 N 分为若干等级；远处转移则是利用各种临床检查的结果，也可将 M 划分为若干等级，以上称为 TNM 分类。将不同的 TNM 分类再进行排列组合，即可以得出临床分期。这种分类便于准确和简明地记录癌瘤的临床情况，帮助制订治疗计划和确定预后，同时便于研究工作有一个统一标准，可在相同的基础上互相比较。

五、治疗

外科手术和放疗仍是当前治疗口腔癌的最有效手段。其他治疗，包括化疗和生物治疗在内，仍处于探索研究之中。

早期口腔癌（T_1），无论采用放疗还是外科手术，都能取得较满意的治疗效果。但对于一些晚期癌（T_3、T_4），根据原发癌所在的部位及其所涉及的解剖结构，治疗上存在不少棘手的问题。口腔癌总的治疗原则是以手术为主的综合治疗。

（一）外科手术治疗

决定作外科手术治疗的病例，必须对患者进行详细的局部和全身检查。局部检查除对病变性质必须明确外，对病变所累及的范围应充分估计。全身检查应注意有无其他系统疾患，特别是心血管系统疾病，注意肝、肾功能及有无糖尿病，并应排除转移灶存在的可能。

通过手术能够清楚了解病变对周围组织、器官累及的情况，为进一步治疗提供依据。但外科手术又给患者机体造成创伤以及组织缺损和功能障碍。手术中除严格遵循无瘤原则外，尚应注意：①应该是全部切除肿瘤，如有残留肿瘤组织则使手术失去价值，患者所处的境况可能会比手术前更坏；②不要盲目扩大手术范围而牺牲可保留的组织，尽可能维持近乎正常的生理功能；③手术前作过放疗或化疗而使肿瘤缩小，切除范围应根据在这些治疗前所显示的范围来定；④组织缺损整复的原则是在尽可能恢复功能和外形情况下，尽量用简单方法解决而不要复杂化。

颈淋巴结转移灶的手术策略分为治疗性和选择性，前者是指对已有转移癌的颈部施行的手术；后者是指颈部未扪及肿大淋巴结，但根据原发癌大小、部位、分化度等认为有较高淋巴结转移倾向而采取的手术。切除颈部淋巴结的术式称颈淋巴清扫术。口腔癌多采用以下 3 种颈淋巴清扫术式：①经典性颈淋巴清扫术（CND），是从锁骨到颅底全部切除一侧五区颈淋巴组织，包括切除胸锁乳突肌、颈内静脉、副神经；②改良性颈淋巴清扫术，清扫淋巴结区域同经典性颈淋巴清扫术，但保留胸锁乳突肌、颈内静脉、脊副神经，或以上三者之一，或三者之二，主要保留脊副神经，也可保留颈横神经；③肩胛舌骨肌上颈淋巴清扫术，切除一侧的Ⅰ、Ⅱ和Ⅲ区淋巴组织。口腔癌临床发现颈部转移，转移灶有粘连时应行传统颈淋巴清扫术；如转移灶无粘连且活动度较好则可行改良性颈淋巴清扫术。临床未及淋巴结转移，可行肩胛舌骨肌上颈淋巴清扫术。

（二）放疗

放射线照射组织可引起一系列的细胞电离，使病理组织受到破坏，特别是分化较差的细胞，更容易受到放射线的影响。正常组织细胞虽也可受到一定的损害，但仍可恢复其生长和繁殖能力；而肿瘤细胞则被放射线所破坏，不能复生。

1. 放射治疗量

要根除癌瘤并不需要以很高的剂量去直接杀死癌细胞，而只需以较之略低的剂量使癌细胞丧失再生能力即可最终杀死癌细胞。因此，放疗设计的基本策略是投照的剂量既能使癌细胞丧失再生能力，又不至于使正常组织遭受不可逆的损害。

2. 影响放疗剂量的因素

放疗敏感性是指在照射条件一致的情况下，机体器官、组织和细胞对辐射反应的强弱和快慢的差异。不同的组织和细胞或同一组织内的不同细胞的放射敏感性有明显差异，不同类型的细胞，甚至同一细胞的不同细胞周期有不同的敏感性。

临床上，对放射线敏感的肿瘤有恶性淋巴瘤、浆细胞肉瘤、未分化癌、淋巴上皮癌、尤文（Ewing）肉瘤等。对放射线中度敏感的肿瘤主要是鳞状细胞癌及基底细胞癌。对放射线不敏感的肿瘤有骨肉瘤、纤维肉瘤、肌肉瘤（胚胎性横纹肌肉瘤除外）、腺癌、脂肪肉瘤、恶性黑色素瘤等。在不同的细胞周期中，G_2 期和 M 期敏感性高，G_1 期和 S 早期对放射线敏感性稍差，而 S 后期和 G_1 早期有较强的放射抵抗性。一般而言，肿瘤越大需要的放疗量也越大。如肺内微小的骨源性肉瘤可为中等量的放射线根除，而同样部位的大体积淋巴瘤即使是使用大剂量也可能很难控制。

细胞所处的环境因素也影响其辐射效应。氧分子是强有力的放射敏感性修饰剂，氧的存在使损伤修复减少，在乏氧条件下，细胞对辐射的抵抗性增加。体积大的肿瘤乏氧灶较多，需要高剂量的放射线。

临床上可通过某些手段来提高放疗的敏感性，常用的方法有高压氧、化学增敏剂和加温增敏。

3. 近距放疗

近距放疗是指将放射源植于瘤内或离瘤体极近的部位，以使瘤体接受的剂量远远大于周围组织，从而达到治疗肿瘤的目的。后装技术的发展与应用极大改进了以往的近距放疗。后装技术是先将中空无放射性的针或塑料管植入，然后在空管内置入无放射性的虚拟放射源，并做 X 线检查定位以计算剂量分布，最后放入真正的放射源。近 10 年来，放射性核素粒子治疗也逐渐应用于口腔颌面肿瘤治疗，丰富了恶性肿瘤近距离放疗的内容。

4. 三维适形放疗和调强适形放疗

为达到剂量分布的三维适形，必须满足下述的必要条件：①在照射方向上，照射野的形状必须与病变（靶区）的形状一致；②要使靶区内及表面的剂量处处相等，必须要求每一个照射野内诸点的输出剂量率能按要求的方式进行调整。满足第一个条件的三维适形治疗（3DCRT）称为经典适形治疗；同时满足以上两个必要条件的三维适形治疗称为调强适形放射治疗。

20世纪末出现的调强适形放疗是放射技术、放射物理、医学影像学和计算机技术紧密结合的产物，它具有从三维方向上使高剂量曲线的分布与肿瘤靶体积形状一致，并明显减少周围敏感器官的照射剂量和体积的能力。其临床应用使安全地提高肿瘤照射剂量成为可能，从而达到提高肿瘤局部控制率、改善患者生存质量的目的。

5. X（γ）射线立体定向治疗

利用外照射技术，辅以精确的定位和集束手段，进行多角度、单次大剂量照射颅内不能手术的良性疾病，诸如脑动静脉畸形（AVM）等。由于一次大剂量照射，照射野边缘放射剂量下降很陡，就像用刀切一样，达到与手术相同的效果，故称为γ刀。X（γ）射线立体定向放疗也可用于治疗小体积的恶性肿瘤（如脑转移瘤、早期肝癌）。

近20年来，计算机和诊断影像学技术的发展，三维适形和调强放疗技术以及立体定向放疗技术应用于临床，大大提高了整体放疗水平。但其临床应用尚处于起步阶段，需要更多的临床实践以优化治疗方案。

6. 放疗前的局部准备

头颈部放疗前，应拔除口内病灶牙及肿瘤邻近的牙，拆除金属套冠及牙桥。这样，既可减少感染及颌骨坏死的可能性，又可使肿瘤受到放射线的直接照射。

7. 口腔颌面部上皮性癌的放疗原则

（1）原发灶肿瘤：多数 T_1、T_2 上呼吸消化道上皮性癌可单独用放疗治愈，对能同时进行近距放疗的肿瘤疗效更好。T_3、T_4 肿瘤如能手术切除，一般先手术后放疗。切缘阴性也应进行术后放疗。制定放疗范围应按术前的情况而定。对无法手术切除的晚期肿瘤，也应争取放疗。可以先给患者 40 Gy 左右剂量，如反应良好，可考虑联用近距放疗，以延长缓解期。对晚期复发性肿瘤可采用与此相同的治疗方法。

（2）颈淋巴结：如果原发肿瘤易发生淋巴转移，颈部淋巴结即使检查阴性也应行选择性放疗。临床检查未发现转移淋巴结的颈部放疗量 50 Gy（5 周内）可以起预防作用。颈淋巴结 N_1 可单独用放疗，全颈放疗 50 Gy（5 周内），然后对肿大淋巴结在 1~2 周内用电子束或近距放疗加 10~20 Gy。N_2、N_3 如果手术可切除，最好先行颈淋巴清扫术，然后加放疗。晚期不能切除的淋巴结转移灶可给予姑息性放疗。

8. 术前放疗和术后放疗

早期鳞癌可以通过单纯手术或单纯放疗达到根治目的。晚期癌的手术边缘常有肿瘤残留或局部区域多有亚临床转移灶，需进行辅助性放疗。术前放疗的目的在于减少肿瘤细胞的数量，同时希望根治肿瘤周围的亚临床灶，使肿瘤易于切除并减少手术中淋巴转移的危险。与术前放疗相比，术后放疗不影响手术创口的愈合，而且也不干扰肿瘤病理诊断的可靠性，因为术前放疗可能会改变肿瘤的病理特点；另外，对一些有肿瘤预后意义的因素如淋巴结的包膜是否受侵、淋巴管内的瘤栓等也不至于遗失。但手术后的瘢痕中血管很少，影响局部血运，使乏氧细胞的比例升高，影响放疗的敏感性。

9. 放射损伤

（1）皮肤反应：在照射过程中达到较高剂量时，皮肤会变红、变黑，然后脱屑，甚至发生脱毛、皮炎、溃疡等反应。在治疗过程中，皮肤应保持干燥，避免一切局部摩擦、日晒、热疗、敷贴橡皮膏及刺激性药物，灼痒忌搔抓，难忍时可用冷敷或乙醇涂拭，并用镇静剂。轻中度反应无须治疗；发生皮炎时应保持干燥且严防感染；发生溃疡时可涂布 5% 硼酸或可的松四环素软膏。

（2）口腔黏膜反应：因不同放射剂量，可出现充血、水肿、溃疡、白色假膜、出血等。黏膜炎可用 1.5% 过氧化氢含漱以保持口腔卫生，局部涂以 2% 甲紫，并用抗生素控制感染。如发生剧痛可加用表面麻醉剂含漱。

（3）唾液腺损伤：唾液腺被放射线破坏，可发生口干。口干可采用针灸及中西药物催唾。

（4）全身反应：全身反应可有食欲减退、恶心、呕吐、头昏、乏力、白细胞及血小板减少等。恶心、呕吐者可针刺足三里、曲池、内关及中脘；给予大剂量维生素 B_4（腺嘌呤）、B_6 和止吐剂；重症者应暂停放疗。当白细胞低于 $4.0 \times 10^9/L$，血小板低于 $100 \times 10^9/L$ 时，应考虑减少放射剂量；此外，耳针、维生素 B_6、维生素 B_4、利血生、鲨肝醇、肌苷酸等有防治作用；白细胞低于 $3.0 \times 10^9/L$ 时，应暂停治疗，并用抗生素，加强营养，辅以输鲜血。

（三）化疗

头颈癌的主要治疗手段仍是手术与放疗，但化疗能起到辅助作用。

20 世纪 40 年代，化疗开始进入肿瘤治疗领域；五六十年代开始用于头颈部恶性肿瘤，但多用于晚期癌症病例作为姑息性治疗措施；到 70 年代，化疗开始作为辅助性治疗手段应用于头颈部恶性肿瘤的手术或放疗之后，使局部治疗的疗效得以改善；80 年代，头颈癌化疗进展较快，已作为综合治疗的手段之一。

当前，头颈癌化疗的趋势是把手术或放疗前后的辅助化疗作为综合治疗重要手段之一。化疗给药的种类已由单一用药向联合用药方向转变；给药方式从原始的姑息性化疗向手术或放疗前诱导性化疗、放疗前增敏、手术或放疗后辅助化疗等方面转变；给药途径可采用静脉注射、口服、肌注、颞动脉或颈外动脉其他分支推注或持续灌注、半身阻断血液循环静脉灌注、肿瘤内给药、外敷及新近发展起来的以微球作为载体，将化疗药物溶入微球，栓塞肿瘤供血动脉的定向治疗等。

必须明确的是，目前的化疗药物对大多数头颈部恶性肿瘤呈中度敏感，其疗效尚不能令人满意。除晚期癌或经局部治疗后复发和转移者外，把局部治疗和化疗相结合是应用化疗的基本原则。

1. 口腔癌常用的有效化疗药物

（1）单药化疗：原则上应用选择性比较强的药物，如鳞状细胞癌应用平阳霉素，腺癌应用氟尿嘧啶治疗。较常用的药物有：甲氨蝶呤、氟尿嘧啶、博来霉素、平阳霉素、丝裂霉素-C、羟基脲、顺铂、卡铂、长春碱、长春新碱、紫杉醇等。

（2）联合化疗：对无明确敏感化学药物的患者也可选用不同细胞周期以及不同毒性的药物进行组合。在同类药物联合应用时，也应选用在同一生物合成途径中阻断不同环节的各种药物，以便产生协同作用，提高疗效。联合用药的目的是增强疗效，但同时又要尽量减少各药毒性的叠加。在头颈癌常用的化疗药组合如下。①顺铂与5-FU：顺铂不引起黏膜炎，和5-FU合用不会明显改变两个药物的最大耐量，骨髓毒性会有所增加，但可用G-CSF对抗。复发或转移患者30%以上对这种联合用药有反应，60%～80%未经治疗的头颈癌患者对此有反应。和单独用甲氨蝶呤比较，反应率大3倍，但患者的中位生存期并未延长。②顺铂、5-FU和甲酰四氢叶酸：甲酰四氢叶酸能改善5-FU治疗效果，两者有协同作用，同时可改善顺铂的药代动力学。这种联合用药毒性很大，有2%～10%患者可能死于并发症。但该联合用药效果较好，80%～90%患者有反应，可以减少远处转移。③顺铂、5-FU和紫杉醇：紫杉醇的单药反应率很高，和顺铂有协同作用。毒性有叠加，尤其是中性白细胞的减少。三者的联合治疗反应率为75%～100%，完全反应率为65%。④顺铂与博来霉素：博来霉素无骨髓毒性，可以全剂量和顺铂合用。⑤顺铂、5-FU和西妥昔单抗：西妥昔单抗是IgG1的单克隆靶向抗体，针对表皮细胞生长因子受体（EGFR）并具有高度亲和性。其使用的依从性很好，不管是在联合化疗中还是在其后的单药维持中强度基本都在80%以上。

2. 口腔癌化疗原则

（1）手术前或放疗前的诱导化疗：晚期口腔颌面部恶性肿瘤，先用化学药物治疗，使肿瘤缩小后再手术，以期增加治愈的机会，称为诱导化疗。20世纪80年代初期，术前诱导化疗开始用于治疗头颈鳞癌。手术或放疗后的患者一般都比较虚弱，肿瘤的血运也因先前的治疗遭到破坏，使药物不易进入肿瘤，而先进行化疗能起到更大的作用，有利于以后的手术或放疗。

（2）联合放疗：即同时应用放疗和化疗，可以利用有些化疗药的增敏作用，提高放疗效果，同时全身性的化疗还可能杀灭微小转移灶内的肿瘤细胞。有些化疗药物可能对那些对放疗不敏感的细胞有效。过去20年来，大量的临床随机试验表明，同步化放疗优于传统的放疗及序贯化放疗，能提高局部控制率，延长无病生存期和改善生存。当然，同期化放疗也有较高的并发症发生率，为了提高疗效、减少并发症，同期化放疗的药物筛选、剂量、方案等仍需进一步探索。

（3）晚期癌、局部复发及转移癌的姑息性化疗：对于局部治疗后失败、复发及合并有其他部位转移的原发灶不明头颈鳞癌，全身化疗是主要的治疗手段，但化疗对这些患者的姑息作用是有限的，其目的是控制肿瘤复发或远处转移灶的进展，延长生存期，改善生存质量。单药应用是年龄大、一般情况差的患者的选择；而在年轻、一般情况好的患者应选择多药联合化疗。

3. 化疗的不良反应

由于现有抗癌药物对肿瘤细胞的选择性尚不强，在治疗肿瘤的同时对正常增生旺盛的组织，如骨髓、肠胃和口腔黏膜细胞也有毒性。

主要的不良反应有骨髓抑制。对造血系统有抑制作用的药物有氮芥、丝裂霉素、甲氨蝶呤、氟尿嘧啶、长春碱、秋水仙碱等。对造血系统无抑制作用或作用较轻的抗癌药有激素、阿糖胞苷、平阳霉素、放线菌素、长春新碱等。当白细胞降到3.0×10^9/L，血小板降到8.0×10^9/L时，应予停药。防止白细胞下降或提高白细胞可用利血生、维生素B_4、维生素B_6、鲨肝醇、泼尼松、粒细胞集落刺激因子等药物。提高血小板的药物有酚磺乙胺等。白细胞严重减少时，应给予抗生素或丙种球蛋白以预防感染。必要时应输入新鲜血，或行成分输血，有条件者，患者应在消毒隔离室内生活与治疗。

其他的不良反应有消化道反应，表现为食欲减退、恶心、呕吐、腹泻或腹痛，严重时可出现血性腹泻、口腔炎或肝损伤，如甲氨蝶呤、氟尿嘧啶等均可引起。巯嘌呤、喜树碱、环磷酰胺有时可引起血尿。长春碱和长春新碱都有神经毒性，可引起麻木、疼痛，甚至麻痹性肠梗阻。轻度的消化道反应可于停药后逐渐恢复，重度的消化道反应须及时治疗，严重者需进行营养支持，并注意维持水电解质的平衡。对发生口腔炎患者，可用抗生素、激素、麻油混合液或甲紫局部涂布，并注意口腔卫生。发生血尿或神经毒性作用时，一般应停药，并给予对症治疗。

（四）其他治疗方法

1. 激光

激光辐射对软组织的作用完全是一种热效应。热损伤的程度取决于靶组织对电磁能的选择性吸收。其结果是使组织发生光致凝结和小血管发生栓塞止血。如果吸收的能量高，则组织破坏发生炭化甚至汽化。

激光光源主要有 CO_2 激光、Nd：YAG 激光、氩离子激光等。CO_2 激光的优点是能被所有的生活组织所吸收，因此是一种理想的毁坏组织或有计划地切除组织的光源。术后瘢痕轻微，疼痛反应轻。缺点是必须在明视下进行并保持术野干燥，组织周围有大于 0.5 mm 直径的血管则不能被 CO_2 激光束所凝结。主要用于喉科及支气管的癌肿所致的梗阻性病变。Nd：YAG 激光和 CO_2 激光相比，组织吸收其能量有限，传送入深部组织的距离只有 1 ~ 1.5 cm；热损伤的效应（坏死）需数天才显现出来。主要用于气管和食管因癌组织梗阻后的姑息性治疗，在头颈部癌中的治疗价值有限。氩离子激光的组织能量吸收量更低，更难产生组织的毁坏作用。

激光医疗是一门较新的学科，有很多问题值得研究。光辐射治疗对一些小而局限、表浅性的病变还是有一定治疗价值的。配合应用血卟啉衍生物静脉注射后再用激光照射的光动力治疗，对唇癌及其他部位的浅表癌可取得良好效果。

2. 冷冻

大部分生活组织当温度降到-2.2℃即发生冻结，细胞死亡必须降温到-20℃以下。现今用的液氮，其沸点为-196℃，经过传输到达组织的温度可以低达-50℃左右。这和使用探头的表面面积、冷冻的速度、周围血管情况等有关。要使瘤组织获得破坏必须是迅速而充分的冷冻，随之一个缓慢的融化过程。这种冻、融的循环过程至少需重复 2 ~ 3 次。

冷冻外科在 20 世纪 70 年代前后曾时兴了一段时间，用于恶性肿瘤的治疗。经验表明冷冻外科仅适用于局限性、小而表浅的病变，其姑息性的治疗价值也是有限的。其缺点是冷冻后组织坏死可产生浓烈的臭味，由于坏死组织从生活组织分离时出血倾向增加，甚至较大的血管暴露在坏死或溃疡区域内，时时担心发生大出血。冷冻外科可以缓解疼痛，但不能延长患者生命。很多研究报道指出对原发于口腔的癌瘤不能用冷冻外科作为常规治疗。其用于癌前病变的治疗时，还有增加癌变机会的可能。

3. 加热治疗

癌细胞对热的抵抗力微弱，当温度升至 42.5℃以上时可对细胞产生显著的杀伤作用。

加热方法可分为全身或局部加热法两种。全身加热如超过42℃，对肝、脑、消化道脏器影响很大。该法主要适用于有全身转移的病例，或与化疗和放疗并用。临床常用局部加热法，其方法如下。

（1）微波加热法：其加热深度为皮肤表面以下2~4 cm处。

（2）超声加热法：可进行深部加热，但超声波在软组织与空气以及软组织与骨的界面上均能发生反射作用，应用也有一定限制。

（3）射频加热法：可对表皮以下5 cm深部组织加热。

尽管热疗有上千年的历史，如我国的"烙术"实际上就属此疗法，但只是近些年来才引起人们的重视和应用。除技术及设备问题外，组织的热耐受是突出的生物效应问题之一。重复加热不如首次加热效果好。目前这一疗法处于试验研究阶段。

（赵　华）

第三节　唇癌

唇有两面，外面是皮肤，内面是黏膜，两者的连接部分是唇缘，称珠缘或红唇。这3个部分的上皮都可以发生肿瘤：皮肤部分发生的肿瘤类型和面部皮肤相似；黏膜结构和邻近的颊黏膜相似，发生的肿瘤也相似。唇部的肌肉和覆盖黏膜，包括小唾液腺的黏膜下组织间有一清晰分开的界面。但红唇和皮肤，其下的肌肉纤维直接附着于其下的真皮层。按照WHO的分类，唇黏膜癌属颊癌范畴，唇癌是指发生于红唇部分和口角部的癌。

一、临床表现

绝大多数唇癌是鳞状细胞癌，常见的发生部位是下唇红唇外侧1/3处。偶见基底细胞癌，上唇常见，常从唇的皮肤发生侵入肌层或黏膜。

唇部鳞状细胞癌主要有3种形态：外突型、溃疡型及疣状癌，第3种唇部少见。外突型病变表浅，开始表现为上皮变厚区域向四周扩展，深部伸展形成一个盘样基底，其厚度在上皮下仅数毫米。初看起来似在唇红黏膜上堆积起来的。病变表面有许多小的凹陷和裂隙，常伴发感染，于是发生坏死，形成溃疡。病变继续发展，逐渐向深部浸润，较大范围病变则往往失去原有乳头状特点。溃疡型病变一开始类似外突型，但溃疡发生较早，也可能一开始就是溃疡，并迅速向其下及周围组织扩展，继发感染很常见。晚期病变不仅全层受累，尚可侵犯下颌骨。

口角或称上下唇联合部是一特殊部位，有些学者将此部位发生的癌划归颊黏膜癌。此处发生的鳞状细胞癌可以有两种表现：一种是和唇红部发生者完全一样；另一种是在颗粒性红白斑的基础上发生的。此部位病变局部扩张常累及颊黏膜。

唇癌约85%为分化较好的鳞状细胞癌。分化较差者颈淋巴结转移率较高，转移部位以下颌下或颏下淋巴结常见。转移发生率除与肿瘤分化程度有关外，另一重要因素是病变大小。病变愈大，颈淋巴结转移率愈高。一般来说，唇癌的颈淋巴结转移率低，大多发生于治疗后的随诊阶段。初诊时即证实有淋巴结转移者不到10%，上唇癌转移率高于下唇。

二、治疗

早期病变无论采用放疗或手术均可获得治愈的良好效果。病变在 1.5 cm 直径而未累及口角者，手术切除简单，直接缝合也不至影响外观和功能。病变直径超过 2 cm，切除后需作局部皮瓣修复——采用局部皮瓣推进、扇形瓣或 Abbe 瓣。放疗适用于 T_1 及 T_2 病变、病变累及口角或发生于上唇者，因为放疗可以避免复杂的修复手术。晚期病变累及颌骨、神经以及淋巴结，常需采取综合治疗。

外科手术切除时宜采取矩形切除术，以保证肿瘤周边有足够的正常组织。V 形切除术除非对特别小的病变（0.5 cm），否则不能确保肿瘤切除彻底。如果病变弥散而没有或轻度累及肌肉的表浅病损，切除后可以用唇内侧黏膜修复红唇缺损。

唇癌可以成功地应用外照射、组织间植入或两者联合的放疗。根治性的剂量需达到 60 ～ 70 Gy，6 ～ 7 周完成。

早期病例颈部淋巴结不作选择性治疗。对于晚期特别是复发病例，应作选择性颈部放疗或颈淋巴清扫术。临床诊断颈淋巴结有转移者应做治疗性颈淋巴清扫术。

三、预后

唇癌治疗后的效果决定于开始检查时病变的范围，T_1 及 T_2 期病变而没有颈淋巴结转移者，无论采用手术还是放疗，5 年治愈率可达 90% 以上。

（李春茹）

第四节　舌癌

舌是肌性器官，以轮廓乳头为界分为两部分：舌前 2/3 游动部和后 1/3 的舌根部。舌根属口咽范畴。舌游动部或称口腔舌分为 4 个区域，即舌尖、舌背、侧缘和腹面。舌腹面和口底黏膜相连接。

一、临床表现与诊断

舌癌最常见的部位是在口腔舌侧缘中 1/3 部以及此区的舌腹面。

早期无任何症状，偶有轻微刺激性痛，此种现象常被患者误认为咬伤而不被重视。溃疡发展并向深部肌肉浸润，疼痛逐渐加重。如肿瘤稍偏后，通过舌神经可向外耳道有放射痛。舌肌广泛受侵则舌处于固缩状态，言语及吞咽功能受到严重障碍，唾液外溢。严重口臭为肿瘤坏死所致。病变范围大者除超越中线累及对侧舌外，并向口底扩展，破坏下颌骨。向后累及舌根和扁桃体也常见。

舌癌的颈淋巴结转移率较高，初诊病例约 30% 即发现有转移。舌癌颈淋巴结转移的第一站是颈上深二腹肌群淋巴结或下颌下淋巴结。肩胛舌骨肌上腹舌骨附着部的淋巴结转移并非少见，但颏下及脊副神经链的转移则少见。由于舌淋巴网丰富并相互吻合，也可以发生对侧颈淋巴结转移。这种情况常发生于肿瘤接近中线，或由于肿瘤、外科手术后造成患侧淋巴管阻塞时。舌癌的隐匿性转移的发生率也很高，约占 30%。

根据舌癌的临床表现，诊断不困难。确诊需作活体组织检查。舌侧缘创伤性溃疡是由于下颌磨牙残根、冠的尖锐突起刺激所致。其特点是溃疡和刺激物相吻合且非进行性扩大，去除刺激物后溃疡缩小并逐渐愈合。

二、治疗

（一）早期病变（T_1）

位于舌侧缘的病变无论采取外科手术切除或放疗都能获得良好的局部治疗效果，但是外科切除显然更简单而方便。离开病变 1 cm 在正常组织内切除，术后不致语言及其他功能障碍。早期病变的颈淋巴结转移率很低，一般报道不到 10%，因此除定期随诊观察外，无须特殊处理。

（二）中等大小的病变（$T_{2\sim3}$）

应仔细触诊肿瘤边缘及与中线间的距离，浸润突出部位和中线距离在 1 cm 者，可从中线作患侧半舌切除，直接缝合或作皮瓣修复皆可，术后语言及其他功能会受到一定的影响，但不至影响患者的一般生活。此期病变的颈淋巴结转移率较高，为 20%～30%，因此，颈淋巴结的处理是治疗时必须慎重考虑的问题。初诊时触及颈上深肿大淋巴结并被怀疑为转移时，应行治疗性传统颈淋巴清扫术。未能触及肿大淋巴结（NO），治疗性计划不外两种方式：一是进行选择性颈淋巴清扫术；二是进行放疗。颈淋巴结转移的亚临床病变完全可以用放射线控制，但照射剂量宜控制在 45 Gy 左右。这一剂量消灭亚临床病灶是足够的，如果无效而其后发生隐匿性转移，也不至于影响手术的执行。一般不宜采用观望等候。

（三）晚期病变（T_4）

晚期病变涉及的问题较多，有些在处置上相当棘手。基本原则是采取综合治疗。可手术切除的病例术后组织缺损较多，常需皮瓣修复。必须强调切除的完整和彻底，否则全部治疗将变得毫无价值。放疗可以在手术前或手术后进行。不少病例仅能作姑息性放疗。

三、预后

舌癌的预后取决于原发癌的大小和颈部有无淋巴结转移。Ⅰ、Ⅱ期患者 5 年生存率在 70% 以上，Ⅲ、Ⅳ期患者在 30% 左右。颈部淋巴结无转移者 5 年生存率在 60% 以上，有转移者下降至 30% 左右。

（米 娜）

第五节 牙龈癌

牙龈是包绕牙齿覆盖上、下牙槽骨的黏膜组织，呈浅粉红色，和呈红色的牙槽黏膜有明显分界线，而在上腭腭侧和腭黏膜则无明确界限。

上、下颌牙龈均终止于最后磨牙处，均和覆盖下颌支前面的黏膜相连续。此区组织称为磨牙后三角区，为颊黏膜区的组成部分之一。

一、临床表现与诊断

牙龈癌好发于磨牙区，下颌牙龈癌较上颌为多，二者比例约为 2：1。早期症状可为牙痛。肿瘤破坏牙槽突，牙齿松动，影响咀嚼功能。因此，牙痛和牙齿松动常常是患者就诊的主诉。病变继续发展，发生多个牙齿松动。下颌牙龈癌破坏颌骨，下牙槽神经受累而出现下唇麻木。向舌侧扩展累及口底，向颊侧扩展累及龈颊沟及颊部皮肤，甚至穿破皮肤而形成窦道，为牙龈癌的晚期征象。肿瘤向颊部或向后部扩展累及颊肌及咀嚼肌群，常伴有严重开口困难。

X 线片检查病变破坏的骨质范围是很重要的，上颌宜投照通过肿瘤中心的正位体层和通过上颌磨牙列的侧位体层片；下颌宜照患侧下颌侧位片或下颌曲面体层片。X 线片上的主要表现为溶骨性破坏，无死骨或新生物，有时可见破坏骨周围有硬化型表现。晚期病例可见病理性骨折。

早期牙龈癌需注意与牙周炎鉴别。两者都发生牙齿松动和牙痛，但两者发生的原因有本质上的不同。牙龈癌是由牙龈黏膜增殖变厚并有形成溃疡的倾向，而牙周炎主要是牙周袋溢脓及牙槽骨吸收，牙龈肿胀，黏膜光滑而无增殖性表现。但临床上看到不少病例将牙龈癌误诊为牙周炎而误拔牙齿，以至拔牙创不愈，癌瘤不断增长。

牙龈癌颈淋巴结转移最常发现的部位是下颌下及颈上深二腹肌群淋巴结，下颌牙龈癌约20%的患者初诊时即发现有转移，大多为晚期病例。上颌牙龈癌扩展超越龈颊沟，颈淋巴结转移率增加。

二、治疗

（一）原发癌的治疗

1. 早期病变（T_1）

下颌牙龈癌如病变仅限于牙槽突浅部，可作保存下颌下缘（约 1 cm 宽）的矩形或牙槽突切除。上颌者可作根尖水平以下的低位上颌骨及患侧腭骨切除，保存鼻腔底黏膜。病变接近或超过根尖水平，常提示肿瘤已侵犯骨髓腔，矩形切除则不足而应作节段性下颌骨切除。

2. 中等大小病变（$T_{2\sim3}$）

常常需要作半侧下颌骨切除。下颌前部病变根据病变及 X 线显示的骨质破坏范围来决定，手术同时常需作气管切开，术后面容畸形显著，功能障碍大。因此，此种手术常需考虑修复问题。

3. 晚期病变（T_4）

能否手术切除取决于肿瘤向颊侧、舌侧软组织以及向后对颞下窝扩展的情况。颊、舌侧扩展而能手术切除的病例，组织缺损可用皮瓣修复。颞下窝受累合并发生不能开口者则非手术适应证。

晚期病变常需综合治疗，以术后放疗效果较佳。

上颌牙龈癌根据病变扩展范围作次全（保留眶板）或全部上颌骨切除。若上颌牙龈癌累及上颌结节，宜作包括翼突在内的全部上颌骨切除。手术前或手术后配合放疗皆可。

（二）颈淋巴结的处理

临床检查有肿大淋巴结，特别是二腹肌群淋巴结肿大者，应作经典性颈淋巴清扫术。此时常和原发癌切除同时进行，称颌颈联合根治术。未触及肿大淋巴结（N0）、原发病变属 T_2 或 T_3 者，可作肩胛舌骨肌上颈淋巴清扫术。

三、预后

牙龈癌的预后与原发癌的大小、颌骨破坏情况、治疗前是否错误拔牙以及手术是否彻底有关。早期病变治愈率可达 80% 以上，总的 5 年治愈率在 65% 左右。

（闫嘉群）

第六节　口咽癌

临床口咽的解剖区域划分是：上界为硬腭水平，下界为舌骨水平，前界为舌根，后界为咽前壁，两侧为侧咽壁。会厌豁是约 1 cm 宽的光滑黏膜带，是舌根向会厌黏膜的移行部分。舌根表面黏膜凹凸不平，是因为黏膜下散在分布有淋巴滤泡组织，实际舌根黏膜和口腔舌一样是光滑的。舌根的肌组织和口腔舌相连续。

扁桃体区域呈三角形，前界为扁桃体前柱（腭舌肌），后界为扁桃体后柱（腭咽肌），下界是舌扁桃体沟和咽会厌皱襞。腭扁桃体位于此三角中。扁桃体外侧是咽缩肌，紧邻咽旁间隙。舌扁桃体沟划分开舌根和扁桃体区域。

软腭是一活动的肌性器官，两侧和扁桃体柱相接。软腭的口腔面是复层鳞状上皮，鼻腔面是呼吸道上皮。

口咽部的恶性肿瘤仍以鳞状细胞癌最常见。扁桃体区域及舌根常发生淋巴上皮癌，也常见恶性淋巴瘤，除此之外尚有小唾液腺恶性肿瘤发生。

一、临床表现

癌肿部位不同，症状不一。此处只讨论和口腔有密切关系而在诊断上易于混淆者。

（一）舌根部癌

舌根部鳞状细胞癌最早的症状常常是轻微的咽喉痛。此时不仅易被患者忽略，就是医师用常规的压舌板及触诊检查也难以发现，除非采用间接喉镜观察。稍大病变的患者会感到吞咽痛，或感到耳内深部位疼痛。肿瘤进一步浸润发展，舌运动受限甚至固定，呼出气体有难闻的臭味。

促使患者就医常常是因为发现颈部淋巴结主要是颈上深二腹肌群淋巴结肿大。患者有时会主诉是在一夜之间肿起来而导致医师误诊为炎症。患者的这种感受可能是正确的。因为转移性淋巴结在增长过程中毫无症状，由于肿块中心坏死或内部出血而迅速增大并有压痛。因此，对于有这些征象的中老年患者，口咽和鼻咽的详细检查非常必要。

舌根癌较早期即向深面肌肉浸润而无任何症状。发生于舌根侧面的癌可以浸润至舌扁桃体沟，由于此区无肌组织阻挡，肿瘤较易在颈部呈现肿块（下颌舌骨肌对于口腔舌部癌的扩展有一定阻挡作用，而舌扁桃体沟外侧无其他较大的肌组织起阻挡作用），临床可以从下颌角下方触及而易与肿大的淋巴结相混淆。肿瘤进一步扩展可累及会厌、喉及口腔舌，咽旁间隙受累则是晚期征象。

（二）扁桃体区域癌

发生于扁桃体前柱者均为鳞状细胞癌。有人将此部位发生的癌归之于磨牙后三角区，但其临床表现、扩展、治疗和预后是不同的。早期病变呈红色、白色或红白相间表现，常表浅而深部浸润极少。此期患者常无症状，如有也仅有轻微咽喉痛或吞咽不适。病变进一步发展则中心产生溃疡，向深部浸润腭舌肌，此期可能出现耳内反射性疼痛。病变向内上扩展入软腭及硬腭后部、上牙龈；向前外侧扩展至磨牙后三角区、颊黏膜和下牙龈；向前下扩展入舌。扩展累及的范围不同则可发生不同的症状和功能障碍。向后方扩展累及颞肌及翼肌群，可发生不同程度的开口困难。严重开口困难属晚期征象，表明病变已累及鼻咽和颅底。扁桃体后柱癌不常见，即使发生，也难于确定为原发于此部位。

扁桃体凹的肿瘤可以发自黏膜或扁桃体本身，临床症状类似发生于扁桃体前柱者。病变较早累及口咽侧壁并侵入舌腭沟和舌根。癌瘤进一步发展可以穿透咽壁及咽旁间隙，向上扩展达颅底，但很少有脑神经受累症状。扁桃体恶性淋巴瘤一般呈现为大的黏膜下肿块，但当其发生溃疡时，表现也颇似癌。

（三）软腭癌

几乎所有的鳞状细胞癌均发生自软腭的口腔面。早期软腭癌的临床表现和扁桃体前柱发生者相似。较大的病变由于软腭或悬雍垂的破坏除吞咽困难外，可能出现食物反流现象。患者就诊时病变大都尚局限于软腭部，张口困难、腭骨穿孔等常属晚期征象。

口咽癌无论发生于哪个部位，首站转移的淋巴结是颈上深二腹肌群淋巴结，然后沿颈静脉淋巴结链扩展。口咽癌的颈淋巴结转移率较高，甚至是患者就诊的首发症状。约50%的病例在初诊时即发现有颈淋巴结转移。病变愈大转移率愈高，T_3 和 T_4 病变者可达65%以上。

二、治疗

口咽部癌总的治疗原则是手术治疗与放疗相结合，在原发灶控制的情况下，颈淋巴结转移灶作经典性颈淋巴清扫术。

原发癌的外科手术仅限于病变在 2 cm 左右（软腭部直径不超过 0.5 cm）。舌根部肿瘤可从舌骨上进入或行侧咽切开术。较大的病变或放疗失败的挽救性手术，无论在舌根或扁桃体区域，常需离断下颌骨，甚至切除下颌支。气管切开及皮瓣修复设计是必需的。晚期病变仅作姑息性治疗。

三、预后

口咽癌的预后较差。舌根部癌无论放疗或手术治疗，5 年治愈率均在30%左右。

（程　雪）

参考文献

［1］李巧影，陈晶，刘攀. 口腔科疾病临床诊疗技术［M］. 北京：中国医药科技出版社，2017.

［2］王立霞. 牙周炎采用综合临床治疗的疗效观察［M］. 临床合理用药杂志，2015，8（6）：116.

［3］中华口腔医学会. 临床技术操作规范：口腔医学分册［M］. 北京：人民卫生出版社，2017.

［4］朱智敏. 口腔修复临床实用新技术［M］. 北京：人民卫生出版社，2014.

［5］冯希平. 中国龋病防治指南［M］. 北京：人民卫生出版社，2016.

［6］赵佛容. 口腔护理学［M］. 3版. 上海：复旦大学出版社，2017.

［7］白丁，赵志河. 口腔正畸策略、控制与技巧［M］. 北京：人民卫生出版社，2015.

［8］李秀娥，王春丽. 实用口腔护理技术［M］. 北京：人民卫生出版社，2016.

［9］赵吉宏. 口腔颌面外科门诊手术操作规范与技巧［M］. 北京：北京大学医学出版社，2015.

［10］中华口腔医学会. 临床诊疗指南：口腔医学分册［M］. 北京：人民卫生出版社，2016.

［11］宿玉成. 口腔种植学［M］. 2版. 北京：人民卫生出版社，2016.

［12］董艳丽，李芳，郭海涛，等. 实用临床口腔诊疗及护理［M］. 上海：上海交通大学出版社，2014.

［13］彭彬. 牙髓病学［M］. 2版. 北京：人民卫生出版社，2015.

［14］樊明文. 2015口腔医学新进展［M］. 北京：人民卫生出版社，2015.

［15］凌均棨. 口腔内科学高级教程［M］. 北京：人民军医出版社，2015.

［16］文玲英，吴礼安. 实用儿童口腔医学［M］. 北京：人民军医出版社，2016.

［17］张震康，俞光岩，徐韬. 实用口腔科学［M］. 4版. 北京：人民卫生出版社，2016.

［18］邱蔚六，韩德民，张志愿. 口腔颌面颈部创伤［M］. 武汉：湖北科学技术出版社，2016.

［19］林野. 口腔种植学［M］. 北京：北京大学医学出版社，2014.